Physiotherapie Grundlagen
(Best Practice)

Maximilian Herbst & Andreas Alt

1. Auflage

Copyright © 2017 Maximilian Herbst & Andreas Alt

Maximilian Herbst, Strindbergstraße 12, 90482 Nürnberg, DEU

Andreas Alt, Hertensteinstraße 39, 5415 Nussbaumen, CH

Herstellung und Druck: Siehe letzte Seite

Cover Design: Andreas Weltner, info@andreas-weltner.de

ISBN: 9781521200179

Vorwort

Angaben zu den Autoren

IV. Therapiestrategien

V. Wissenschaft

Schlusswort

Angaben zu den Autoren

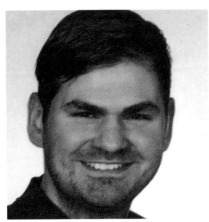

Max.herbst@web.de

Maximilian Herbst

➢ Seit 2017, internationale Projektbetreuung mit den Schwerpunkten: Wissenschaft, Sozioökonomie, biopsychosoziale Forschung und Vermittlung;

➢ seit 2016, Honorardozent (FH, BFS) für Soziökonomie, Wissenschaft, Trainings-und Bewegungslehre, Clinical Reasoning, biopsychosoziales Gesundheitsmanagement;

➢ 2016, Veröffentlichung der ersten deutschsprachigen, evidenzbasierten physiotherapeutischen Video-Leitlinien;

➢ seit 2013, Studium M.Sc. für Sportphysiotherapie (Deutsche Sporthochschule Köln);

➢ seit 2012, Bachelor of Arts in Physiotherapie (Hoogeschool Thim van der Laan, Nieuwegein, Niederlande);

➢ seit 2009, staatlich anerkannter Physiotherapeut (BFS Nürnberg);

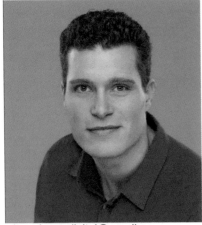

alt.andreas.digital@gmail.com

Andreas Alt

➢ seit 2016, Physio und Sport in Baden, CH (Schwerpunkte: Kraft und Konditionierung, biopsychosoziale Therapie);

➢ seit 2015 bis heute, Projektbeteiligung mit den Schwerpunkten: Wissenschaft im therapeutischen Gesundheitswesen, biopsychosoziale Therapieintegration, Kraft-/und Konditionierungsoptimierung;

➢ 2015, Abschluss zum M.Sc. für Sportphysiotherapie (Deutsche Sporthochschule Köln);

➢ seit 2012, Bachelor of Arts in Physiotherapie (Hoogeschool Thim van der Laan, Nieuwegein, Niederlande);

➢ seit 2009, staatlich anerkannter Physiotherapeut (BFS Nürnberg);

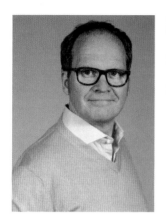

Empfohlen von:

Prof. Dr. PD Hannu Luomajoki

➢ wissenschaftlicher Leiter muskuloskelettale Therapie, an der Hochschule für angewandte Wissenschaft in Zürich;

Physiotherapie ist heute immer noch größtenteils erfahrungsbasiert. Viele der Kollegen und Kolleginnen arbeiten am Patienten auf der Grundlage „so habe ich es im Kurs/in der Schule gelernt". Was wird aber in den Kursen gelernt? Häufig Erkenntnisse von irgendwelchen „Gurus" die Phänomene vor zig Jahren beobachtet haben und jene als eine Art „Wahrheit" betrachtet haben. In den letzten 15-20 Jahren wird aber der Ruf immer lauter, klinisch relevant zu arbeiten. Was bedeutet aber evidenzbasiertes Arbeiten konkret? Die zwei enthusiastischen Autoren dieses Buches bringen die wissenschaftliche Grundlage in einer praktikablen Weise den Lesern bei. Ihre Informationen basieren eben auf publizierte Studien, welche sie für den Leser schon durchgearbeitet haben und in angenehmen, konkreten Paketen liefern. Maximilian Herbst und Andreas Alt haben Physiotherapie in Deutschland, sowie in Holland studiert und arbeiten seit Jahren im praktischen Alltag. Sie bringen in diesem Buch die praxisrelevanten Aspekte des Berufes durch einen wissenschaftlichen Blick mit aufschlussreichen Erläuterungen und Zukunftsvisionen näher. Ich wünsche den Lesern viel Spass an dieser interessanten Lektüre!

Vorwort

Die Entwicklung der Physiotherapie nimmt eine immer konkretere Form an, die eine klaffende Lücke zwischen Nachweisbarkeit, klinischer Relevanz und bestehenden analytischen und therapeutischen Strategien aufzeigt. Diese Entwicklung schreit förmlich nach einer Anpassung an internationale Standards. Eine der wohl dringendsten Fragen ist die nach der sachgemäßen und zieleffizienten Definition der Physiotherapie. Dazu möchten wir gerne vorab eine mögliche Antwort liefern. Im Zuge unserer umfangreichen Recherche namhafter Datenbanken, Publikationen und Überlegungen kamen wir zu diesem Schluss:

„Physiotherapie ist die Expertise zur funktionell orientierten Verhaltensänderung über psychologische Strategien, die alle das gemeinsame Ziel, eine Belastbarkeitsoptimierung, auf individueller Ebene darstellen. Die psychologischen und motorischen Themeninhalte prägen das Bild des Physiotherapeuten und machen ihn zum Experten für funktionelle, motorische und damit verbundene psychologische Indikationen.“

Die moderne Physiotherapie wird zu einem sehr großen Teil mit Schmerzpatienten aus unterschiedlichen, medizinischen Kategorien konfrontiert. Aktuelle Untersuchungen zeigen einen deutlichen Zusammenhang von psychologisch fundierten Ursachen zur Schmerzentstehung. Die fehlerhafte Vorstellung, Schmerz beim Patienten unbedingt vermeiden zu müssen, entspricht einer alltäglichen Zielsetzung der Physiotherapie und wird dabei von strukturorientierten Fachleuten weiterhin unterstützt. Der daraus entstehende Funktionsverlust geht mit einer immer stärker abschwächenden psychischen Belastbarkeit und Kontrolle über die alltäglichen Anforderungen einher. Die Distanzierung von familiären, sozialen und freizeitlichen Interessen gerät zunehmend in den Vordergrund der Diagnostik und nimmt einen zentralen Faktor in der Therapie ein. Mittels psychosozialer Vorgehensweisen in der Befundung und der Therapie, wird eine physiotherapeutische Behandlung demnach ergänzt und optimiert.

Auf Grundlage solcher Erkenntnisse von Zusammenhängen entsteht nun die berechtigte Frage, ob die Therapien mit einem Bündel voll Fragebögen gestartet werden soll und wie sich denn dann die Physiotherapie von der Psychotherapie unterscheidet? Im weiteren Verlauf werden einfache und zeitsparende Verfahren erläutert, die zu einer ausreichenden Analyse der psychosozialen Auffälligkeit und der „Schmerzfusion" (dauerhafte Fokussierung des Verhaltens auf den Schmerz) verhelfen.

Kommunikative Auseinandersetzungen, das miteinander reden, ist der erste Schritt in Richtung erfolgreicher und zielgerichteter Therapie. Die immer deutlicher sprechenden Erkenntnisse hinsichtlich der psychologischen Einflussfaktoren bei Schmerzpatienten und der angestrebten Wiedererlangung von Belastbarkeit nach funktionellen Einschränkungen, lassen die Frage entstehen:

„Wie grenzt sich die Physiotherapie dann von der Psychologie ab"?

Bei genauerem Hinsehen lässt sie sich leicht beantworten: Bei Hinweisen zu klaren psychologischen Missständen, wie z.B. Depressionen, Angststörungen oder anderen gefährlichen kognitiven Zuständen, ist die Psychologie die einzig richtige Anlaufstelle. Psychologische Tools zur Behandlung von schmerzbedingten Verhaltensstörungen im Hinblick auf die Funktion und das Wiedererlangen von Belastbarkeit (goal setting) dagegen, sind ausschlaggebende Faktoren der modernen Physiotherapie. [1] Wenn sich der/die Physiotherapeut/in als eine Art Mechaniker am Menschen identifiziert ist das nicht zutreffend. Dann muss die allgemeine Sinnhaftigkeit dieser Disziplin kritisch hinterfragt werden, denn die Effektivität damit verbundener Therapiestrategien ist schlichtweg nicht gegeben. Sie widerspricht sogar den Ergebnissen hochwertiger, vergleichender Untersuchungen (siehe Kapitel: Schmerzphysiologie, Physiotherapeutische Diagnostik, Therapiestrategien, Schlussfolgerung und Zukunftsaussicht).

Jahrelange Kritik gegenüber evidenzbasierter Behandlung und Diagnostik hat uns immer wieder veranlasst, über die Ursachen und die Entwicklung der Physiotherapie nachzudenken. Die dabei häufig verwehrte Akzeptanz des wissenschaftlichen Fortschritts ließ uns an gedankliche Grenzen stoßen. Leider ist dies ebenso wenig verständlich wie Vorurteile gegenüber international akkreditierten und anerkannten Studiengängen zur Aufwertung des Berufsbildes Physiotherapie. Immer noch werden Fortbildungen, deren dort vermittelte Methoden nicht nachgewiesen und sogar widerlegt sind, auf dem Arbeitsmarkt einem wissenschaftlichen Studiengang vorgezogen. Auch wird die evidenzbasierte Ausbildung derzeit nicht entsprechend honoriert und anerkannt. Unverständlich, wo doch auch im Rahmen der Medizin alles wissenschaftlich betrachtet werden muss bzw. evidenzbasiert gehandelt werden sollte. All jene einhergehenden Konfrontationen intensivierten unser Bemühen der kritischen Auseinandersetzung mit unserem Berufsbild. Die so erlangten Erfahrungen zwangen uns regelrecht nach Wegen Ausschau zu halten, die ein wissenschaftlich belegtes Vorgehen innerhalb der Physiotherapie stützen und fördern.

Schlussendlich nehmen wir nach intensiven Analysen unserer persönlichen Erfahrungen an, es handelt sich dabei wahrscheinlich nicht nur um Unwissenheit der Therapeuten, sondern mitunter auch um Angst, die gewohnte Komfortzone zu verlassen. Der Schritt, sich von gewohnten Praktiken zu lösen, würde großen Aufwand bedeuten, der zu bewältigen schwierig bis unmöglich erscheinen kann. Aber hier liegt unser Appell an die zukünftigen Therapeutengenerationen, dies zu ändern, begründet. Die Physiotherapie in Deutschland muss sich verändern!

In „Best Practice" werden Methoden und Zusammenhänge erläutert, die genau für eine solche Veränderung die Basis bilden können. Es geht nicht nur um einen Berufszweig, es geht um die bestmögliche Form von Medizin, in signifikanten und relevanten Kategorien. Solche medizinischen Einteilungen entsprechen der modernen, klinisch relevanten Physiotherapie und finden dort ihre Experten. Physiotherapie ist Medizin und vertritt eine klar zu kennzeichnende Nische, deren Wirksamkeit dort anhand von Forschung, erkannt und genutzt werden muss. Sie grenzt sich von anderen, nichtmedizinischen Branchen ab. Vieles aus der traditionellen Physiotherapie, die sich im Wesentlichen mit den rein körperlichen Strukturen beschäftigt, ist weder logisch noch im Vergleich als wissenschaftlich effektiv zu belegen. Das dominanteste Thema in der Physiotherapie, der Schmerz, ist für Einschränkungen z.B. in der Motorik und auch im Rahmen der Belastbarkeit ausschlaggebend. Man weiß seit den 1960er Jahren, dass Schmerz größten Teils ein Problem im zentralen Nervensystem (ZNS) und in der kortikalen Verarbeitung ist. Ein weniger großes Problem stellt er in der Peripherie (Muskeln, etc.), besonders bei länger bestehenden Schmerzzuständen dar. [2-7]

Vor allem Schüler und Studenten und damit die kommenden Generationen von Therapeuten als Zukunft der Physiotherapie, sollen durch vorliegendes Werk nach bestem Wissen und Gewissen informiert werden. Für uns ist es ein großes Anliegen, für die Chancen innerhalb der modernen Physiotherapie zu motivieren und damit die Weiterentwicklung der gesamten Disziplin voranzubringen. Man übertreibt nicht mit Äußerungen wie: „Es gibt viel zu tun!" und „Die Physiotherapie braucht euch als wissenschaftlich ausgebildete Fachleute!"

Dazu lässt sich eine kurze wirtschaftliche Betrachtung heranziehen: Die Kosten, die in Deutschland pro Jahr für die Therapie von chronischen Schmerzpatienten aus den unterschiedlichen medizinischen Fachrichtungen anfallen, belaufen sich auf ca. 10 Mrd. Euro, nur für die Kategorie „chronische Rückenschmerzen". Das entspricht einer größeren Summe pro Jahr als der welche für Krebs- und Herzinfarktbehandlungen zusammen ausgegeben werden. Die hier vorliegenden, vergleichsweise extremen Kosten entstehen u.a. durch inkonsequente Analysen im Hinblick auf die Notwendigkeit, Dauer und Effektivität von Therapien.

Die Kombination der unten angeführten Ebenen helfen zur Verbesserung des finanziellen Aufwands und zur Steigerung der medizinischen Qualität in Deutschland. Dabei handelt es sich um:

- ➢ klinische Relevanz,

- ➢ Wissenschaft,

- ➢ Wirtschaft;

Der Verzicht einer einzigen dieser Ebenen kann kaum toleriert werden, ohne den optimalen Kreislauf durch gravierende Nebenwirkungen zu stören.

Ein großer Teil der anfallenden Kosten entsteht aufgrund der fehlenden Beachtung evidenzbasierter Leitlinien und zu wenig die Ursachen bekämpfender Therapie. Ursachen für gesundheitliche Missstände, die für physiotherapeutische Behandlung sinnvoll in Frage kommen, finden sich häufig in der biopsychosozialen Ebene wieder. Die Lösung dafür liegt im Verhaltensmanagement. Die Missachtung der eigentlichen Ursache für ein medizinisches Beschwerdebild ist nicht nur in der Physiotherapie zu beobachten (siehe Kapitel: Wirtschaft im Zusammenhang mit Wissenschaft). Wichtige Zusammenhänge zwischen klinischer physiotherapeutischer Relevanz, der Wirtschaftlichkeit und der Notwendigkeit eines wissenschaftlichen Ansatzes stellen die Kernessenz dieses Buchs dar. Auch die oft vernachlässigten limitierenden Faktoren werden umfangreich erklärt. Ein dabei häufig auftretendes Phänomen der Physiotherapie ist der Einfluss von kognitiven

Verzerrungen (BIAS). BIAS verursacht Fehler bei Entscheidungsfragen mit intensivem Ausmaß. Motiviert durch das Gleichgewicht der Komforthypothese ist bekannt, dass Menschen gerne die Fakten und den damit verbundenen, effektiveren Fortschritt scheuen (siehe Kapitel: Wissenschaft). Im weiteren Verlauf dieses Buches werden genaue Einblicke gegeben, wie moderne und evidenzbasierte Therapiestrategien im Verhältnis zur Wirtschaftlichkeit stehen. Weiterhin wird die Notwendigkeit der Wissenschaft als Argumentationsgrundlage innerhalb der Wirtschaftlichkeit vermittelt. Die hier beschriebenen Fakten sprechen unserer Ansicht nach eine deutliche Sprache und sind eine große Chance zur Identifikation der Missstände und der flächendeckenden Verbesserung des Berufsbildes „Physiotherapie". Der Inhalt des Buches wird gestärkt durch eine evidenzbasierte Untermauerung von über 580 wissenschaftlichen Quellen (Metaanalysen, Reviews, randomised controlled trials) die in logischen Zusammenhängen erklärt und über praxisnahe Beispiele verdeutlicht werden.

Einige verdeutlichende Fakten sollen gleich zu Beginn die Motivation für dieses Buch darstellen: Aus dem Gesundheitsreport der DAK 2016 geht hervor, dass die Behandlung des Rückenschmerzes die höchste Behandlungsquote innerhalb der Physiotherapie darstellt. 21,7% der Krankheitstage, die zu den eigentlichen Behandlungskosten noch enorme indirekte Kosten verursachen, fielen auf Gesundheitsprobleme des muskuloskelettalen Systems. Es handelt sich hierbei um die häufigste Ursache für einen Krankenstand. 18,3 Tage dauert eine entsprechende Krankheitszeit im Mittel. Die Krankenstände mit einer muskuloskelettalen Diagnose belaufen sich bei 15 bis 19-jährigen, auf 8,2%. Die Häufigkeit dieser Problematik bei der Gruppe der über 60-jährigen liegt schon bei 26,7%, der restliche Anteil beläuft sich zum Großteil auf den Altersbereich dazwischen.

Pro 100 Versicherter wurden bei Männern 91,3 und bei Frauen immerhin 75,2 arbeitsunfähige Tage aufgrund von Rückenschmerzen gezählt. Die höchste Behandlungsquote von Rückenschmerzen bei Männern belief sich auf 22,6% und 30,5% bei Frauen. [8] Man geht davon aus, dass die Behandlung chronischer Schmerzen die Summe der Kosten für die Therapie von koronarer Herzkrankheit, Krebs und HIV im Endstadium übertrifft. [9]

Ebenso zeigen die Zahlen der Behandlungskosten von Osteoporose pro Jahr ein ähnliches Bild auf. Allein im Jahre 2009 beliefen sich die Kosten in der Summe auf 4,5 Mrd. Euro in Deutschland. [10] Der finanzielle Aufwand für eine weitere Volkskrankheit, die Arthrose, belief sich im Jahre 2010 auf einen Gesamtwert von 10 Mrd. Euro. Diese Kosten vereinnahmen 10% des gesamten finanziellen Aufwandes innerhalb der Behandlung chronischer Schmerzen.

All jene Kosten können bei Beachtung moderner Erkenntnisse aus physiotherapeutischer Sicht verringert werden! Dieses Buch soll den Nutzen und damit den Wert der Physiotherapie in Deutschland mit genauen Ziel- und Anwendungsdefinitionen ersichtlich machen. Aus der Geschichte der Physiotherapie heraus werden zunächst die Mängel der bisherigen Entwicklung dieses Berufszweiges in Deutschland ersichtlich.

Im gleichen Atemzug zeigen sich hier wertvolle Optionen, die sich unter Beachtung der therapeutischen Hinweise innerhalb der Disziplin ergeben. In der Vergangenheit waren physiotherapeutische Orientierungen und deren Erklärungsmodelle oft überwiegend empirischer Natur. So entstanden die bis heute weit verbreiteten Ansichten zur Effizienz bzw. zum Nutzen von Therapien. Sie bezogen sich im Groben schon damals auf Applikationen wie: Kälte, Wärme, elektrische und magnetische Reize.

Diese Elemente definierten schon früh die scheinbar notwendige Therapie. [11] Stichhaltige, objektive und reproduzierbare Untersuchungen zu entsprechenden Ansätzen sind allerdings bis heute kaum existent. Einzige Ausnahmen lieferten Tierexperimente oder übernommene Annahmen aus anderen Interventionen und Disziplinen, wie z.B. der spezifischen ärztlichen Therapie. Hierbei fehlte allerdings weitestgehend der signifikante Zusammenhang zur Physiotherapie. Dennoch verstand man es, die Anwendung zu rechtfertigen, um biologische Erklärungen als Grundlage der physiotherapeutischen Behandlung herbeizuführen. Sie wurden in einer weitverbreiteten Normalität kommuniziert, die aus heutiger Sicht undenkbar ist. Wissenschaftliche Überprüfungen der damaligen Annahmen waren weit entfernt. Die Erklärungen waren wechselnd, zusammenhangslos, oft sogar entgegengesetzt.

Es herrschte die allgemeine Annahme, man würde durch die strukturell orientierten Applikationen sinnvolle und langfristige Reaktionen im menschlichen Körper erzeugen. Anstatt mittels therapeutischer Fokussierung im Sinne der psychosozialen Begleitung vorzugehen, mit dem Endziel einer besseren Belastbarkeit und Selbstständigkeit. Jene Herangehensweise war seit den 60er Jahren weitestgehend normal und in vielen Kategorien der Medizin weit verbreitet. Man suchte nach somatischen Erklärungen, blieb dabei in erster Linie strukturell und klammerte den psychosozialen Bereich meist vollkommen aus. Aus heutiger Sicht lässt sich hierdurch der bis dahin geltende Standard gut erklären und auch die kaum vorhandene Möglichkeit sich davon zu distanzieren. In diesem Jahrzehnt verschaffte man der Physiotherapie auch in Deutschland, zumindest eine Stellung in der Medizin, aber ohne einer nachhaltigen, qualitativen wissenschaftlichen Basis.

Die strukturfokussierte Denkweise führte gerade in der Physiotherapie zu einer wenig langanhaltenden Qualität der therapeutischen, also medizinischen Effektivität. Es wurde relativ schnell klar, dass eine Behandlung nicht bei jedem Patienten gleiche oder signifikante, sondern oftmals sehr unterschiedliche Ergebnisse erzeugte. Rückblickend betrachtet wäre es ratsam gewesen, zu jenen früheren Zeiten wissenschaftliche Untersuchungen zur Evaluierung vorzunehmen. Interessanterweise erkannte man besonders in Krankenhäusern den erfolgsverbessernden Effekt der psychosozialen Unterstützung. Dafür spricht z.B. eine sympathische Beziehung zwischen Patient und demjenigen der Hilfe leistet. In den darauffolgenden Jahrzehnten erkannten Physiotherapeuten langsam die Relevanz zur Erweiterung ihrer medizinischen Perspektive. [12]

Es setzte sich die Überzeugung durch, die psychologische Komponente würde einen wichtigen Zusammenhang zum therapeutischen Gelingen darstellen. Hinweise dazu wurden in den 1970er Jahren immer stärker verfolgt und vermittelt. Eigene Untersuchungen fanden allerdings noch sehr selten statt. An dieser Stelle wurde der psychosomatische Aspekt nun auch in der Physiotherapie, wie zuvor bereits in der Medizin eingeführt. Der Kern aus diesen neuen Überlegungen war, das Verständnis über die emotional-affektive Erfahrung des Patienten und damit die Beeinflussung seines Regenerationsvermögen. Es war bekannt, dass Sorgen, Angst oder Stress einen Menschen unter Umständen erkranken lassen. [13,14] Nach einigen Versuchen Entspannungstherapien in die Ausbildungsprogramme von Physiotherapeuten zu integrieren, bis hin zu deren Aufnahme als festen Ausbildungsbestandteil, gewann die wissenschaftliche Herangehensweise mehr und mehr Bedeutung. Bereits Ende der 1980er Jahre begannen sich Physiotherapeuten verstärkt mit der Hirnforschung zu beschäftigen, welche bis heute starke Verbindungen zu physiotherapeutisch relevanten Ausrichtungen hat. [15-18] Deshalb werden im Folgenden psychosoziale Diagnostiken und Therapiestrategien erläutert. Heutzutage wissen wir, dass die Therapie weit mehr und vor allem klinisch relevantere Orientierungen als die rein strukturelle benötigt. Wertvolle Tools im Rahmen der Beratung, Aufklärung und Information sind nachweislich effektivere Methoden zur Therapie als die ausschließlich biologische Sichtweise. Wie beispielsweise eine Untersuchung von Louw A. et al. herausfand, nehmen diese Methoden zur „Erziehung" der Patienten in Bezug zu Ihrem Gesundheitsproblem einen großen Stellenwert ein. Auch der durch diese Studie festgestellte Kostenvorteil von ca. 37% bei den Therapieinhalten auf die folgenden drei Jahre spricht im Vergleich eine klare Sprache. [19] Ein großer Teil der physiotherapeutischen Indikationen stellt „chronischer Schmerz" dar. [8] Insbesondere zur Therapie eines solchen Leidens bilden die biopsychosozialen Therapiestrategien einen großen Nutzen (siehe Kapitel: Therapiestrategien, Coping). Aufgrund ihrer positiven Langzeiteffekte, die eine kostenprovozierende Chronifizierungsgefahr verringern oder nahezu ausschließen, liegen sie zudem im allgemeinen wirtschaftlichen Interesse. [19] Auch der volkswirtschaftliche Nutzen wird innerhalb des vorliegenden Buches eruiert und es wird ausführlich auf den unterstützenden Wert der wissenschaftlichen Orientierungen eingegangen.

In Anlehnung an die hier erläuterten Erkenntnisse und Handlungsorientierungen sehen wir für die Physiotherapie eine durch medizinische Notwendigkeit geprägte Zukunft. Die Einsparungen durch Steigerung der Behandlungseffizienz sollten der Physiotherapie in unterschiedlichen Bereichen wieder zugutekommen. Um die absoluten Bedürfnisse für eine erstrebenswerte Zukunft zu sichern, werden qualitätssichernde, nachweisbare, effektive, methodische Orientierungen und kosteneffiziente Zielsetzungen benötigt. Eine „SMARTe" Definition der Ziele ist hierfür von großer Bedeutung. [20] Eine daraus resultierende Empfehlung unsererseits ist die Intensivierung der strukturierten Entwicklung von Hochschulprogrammen nach wissenschaftlichen Standards. Wissenschaft, Wirtschaftlichkeit und Honorierung müssen angepasst werden. Gleichwohl muss im Hinblick auf die aktuellen Erkenntnisse für den Ausgleich von fachlichen Differenzen bei praktizierenden Physiotherapeuten Einfluss genommen werden.

„Best Practice" gibt Anstoß zur Orientierung und Reflektion und soll helfen entsprechende persönliche Ziele durch eine grundlegende Optimierung zu erreichen. Die Veranschaulichung der realistischen Chancen der Physiotherapie und Verbesserung des Berufsbildes ist ein erstrebenswertes Ziel.

Literaturnachweise: Vorwort

1 Zetterqvist V, Holmstrom L, Maathz P, Wicksell RK (2017) Pain avoidance predicts disability and depressive symptoms three years later in individuals with whiplash complaints. Acta anaesthesiologica Scandinavica 61:445–455.

2 Butler DS, Moseley GL (2016) Schmerzen verstehen. Springer-Verlag, Heidelberg.

3 Wall PD (1999) Pain. Weidenfeld & Nicolson, London.

4 Wall PD, McMahon SB (1986) The relationship of perceived pain to afferent nerve impulses. Trends in Neurosciences 9:254–255.

5 Wiech K, Vandekerckhove J, Zaman J, Tuerlinckx F, Vlaeyen JWS, Tracey I (2014) Influence of prior information on pain involves biased perceptual decision-making. Current biology 24:679-81.

6 Moseley GL, Butler DS (2015) The explain pain handbook: protectometer. Noigroup Publications, Adelaide Australia

7 Moseley GL (2007) Painful yarns. Dancing Giraffe Press, Canberra, Australia.

8 Marschall J, Hildebrandt S, Sydow H, Nolting HD, Burgart E, Krieger J, Quade M, Woköck T (2016) DAK Gesundheitsreport 2016 Analyse der Arbeitsunfähigkeitsdaten. Schwerpunkt: Gender und Gesundheit. Berlin

9 Teasell RW (1996) Back pain in the workplace management of disability in nonspecific conditions, task force on pain in the workplace. Pain 65:112–114.

10 Hadji P, Klein S, Gothe H, Haussler B, Kless T, Schmidt T, Steinle T, Verheyen F, Linder R (2013) The epidemiology of osteoporosis--Bone Evaluation Study (BEST): an analysis of routine health insurance data. Deutsches Arzteblatt international 110:52–57.

11 Koerselman G (1990) Integratief medisch denken. VU Uitgeverij, Amsterdam.

12 Mol A, van Lieshout P (op. 1989) Ziek is het woord niet. SUN, Nijmegen.

13 Engel GL (2012) The need for a new medical model: a challenge for biomedicine. Psychodynamic psychiatry 40:377–396.

14 Ader R (1993) Psychoneuroimmunology. Tweede druk. New York: Academic Press

15 Kiecolt-Glaser JK, Marucha PT, Malarkey WB, Mercado AM, Glaser R (1995) Slowing of wound healing by psychological stress. Lancet 346:1194–1196.

16 Kiecolt-Glaser JK, Glaser R (1995) Psychoneuroimmunology and health consequences: data and shared mechanisms. Psychosomatic medicine 57:269–274.

17 Henry JP (1992) Biological basis of the stress response. Integrative physiological and behavioral science: the official journal of the Pavlovian Society 27:66–83.

18 Olff M, Brosschot JF, Godaert G, Benschop RJ, Ballieux RE, Heijnen CJ, Smet MB de, Ursin H (1995) Modulatory effects of defense and coping on stress-induced changes in endocrine and immune parameters. International journal of behavioral medicine 2:85–103.

19 Louw A, Diener I, Landers MR, Zimney K, Puentedura EJ (2016) Three-year follow-up of a randomized controlled trial comparing preoperative neuroscience education for patients undergoing surgery for lumbar radiculopathy. Journal of spine surgery (Hong Kong) 2:289–298.

20 Yemm G (2012) The Financial Times essential guide to leading your team. Pearson, Harlow, England, New York.

Kapitel I

"Entwicklungsverfahren"

Zusammenfassung „Entwicklungsverfahren"

Der stetige Bedarf Fähigkeiten und Fertigkeiten innerhalb der Medizin weiter zu entwickeln, wird wahrscheinlich niemals ein Ende nehmen. Gerade deshalb macht es Sinn einen möglichst effektiven und effizienten Prozess zu kennen, mit dem man an seiner persönlichen Entwicklung arbeiten kann. Der aktuelle Zustand wesentlicher Fertigkeiten und Abläufe in der therapeutischen Praxis ist jederzeit ausbaufähig. Möglichkeiten zur beruflichen Weiterentwicklung, lassen sich oft nicht ohne Mühe identifizieren und erreichen. Dabei können oftmals verschiedene Ebenen als Hindernisse ausgemacht werden, die nicht immer auf Anhieb als Schwachpunkt analysiert werden. Um diese zu erkennen wird eine gut strukturierte, persönliche Auseinandersetzung hinsichtlich der Merkmale Teamarbeit, Belastbarkeit, eigener Fähigkeiten und Entwicklungsprozess empfohlen. Diese Faktoren machen es möglich, den genauen Grund für eine Qualitätslücke zu erkennen und sie zu eliminieren. Der Vorteil ergibt sich aus der eigenständigen Optimierung von verschiedenen, therapeutischen Werkzeugen. Die Schritte lassen sich wie folgt gliedern:

1. Analysieren der Limitierung

2. Formulierung der Ziele

3. Beschreibung der Konsequenzen

4. Ausführung

I. Physiotherapeutische Entwicklungsverfahren

1.1 Grundlagen des Entwicklungsverfahrens

Die persönliche Weiterentwicklung ist ein allgemein angestrebtes Ziel. Die meisten Menschen erkennen die Notwendigkeit der eigenen Entwicklung als ausschlaggebend für das Erreichen von persönlichen Zielen an. Die Ziele, die dazu formuliert werden, sind natürlich in jedem Lebensbereich anders gesetzt (Abb. 1). Häufige genannte berufliche Ziele, die einer persönliche Entwicklung bedürfen, beziehen sich oft auf die Bezahlung oder die Arbeitsbedingungen.

Abb. 1) Entwicklungsverfahren

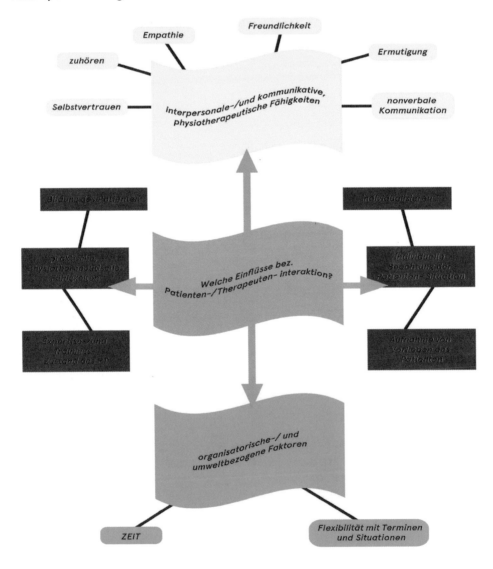

Eine schrittweise Annäherung an gesteckte Ziele entsteht über verschiedene Stationen. Begonnen sollte gerade in der Physiotherapie mit der Optimierung der Kernkompetenzen. Dieser Aspekt begleitet die meisten Physiotherapeuten unentwegt, denn das System der Physiotherapie ist stark durch Fortbildungen gekennzeichnet. Gängige Weiterbildungen suggerieren die qualitative Steigerung der vermeintlich, relevanten Fertigkeiten. Eine manualtherapeutische Fortbildung beispielsweise eignet sich doch nahezu optimal dafür, das strukturelle Behandeln zu intensivieren!? Eine scheinbar ausschlaggebende, physiotherapeutische Fähigkeit.

Dazu lässt sich die im weiteren Verlauf erläuterte, strukturelle Sichtweise aus den immer wieder präsenten, vorzuweisenden Kenntnissen, Klassifizierungen und Strategien nutzen. Die klinische Relevanz bezieht sich keineswegs mehr ausschließlich auf die strukturellen Behandlungskenntnisse (hands on), sondern weit darüber hinaus auf biopsychosoziale Orientierungen. Dazu später mehr. Die Anwendungsmöglichkeiten innerhalb der Interaktion zwischen dem Patienten und dem Therapeuten stehen klar im Vordergrund. Sie generieren parallel zu den fachlichen Kenntnissen auch Fähigkeiten in anderen Ebenen, die für den physiotherapeutischen Erfolg essentiell sind.

Im Zuge neuer Erkenntnisse zur wirkungsvollen Therapie von chronischen Beschwerden, weiß man um den Wert einer gemeinsamen Vertrauensbasis von Patienten und Therapeut sowie therapeutischen Interventionen. Auch zur persönlich-fachlichen Beziehung zwischen Therapeut und Patient gilt dies als erstrebenswert. Chronische Beschwerden stellen einen enormen Bedarf der physiotherapeutischen Praxis dar, welcher die genannten biopsychosozial ausgerichteten Anwendungsfähigkeiten noch deutlicher verlangt. Die im Folgenden erläuterten Eigenschaften und Kompetenzfelder, unterstützen den leitlinienorientierten Therapieerfolg. Eine wirkungsvolle Methode zur persönlichen Weiterentwicklung und Verbesserung einiger relevanter Kriterien. ermöglicht die Videoaufnahme (Tab. 1). Hierfür eignet sich die eigene Videoaufnahme unter realistischen Bedingungen von z.B. Screening-, Anamnese- und Beratungsgesprächen, Untersuchungen oder auch themenbezogener Vorträge. Anhand einer vorher definierten Planung und Strukturierung der Vorgehensweisen kann daraufhin im Anschluss Feedback von unterschiedlichen Parteien (Patient, Kollege, Kommilitone, Dozent) eingeholt werden. Ziel des Feedbacks Ist die Optimierung der Persönlichkeit, ausgelöst durch kritische Anmerkungen (positiv wie negativ) und Selbstreflektion über diese Kritik. Im weiteren Verlauf könnte eine weitere Sitzung einen Erfolg bzw. die eigene Weiterentwicklung festhalten oder erneute Grundlage für eine Reflektion darstellen. Die Optimierung der eigenen Fähigkeiten entspricht der obersten Priorität physiotherapeutischer Qualitäten (Tab. 1).

Tab. 1) Ebenen der Entwicklung

1. Ebene	2. Ebene	3. Ebene	4. Ebene
Teamarbeit	**Eigener Prozess**	**Belastbarkeit**	**Fähigkeiten**
➤ Kommunikation	➤ Lernwille	➤ Stressresistenz	➤ Wissen
➤ Effekte erkennen	➤ Selbstständigkeit	➤ Selbstbewusstsein	➤ Coachen
➤ Beziehung	➤ Anpassungsfähig	➤ Perspektiven	➤ Vorgehensweise
➤ Anleiten/ Beraten			➤ Diagnostik
			➤ Intervention
➤ interdisziplinäre Zusammenarbeit			➤ Recherche

1.2.1 Erste Ebene des Entwicklungsverfahrens:

Teamarbeit:

➤ Kommunikation: Informationen verständlich austauschen. Verbal/non-verbal/schriftlich;

➤ Effekte erkennen: Entwicklung von Sensibilität, welche Effekte des eigenen Handelns oder Kommunizierens bei einer anderen, in Interaktion stehenden Person wahrgenommen werden.

➤ Beziehung: eine Beziehung zu einer anderen Person aufbauen und pflegen können;

➤ Anleiten/Beraten: Personen Anleiten und Beraten, die ein spezifisches Ziel haben;

➤ Interdisziplinäre Zusammenarbeit: Disziplinunabhängige Verknüpfungen herstellen und v.a. Verbindungen transferieren und Lösungsstrategien entwickeln, nutzen und pflegen (Ärzte, Pfleger, Psychologen, Ernährungsberater, Trainer, Manager);

1.2.2 Zweite Ebene des Entwicklungsverfahrens:

Eigener Prozess:

> Lernwille: Motivation etwas Neues zu Erfahren;

> Selbstständigkeit: aus eigenem Antrieb heraus Handeln, Recherche von Informationen und Darstellung;

> Anpassungsfähigkeit: flexibel auf neue Situationen reagieren können;

1.2.3 Dritte Ebene des Entwicklungsverfahrens:

Belastbarkeit:

> Stressresistenz: hohes Maß an Stress vorrübergehend überstehen können;

> Selbstbewusstsein: sich seiner Selbst, seines Wissen und seiner Fähigkeiten bewusst sein;

> Perspektiven: Vorstellungsvermögen zur eigenen Zukunft bzw. Planung der eigenen Perspektive vorantreiben;

1.2.4 Vierte Ebene des Entwicklungsverfahrens:

Fähigkeiten:

> Wissen: Informationen sammeln, interpretieren und abrufen können, die auf hochwertige Recherchen zurückzuführen sind;

> Coaching: relevante Systeme des Managings und Coachings kennen und einsetzen können;

> Vorgehensweise: den korrekten Prozessablauf kennen und einsetzen können;

> Diagnostik: diagnostisch relevante Möglichkeiten kennen und einsetzen können;

> Intervention: zielführende Strategien der Intervention kennen und umsetzen können;

➢ Recherche: Vorgehensweisen für zuverlässige Informationsgewinnung kennen und nutzen können;

1.2.5 SWOT-Analyse

Zur Erfassung des persönlichen Entwicklungszustandes aller relevanter Eigenschaften im physiotherapeutischen Anwendungsfeld, eignet sich die „SWOT-Analyse" (Tab. 2). Sie ermöglicht neben der neutralen Definition persönlicher oder fachbezogener Schwächen auch die Überlegung und Bestimmung von Stärken, sowie deren realistische Chancen zur Umsetzung. Dabei darf der mit ausschlaggebende Einflussfaktor „Bedrohungen" in der Kalkulation nicht außer Acht gelassen werden. Die Überlegung, Auflistung, Gegenüberstellung und Reflexion im Hinblick auf Herkunft, Intensität, Genauigkeit, Entwicklungspotential und Notwendigkeit der jeweiligen Eigenschaften vermittelt eine neutrale Veranschaulichung von „Ist-Zuständen" zu erstrebenswerten Zielen, den „Soll-Zuständen". Nach der Definition aller vier Ebenen eignet sich eine Schlussfolgerung um Ziele SMART (spezifisch – messbar – annehmbar – realistisch – terminiert) zu bestimmen und einen positiven, individuellen Entwicklungsverlauf zu beginnen. Der Betriebswirtschaftswissenschaftler Henry Mintzberg, entwickelte in den 1960er Jahren an der Harvard Business School das Prinzip der SWOT-Analyse. Das System wurde zunächst in der Betriebswirtschaft, aber auch im Militär und anderen Organisationen zur Prozess-/und Strategieoptimierung genutzt. Die folgenden Fragestellungen hinsichtlich einer persönlichen „Gesamtanalyse", ohne die Fokussierung auf ein spezifisches Thema, beziehen sich auf die Bearbeitung der Ebenen im Rahmen von SWOT: [1-3]

➢ Was sind meine Stärken?

A: Auswahl, siehe Tab. 1 → z.B. *„Beziehung entwickeln";*

➢ Was sind meine Schwächen?

A: Auswahl, siehe Tab. 1 → Nutzung von Feedback; z.B. *„Kommunikation";*

➢ Welche Chancen ergeben sich aus meinen Stärken, wen und was benötige ich um meine Schwächen zu kompensieren oder zu eliminieren?

A: objektive Recherche → Fachleute, Experten, Literatur, Übungs Einheiten, Equipment;

> ➤ Welche Bedrohungen existieren und könnten meine Chancenverwirklich-ung herabsetzen?

A: Fokussierung → Analyse des Umfelds, Recherche, vertrauliche Beratung, Ablenkungen, Konkurrenzdruck, Wichtigkeit des Produkts, allgemeines Interesse, Atmosphäre (Schüler-/Lehrer Verhältnis, Verständigung), Inkonsequenz, etc.

> ➤ Schlussfolgerung?

A: Zieldefinition → Beantwortung von: „Wann und wie kann ich mein exaktes Ziel realistisch erreichen und als klaren Fortschritt im Vergleich des vorherigen Zustandes erkennen"?

Tab. 2)

SWOT-Analyse		
	STRENGTHS (Stärken)	WEAKNESSES (Schwächen)
OPPORTUNITIES (Chancen):		
THREATS (Bedrohungen):		
Schlussfolgerung:		

Eine spezifische Verwendung der SWOT-Analyse ist u.a. für ein Bewerbungs-/oder Mitarbeitergespräch sinnvoll. Hier können anhand der oben genannten Fragen, Antworten und Eigenschaften zu den jeweiligen Ebenen definiert werden. Sie helfen einen klaren Zusammenhang der eigenen Fähigkeiten, Vorstellungen, Übereinstimmungen, Entwicklungen und Zukunftsvisionen, mit denen des Unternehmens herzustellen. Eine Stärke kann z.B. die evidenzbasierte, zielverfolgende, effektive Therapieumsetzung sein, welches dann mit der Chance einer guten Patientenzufriedenheit einhergeht, die dann wiederum für starke Mund-zu-Mund-Propaganda führt. Wir empfehlen auch in diesem Beispiel die Eigenschaften aus Tab. 1 zu nutzen. Sie erzeugen eine allgemein, verständliche Notwendigkeit und sind unabhängig von weniger notwendigen Faktoren. Meistens wurden solche Faktoren vor der Bewertung höher eingestuft, obwohl sie in Wirklichkeit später zum eigenen Nachteil wirken.

Zur Umsetzung der Ziele aus der SWOT-Analyse eignet sich der „Demingkreis".

1.2.6   Prozesslenkung - Demingkreis

Der „Demingkreis" wird über seine vier Schritte als gezielter Lernprozess verwendet. Er wurde im Jahre 1939 von dem Physiker Walter Andrew Shewhart während des zweiten Weltkriegs zur Qualitätssicherung im Ingenieurwesen erstellt. Später entwickelte sein damaliger Student und ebenfalls Physiker William Edwards Deming das Verfahren weiter. Es wurde damals vor allem für komplexe, statistische Entwicklungsprozesse verwendet und wurde später verstärkt in der Betriebswirtschaft eingesetzt. Der Kreislauf besteht aus vier Schritten, die sich für viele Arten der Prozessierung hin zu einem besseren Endniveau als nützlich erweisen [4]:

1. **Plan:** Planung, Strukturierung, Zieldefinition, Vorbereitung eines Produktes oder einer persönlichen Weiterentwicklung (z.B. Kommunikation in der Anamnese);

2. **Do:** Umsetzen der ersten, geplanten Vorstellung hinsichtlich des Endproduktes (Nullmessung);

3. **Check:** Analyse der Qualität des umgesetzten Entwurfs oder Versuchs einer Selbstüberprüfung anhand objektiver Tests, allgemeinen und spezifischen Feedbacks und anschließender Reflektion;

4. **Act:** Erneutes Umsetzen der geplanten Ziele hinsichtlich des oben erwähnten Produktes oder Zustandes, aber unter Berücksichtigung der neuen, spezifischeren Ziele die aus der vorangegangenen Überprüfung ersichtlich wurden;

Die vier Schritte können beliebig oft widerholt werden, bis die vorher oder auch im Verlauf angepasste, höchste zu erwartende Qualität des Zustandes erreicht ist. Eine genaue Definition der einzelnen Schritte im Vorfeld erweist sich dabei von Vorteil, um Störvariablen (Fehler, die das Endergebnis beeinflussen) zu reduzieren. [1-3]

1.3. Beschreibung des Verfahrens

Das Entwicklungsverfahren bezieht sich auf Ihren individuellen, aktuellen Stand, den Sie verbessern und im weiteren Verlauf Ihrer Tätigkeit optimieren können. Das Ziel sollte sein, die Qualität der eigenen Behandlungsstrategien und Therapieansätze zu perfektionieren, auch wenn Perfektion natürlich unmöglich ist. Dabei ist es wichtig die vorgenommenen Entwicklungsschritte und Ziele schriftlich und so exakt wie möglich zu fixieren. Ein niedergeschriebenes Ziel wird tatsächlich häufiger erreicht, als ein rein mündlich besprochenes Ziel. Hiermit befasste sich eine großangelegte Langzeitstudie von 1966 bis 1984. [5-7]

Es wurden drei mögliche Szenarien analysiert:

> 83% der Studienabgänger definierten keine Ziele für Ihre berufliche Karriere. Das durchschnittliche Einkommen dieser Personen wurde als Vergleichswert für weitere Gruppen verwendet (Gruppe 1).

> 14% der Studienabgänger definierten ein klares Ziel. Ihr durchschnittliches Einkommen lag drei Mal höher als das der Gruppe 1.

> Klare und v.a. schriftlich fixierte Ziele für ihre Karriere definierten 3% der Studienabgänger. Sie verdienten durchschnittlich zehn Mal mehr als die Personen der Gruppe 1.

Die Ergebnisse sollten dazu veranlassen, Ziele schriftlich und klar zu formulieren. Drei Gründe lassen den spezifischen Wert diesbezüglich erkennen:

> schriftlich formulierte Ziele sind verbindlicher! Sie verankern die Ziele dadurch nachhaltig in Ihrem Bewusstsein, weil Sie Ihre Notizen regelmäßig vergleichen werden.

> schriftlich formulierte Ziele zwingen zur gedanklichen Klarheit! Sie sind aufgefordert, die Ziele konkreter zu formulieren. Sie können den Zielgedanken nur so später nachvollziehen und in die Tat umsetzen.

> schriftlich formulierte Ziele innervieren zur Realisierung! Bereits beim Fixieren Ihres Ziels, werden Sie erste Überlegungen anstellen, wie Sie Ihr Ziel am Ende erreichen können.

Die Vorteile der drei Gründe ermöglichen Ihnen frühzeitige Realisierungsschritte und geben nicht nur Handlungsanweisungen, sondern verhelfen auch dazu Ihre Fortschritte zu kontrollieren. Sie zeigen Ihnen den Bedarf für Kursänderungen, wenn Abweichungen entstanden sind. Eine genaue Beschreibung des aktuellen Zustands und der schriftlich festgehaltenen Zielvorgaben, ist besonders wichtig. So können die größten, limitierenden Faktoren herausgefunden werden. Sie hindern die eigene Progression am meisten.

Um einen solchen Plan zu definieren bedarf es zunächst genauer Überlegungen zu limitierenden Faktoren. Unter Umständen wird die Relevanz einiger Faktoren falsch eingeschätzt. Als Beispiel sei dargestellt, dass bei einer Verbesserung der diagnostischen Fähigkeiten nicht immer das Fachwissen zu bestimmten Sachverhalten im Vordergrund steht. Vielmehr könnten die Beziehung zum Patienten oder die eigenen kommunikativen Fähigkeiten der persönlichen Entwicklung im Wege stehen. Eine möglichst genaue Formulierung der individuellen Einschränkungen, von denen die Zielkriterien abhängig sind, ist entscheidend. Das ermöglicht die Bearbeitung und Entwicklung einzelne, aber vielleicht ausschlaggebender Stellschrauben zur Optimierung der eigenen Fähigkeiten. Je objektiver die Zielvereinbarungen im Rahmen des therapeutischen Handelns messbar gemacht werden, desto klarer wird am Ende die Erfüllung bzw. Nichterfüllung der Zielvorgabe. [2,3]

Beispiel für eine schlechte Zielsetzung:

„Ich möchte eine bessere Intervention bei der Problematik unspezifischer Rückenschmerzen durchführen können."

Diese Zielsetzung ist sehr ungenau formuliert und lässt somit deutlichen Spielraum für Interpretationen zu.

Eine konkretere Formulierung und damit zielführender wäre:

„Ich möchte zunächst wissen welche Interventionen zum Thema unspezifische Rückenschmerzen eine ausreichende Evidenz aufweisen. Danach möchte ich diese recherchierten Erkenntnisse auf ihre Zuverlässigkeit prüfen (Quantität–Anzahl, Qualität des Designs). Hiernach werde ich dann die daran angelehnten und am besten passenden Interventionen bei den nächsten drei Betroffenen anwenden und diese im Anschluss erneut evaluieren."

Hierbei sollte der Frage nachgegangen werden, ob die Patienten weniger Probleme haben (gemessen mit der visuellen Analogskala (VAS) und evtl. validierter Fragebögen) nach drei Wochen und sechs Behandlungen.

Aus der anfänglich formulierten Zielvorgabe sind drei separate Schritte geworden, die es besser ermöglichen auf die zugrunde liegende Limitierung einzugehen.

Auch dieses konkretere Beispiel lässt sich wiederum in weitere Unterpunkte gliedern. Es wird also aus einer relativ einfachen eine komplexere Zielvorgabe. Das bedeutet eine deutliche Konkretisierung und somit auch Verbesserung des Ergebnisses bzw. Outcomes.

Konkrete Formulierung II:

„Ich möchte die physiotherapeutische Diagnostik zum Thema unspezifischer Rückenschmerz kennen. Dazu lese ich Artikel, Bücher, Journals oder führe eine Literaturrecherche in den gängigen Datenbanken (PubMed) durch. Innerhalb der nächsten vier Wochen werde ich mich intensiv in das Thema einarbeiten. Im Anschluss nehme ich mir vor, das evidenzbasierte diagnostische Vorgehen bei der Problematik unspezifischer Rückenschmerz meinen Kollegen in der Praxis vorzustellen".

Hierdurch wird deutlich, dass in diesem Schritt eine weitere Verfeinerung der Zielsetzung stattgefunden hat. Je nachdem wo die spezifischen Probleme liegen, sollte man sich zunächst auf die Diagnostik und dann auf die passende Intervention hierfür beziehen. Die Darstellung der Ergebnisse vor Kollegen setzt eine terminliche

Frist und damit eine konkrete zeitliche Angabe für den Optimierungsprozess. Auch erzeugt diese Präsentation eine gewisse Drucksituation, die in manchen Situationen hilfreich sein kann. Eine weitere Ausdifferenzierung, schriftliche Fixierung und Gliederung für die Kollegen und die Ergebnispräsentation wäre ggf. sinnvoll und je nach Limitierung anzuraten.

1.3.1 Umsetzung der geplanten Verhaltensmuster

1. Analysieren der Limitierung (schwierigster Punkt)

2. Formulierung der Ziele (schriftlich)

3. Beschreibung der Konsequenzen (schriftlich)

4. Ausführung

Was sich dabei anbietet ist die Selbstbeobachtung und Benotung der eigenen Kompetenzen, im ersten bis vierten Entwicklungsschritt (Schulnoten: 1-6). Auch die Beschreibung der Qualität der zu optimierenden Eigenschaften in den verschiedenen Orientierungen (Tab. 1) wird empfohlen. Die Bewertung kann dann in bestimmten Zeiträumen oder zu bestimmten Themengebieten ein Re-Assessment bedingen, wodurch die Entwicklung deutlich sichtbarer wird.

Für die eigene Einschätzung kann es sehr hilfreich sein, einem/er Kollegen/Kollegin bzw. Lehrer/Dozenten oder den Betroffenen selbst diese Benotung durchführen zu lassen. So gelangt man erneut von einer subjektiven Einschätzung in Richtung objektiver Beurteilung durch Andere. Auch Videoaufnahmen können bei bestimmten Problemen helfen, das Ergebnis besser zu evaluieren und die Limitierungen deutlich sichtbarer zu machen. Manchmal nimmt man innerhalb des Anamnesegesprächs nicht wahr, was oder wie man etwas sagt. Die nonverbale Kommunikation ist häufig auch ein Punkt der am besten mit Filmaufnahmen evaluiert werden kann.

Nehmen Sie sich Zeit für Ihre persönlichen Zieldefinitionen und Ihrer dementsprech-enden Entwicklung. Sie werden Ihre Behandlungsqualität weiterentwickeln, ohne viel Geld in gängige Fortbildungen mit fraglicher Nachweisbarkeit zu investieren. Die Optimierung der Eigenschaften aus Tab. 1 entsprechen einer großen Notwendigkeit und stellen in der Summe auf viele Therapeuten (z.B. Ausbildungsklasse) bezogen eine Bereicherung des physiotherapeutischen Nutzens dar.

1.5 Literaturnachweise: Entwicklungsverfahren

1 Kotler P (2005) Die zehn Todsünden im Marketing. Econ, Berlin.

2 Kotler P, Armstrong G, Harris LC, Piercy N (2016) Grundlagen des Marketing. Pearson, Hallbergmoos.

3 Kotler P, Keller KL, Opresnik MO (2015) Marketing-Management. Pearson, Hallbergmoos/Germany.

4 Moen RD, Norman CL (2010) Circling-back. Quality Progress:23–28.

5 Deming WE (2000) Out of the crisis. MIT Press, Cambridge, Mass.

6 Mento AJ, Steel RPKarren RJ (1987) A meta-analytic study of the effects of goal setting on task performance. Organizational Behavior and Human Decision Processes 39:52–83.

7 McCormack MH (1986) What they don't teach you at Harvard Business School. Bantam Books, New York.

Andreas Alt & Maximilian Herbst

Kapitel II

„Schmerzphysiologie"

Zusammenfassung „Schmerzphysiologie"

Schmerz ist ein Schlüsselthema der Medizin. Nach umfangreichen Erkenntnissen aus der Hirn-, Schmerz-und psychologischen Forschung, ist er v.a. in der Physiotherapie von enormer Bedeutung. Schmerz ist ein qualitätslimitierender Faktor, der i.d.R. innerhalb der konservativen Therapie selten an Intensität übertroffen wird. Eine adäquate Strategie zur Kontrolle und Bewältigung ist unbedingt notwendig. Voraussetzung für eine erfolgreiche Behandlung ist zunächst ein umfangreiches Verständnis hinsichtlich seiner Entstehung, Entwicklung, Ausprägung, Gefahr und Möglichkeiten zur Linderung. Psychosoziale Einwirkungen stehen ganz oben auf der Liste der. Schmerzbeeinflussung und Ausprägung. Gerade im Zusammenhang mit chronischen Schmerzen stellen sie Grundlagen dar und können sich dann bis auf die biologische Ebene ausweiten. Dabei sind Effekte wie z.B. motorischer Abbau, stetige Reduktion der Belastbarkeit und partizipative Einschränkungen keine Seltenheit. Die Modulation der Schmerzwahrnehmung durch soziale, sensorische, kognitive, emotionale und kontextbezogene Verarbeitungen geben dem Therapeuten greifbare Anlaufstellen zur Optimierung. Insbesondere bei chronischen Beschwerden, die mit plastischen Änderungen im Gehirn und der Veränderung der neuronalen Netzwerke einhergehen, bringt ein biomedizinisches Vorgehen keinen optimalen Erfolg. Das beste Verhalten des Therapeuten bezieht sich auf eine Reduktion von angstverursachenden Gedanken und Meinungen. Mittel zur Wahl ist daher die Aufklärung über den Schmerz und dessen Entstehung. Gleichzeitig wird dadurch der negative Noceboeffekt verhindert.

2.1 Grundlagen zum Thema Schmerz

Das Kapitel „Schmerzphysiologie" steht wohl schon seit Urbeginn der Physiotherapie im Zentrum Ihrer Betrachtung. Auch aktuell wird der Fokus wieder sehr auf schmerzphysiologische Fragestellungen gerichtet. Neben patientenzentrierter Relevanz kann diese auch als positives Beispiel für die physiotherapeutisch begleitende Wissenschaft gelten. Beim Thema Schmerzphysiologie wird die Relevanz des Prinzips der analytischen Reduktion, also die Erforschung der kleinsten Wirkmechanismen, deutlich. Man sollte die möglichst kleinste Ebene der beteiligten Prozesse kennen, um innerhalb der Forschung auf eine neue Ebene zu gelangen und diese zu ergründen. Durch die Kenntnis detaillierter Funktionszusammenhänge auf biochemischer Ebene können wissenschaftlich sinnlose Designs identifiziert und als irrelevant aussortiert werden, so dass diese Ressourcen wieder für andere Fragestellungen zur Verfügung stehen. Hier erweist sich die Wissenschaft innerhalb der Schmerzphysiologie als Vorbild.

Schmerzen zu lindern ist Ziel aller Therapeuten und Mediziner. Im Zuge der letzten Jahre erlangte man durch wissenschaftliche Forschung eine ganze Reihe an neuen und teilweise revolutionären Analyse-und Therapiestrategien für das Thema Schmerz. Dies liegt auch darin begründet, dass es die Limitation der Handlungsfähigkeit (Belastbarkeit) des Patienten zu schmälern gilt. Im weiteren Verlauf dieses Kapitels wird nicht nur die Physiologie zur Schmerzentstehung und Wahrnehmung erläutert, sondern auch der biopsychosoziale Zusammenhang verdeutlicht, dessen Grundlage eine wesentliche Motivation war, dieses Buch zu schreiben.

2.2.1 Geschichte des Schmerzes

Die Geschichte des Schmerzes ist v.a. auf die akute Ausprägung bezogen so alt wie der Mensch selbst. Die chronische Orientierung nahm allerdings erst in den letzten Jahrzehnten ständig zu, was die im weiteren Verlauf psychosoziale Thematik widerspiegelt.

Ein erster Nachweis für die Erforschung einer dementsprechenden Wahrnehmung stammt von Plato. Er definierte den Prozess zur Schmerzentwicklung im Sinne der Intensitätstheorie. Jede sensorische Information kann demnach Schmerzen verursachen, wenn die Intensität groß genug ist und als weiterer Faktor eine Emotion intensiv erlebt wird.

Galen erforschte bereits im Jahr 1543 Schmerz und nannte folgende Notwendigkeiten zur Entstehung von Schmerz und dessen Wahrnehmung: [1]

> ➢ ein Organ muss die Möglichkeit haben, einen Stimulus zu empfangen;

> ➢ eine Verbindung zwischen den Zielorganen muss vorhanden sein;

> ➢ das Zentrum der Verarbeitung und Wahrnehmung muss zwischengeschaltet sein;

Eine weitere Verbesserung dieser von Galen schon ganzbeachtlichen Vorerkenntnis gelang Descartes im Jahr 1662. Er bildete die Idee, Schmerz sei die Auffassung der im Gehirn verarbeiteten sensorischen Transduktion (Nozizeption) und der wahrgenommenen Erfahrung. [1]

Das spezifische Modell besagt nach der Hypothese von Descartes, ein jeder Reiz folgt einem individuellen, ganz bestimmten Weg, wie er aufgenommen wird (somatosensorische Modalität). Somit benötigt jeder unterschiedlich wahrgenommene-, spezifische Reiz auch einen dazu spezifisch passenden Aufnehmer (Rezeptor). [2] Dazu zählt man auch nicht–noxische Stimuli mit ihren jeweiligen Verarbeitungszentren im Gehirn und im Rückenmark. Dies geschieht mittels Mechanozeption und durch die dort ansässigen Mechanorezeptoren. Noxische Stimuli aktivieren Nozizeptoren, die über „Schmerzfasern" höhere Zentren erreichen. Diese Vermutung wurde bereits im 19. Jh. überprüft und als Theorie bestätigt. [1]

Evidenz für spezifisch sensorische Interpretation von Information aus der Umgebung, also das neurologische Interpretieren von Informationen aus der Umgebung und auch aus dem Körperinneren kommend, entstand schon vor rund 200 Jahren [1,2,3]:

➢ 1835 (Vater Pacini) → Pacini Körperchen

➢ 1853 (Meissner) → Meissner Körperchen

➢ 1875 (Merkel) → Merkel Scheiben

➢ 1893 (Ruffini) → Ruffini Körperchen

Im Jahre 1840 vermutete Müller im Zuge seiner Überlegungen, eine jede Bedingung würde von einem Rezeptor spezifisch erregt werden. Wenn man beispielsweise den Geruch von Bananen wahrnehmen würde, wäre der Geruchsrezeptor Banane für die Aufnahme dieser Information wirksam. [1] Einen weiteren großen Schritt im Rahmen der bis hierhin existierenden Schmerzforschung machte Magendie im Jahr 1856 und unterschied erstmals motorische von sensorischen Fasern. [1] Im darauffolgenden Jahrzehnt gelang dann eine der ersten fundamentalen Widerlegungen. Bell und Shaw widerlegten mit ihren Erkenntnissen die spezifische Theorie von Descartes, der davon ausging, ein jeder spezifischer Reiz, würde einen direkten Empfänger benötigen. [1] Bell hat diesbezüglich verschiedene sensorische Neurone unterschiedlichen Stimuli zugeordnet. [4] 1894 fand Goldscheider heraus, dass mehrfache taktile Stimuli (60 – 500-mal) unterhalb der Schmerzschwelle, dennoch Schmerzen verursachen. Dies geschah seiner Ansicht nach durch einen degenerativen Prozess auf Ebene des Rückenmarks. In den Jahren 1939 und 1942 gelangten die Forscher Dellenbach und Boring zu dem Ergebnis, Schmerz ist mehr als nur die Reizung eines Rezeptors, da sich dieses Gefühl von anderen Sinnen unterscheidet. Schmerz ist nach ihren Forschungen etwas Unangenehmes. [5,6]

Seit dem Ende der 1960er Jahre besteht die im Folgenden erläuterte multidimensionale Schmerztheorie. Dieses Jahrzehnt spiegelt den Beginn der modernen Schmerzforschung wieder. Allerdings entstanden schon im Vorfeld, seit den 1940er Jahren, Beschreibungen dieser Multidimensionalität. [7,8] Beginnend mit Melzack und Wall und deren „Gate Control – Theorie" wurden die spezifische Theorie und die Pattern-Theorie zusammengeführt. [1] Eine weitere Erkenntnisentwicklung gelang 1967 Burgess und Perl, sowie 1969 Bessou und Perl, mit der Entdeckung der Myelinisolation der primär afferenten Fasern. [9]

2.2.2 Gate Control - Theorie (GCT)

Die Gate Control-Theorie von Melzack und Wall aus dem Jahr 1965. [10] Sagt Folgendes aus:

„Große" Fasern der Nervenzellen inhibieren die kleinen Fasern. Man kann sich das wie eine Tür vorstellen die sich für die Fasern der kleinen Nervenzellen schließen. Anders herum können aber auch die kleinen Fasern solche Türen faszilitirn, sodass diese wieder geöffnet werden. Der Mechanismus der die imaginären Türen öffnet bzw. schließt wird von Fasern aus supraspinalen Regionen bestimmt. Diese Nevenzell-Fasern liegen im Hinterhorn des Rückenmarks. [4]

So lässt sich zusammenfassend die Erklärung von Melzack und Wall verwenden, dass Berührung die Leitung von Schmerzen blockieren kann. Das Öffnen der Türen entsteht durch die Nozizeption (nozizeptive Reize). Sie stellt die Schwelle der Inhibition bei großen Fasern dar und inneviert so die Schmerzwahrnehmung. Bis zu dieser Theorie gab es keinerlei Unterscheidung zwischen akuten und chronischen Schmerzen. Schmerz ist auch in unserer Zeit noch nicht vollständig verstanden, aber die periphere und zentrale Plastizität können schon wesentliche Teile erklären. [4]

2.2.3 Literaturnachweise: Geschichte des Schmerzes

1 Moayedi M, Davis KD (2013) Theories of pain: from specificity to gate control. Journal of neurophysiology 109:5–12.

2 Dubner R, Sessle BJ, Storey AT (1978) The neural basis of oral and facial function. New York, Plenum Press.

3 Merkel FS (1875) Tastzellen und Tastkörperchen bei den Haustieren und beim Menschen. Archiv für Mikroskopische Anatomie 11: 636-652

4 Rey R (1995) The history of pain. Harvard University Press, Cambridge, Mass.

5 Dallenbach KM (1939) Pain, history and present status. The American Journal of Psychology 52:331.

6 Helson H, Boring EG (1944) Sensation and Perception in the History of Experimental Psychology. The American Journal of Psychology 57:97.

7 Avivi-Arber L, Martin R, Lee J-C, Sessle BJ (2011) Face sensorimotor cortex and its neuroplasticity related to orofacial sensorimotor functions. Archives of oral biology 56:1440–1465.

8 Borsook D (2007) Pain and motor system plasticity. Pain 132:8–9.

9 Burgess PR, Perl ER (1967) Myelinated afferent fibres responding specifically to noxious stimulation of the skin. Journal of Physiology 190: 541–562

10 Melzack R, Wall PD (1965) Pain mechanisms: a new theory. Science (New York, N.Y.) 150:971–979.

2.3 Physiologie

2.3.1 Substanz P

In der Schmerzphysiologie nimmt das Neuropeptid „Substanz P" eine tragende Rolle ein. Aus 11 Aminosäuren aufgebaut findet sie ihren Platz in der Gruppe der Neurokinine und entsteht durch Leukozyten und Nervenzellen. Der Buchstabe „P" steht dabei für „Pain". Substanz P innerviert die Sensibilität von Schmerzneuronen und führt zu einer Vasodilatation, verstärkt also die Durchlässigkeit der Gefäßwände. Aufgrund ihrer Funktion und der immer stärker in den Fokus rückenden Relevanz im Rahmen der Schmerzforschung wurde verstärkt versucht Substanz P–Antagonisten zu entwickeln. Sie eignen sich durch Ihre antidepressiven und schmerzlindernden Effekte v.a. zur Behandlung chronischer Schmerzpatienten. Hierbei ist die Nagetierart „Nacktmull" von großem wissenschaftlichen Interesse. Sie hat durch eine geringere Menge bzw. das nahezu vollständige Fehlen der Substanz P eine deutlich reduzierte Schmerzwahrnehmung und höhere Schmerztoleranz. [1]

2.3.2 Chronischer Schmerz

Ein biomedizinischen Modells des chronischen Schmerzes, welches sich hauptsächlich auf strukturelle Veränderungen bezieht, kann der Komplexität einer solchen Wahrnehmung nicht gerecht werden. In der Vergangenheit wurde häufig von einer möglichen, genetischen Disposition zur Schmerzwahrnehmung gesprochen. Aus einem „systematic Review" von Denk F. und McMahon S.B. (2017) kann man entnehmen, dass Schmerzintensitäten extrem unterschiedlich wahrgenommen werden. Aus ihrer Untersuchung: „neurobiological bias for pain vulnerability: why me", erhalten wir Angaben über einen rein genetischen Schmerzeinfluss von 40% bei Arthrose Patienten. Eine genetische Disposition als Ursache für den Schweregrad des Schmerzes geht nicht mit einer strukturellen Ursache einher, was aber nicht selten angenommen wird. [2]

Psychologische, emotionale, kognitive und soziale Faktoren stellen meist einen größeren Einfluss auf die Interpretation, und die Schmerzentstehung dar. Chronische Schmerzen entstehen im zentralen Nervensystem (ZNS) und sollten nicht in der Peripherie therapiert oder diagnostiziert werden. [3] Genauso stellen diese psychosozial orientierten Inputs auch die Grundlage für den Erhalt des Schmerzzustandes her. Die dann zunehmend chronifizierenden Empfindungen lassen sich in einem biopsychosozialen Modell umfangreicher erklären und einstufen. Das biopsychosoziale Modell akzeptiert alles, was wir tun, sagen und hören, als Zusammenhang zur Schmerzverarbeitung und Wahrnehmung. [4] Das strukturelle Gewebeschäden bei chronischen Beschwerden ursächlich sind, ist bereits vielfach widerlegt worden! [5-11] Psychosoziale Orientierungen sind bedeutend wichtiger als die biomedizinische Sicht auf länger bestehende Schmerzzustände! Schmerz, betrachtet als „nur" eine Reflexion des Gewebestatus, konnte 1986 bereits widerlegt werden. [4,5,12-15]

2.3.3 Neurotags

Neurotags sind Verbindungen zwischen Neuronen, welche spezifische Informationen (Signale) leiten oder solche Signale erweitern. Eine besondere Rolle erhalten Sie bei chronischen Schmerzpatienten und deren Prozess der Reizverarbeitung. Wenn sich gleichgerichtete Neurone sammeln und sich diese Ansammlung vergrößert, werden diesbezüglich verarbeitete Signale und Informationen vom Gehirn als intensive Wahrnehmung nach außen wiedergegeben. Aus der „Hebbian Theorie" geht hervor, dass Zellen, die in die gleiche Richtung „feuern", auch zusammen agieren. [16] Sämtliche sensorische Inputs aus der Umgebung eines Menschen werden neurologisch aufgenommen, verarbeitet und sensibilisiert. Dazu zählen beispielsweise Töne, Gerüche oder auch Bilder und weitere Eindrücke. Während solcher Situationen treten Neurotags mit den Afferenzen in Interaktion und stellen eine Verknüpfung zur damit verbundenen gespeicherten Interpretation im Gehirn her. Je relevanter die Inputs für das Individuum sind, desto mehr Neurone werden für diesen Verarbeitungsprozess miteinander kommunizierend verschaltet. So werden Auslöser betätigt, die mit gespeicherten Erinnerungen in Verbindung stehen und intensivieren dadurch Reaktionen, im Sinne neurologisch sensibler Zustände. Wenn man z.B. ein Lied hört, das vorher mit dem Ex–Partner in einer romantischen Situation gehört wurde, werden ähnliche Emotionen empfunden wie in der damaligen Situation. Ähnlich funktioniert die Schmerzentstehung bei chronischen Schmerzpatienten. Vor allem Einflüsse aus der Umgebung, die mit Situationen und Erfahrungen in der psychosozialen Richtung liegen, erzeugen eine Hypersensibilität durch Neurotags und einen immer wiederkehrenden Schmerzauslöser. Gerade die Verbindungen zu Angst, Schmerz und Stress gelten dafür als ausschlaggebend.

Normalerweise wird ein Mensch von einem schmerzauslösenden Ereignis informiert, dass eine Verletzung vorliegt und das diese während der Wundheilung geschützt werden muss. Sobald die strukturelle Schädigung geheilt ist, fahren die Nerven im Bereich der Verletzung die sensible Aktivität herunter. Sie beenden die Übermittlung von Signalen, die es veranlassten, das Gewebe zu schützen. Im Falle des chronischen Schmerzpatienten kommt es nicht zu diesem normalen Procedere. Die Nervenfunktion stoppt nach der Wundheilung nicht die Übertragung der zum Schutz innervierten Signale. Stattdessen wird die Konnektivität zwischen den Zielempfängern der ursprünglichen sensorischen Einflüsse gehalten. Die zunehmende deutliche Hierarchie dieser Einflüsse erhöht die Rekrutierung der Neurotags und damit die Projektion negativer Interpretationen. Jener Vorgang wird durch den Rezeptor TLR 4, der eine Sensibilität für Adrenalin aufweist und bei chronischen Schmerzpatienten verstärkt vorzufinden ist, provoziert.

Ein dafür ebenso involvierter Faktor aus der klassischen Schmerzphysiologie ist die „Substanz P" (Neuropeptid). [17-19]

2.3.4 Toll-like-Rezeptor 4:

TLR4 ist ein Rezeptor der bei länger bestehenden Schmerzen einen Teil des Schmerzgedächtnisses bildet. Dabei reagiert er anders als im normalen Zustand mit einer Erregung bei Adrenalinausschüttung. Eine solche Reaktion erfolgt hauptsächlich bei chronifizierten Schmerzpatienten. Der Rezeptor entsteht also bei länger bestehenden Schmerzzuständen und hält ihre Funktion aufrecht. Toll-like-Rezeptor 4 bleibt selbst nach einem traumatischen Ereignis noch sehr lange (mehrere Jahre) bestehen. Weiterhin reagiert er auch auf Reize, welche sonst keine Reaktion auslösen würden (Adrenalin), mit einer Entzündungsreaktion.

Die Entzündung aufgrund eines mit Adrenalin aktivierten TLR 4 erfolgt mit einer kleinen Verzögerung ähnlich wie bei der Entstehung eines Muskelkaters. Durch eine stressreiche oder adrenalin-geprägte Situation kommt es zur Aktivierung des TLR 4. Ein Entzündungsmechanismus der einige Zeit benötigt um eine Schmerzproblematik auszulösen. Zeit die verstreicht bis aus einer stressreichen Situation eine Schmerzproblematik entsteht, kann einige Tage in Anspruch nehmen. Den Zustand einer solchen Reaktion auf Adrenalin durch TLR4, lässt sich nur äußerst schwer wieder abtrainieren. Deshalb ist es sinnvoll eine Chronifizierung bereits von Beginn an zu verhindern.

Neurotags (Neuronale Netzwerke) werden von der neuronalen Masse, der neuronalen Präzision und der Neuroplastizität regiert. [17] Je größer die neuronale Masse und deren Präzision, desto größeren Einfluss hat der betreffende Neurotag. Die Stärke der Neurotags bestimmt ihren Einfluss: [20]

> ➤ Neuronale Masse und neuronale Präzision,

> ➤ Große Neurotags überwiegen kleinen,

> ➤ Präzise Neurotags überwiegen gegenüber unpräzisen,

> ➤ Neuroplastizität innerviert den funktionalen und strukturellen Umbau nach Aktivität; [21]

Je stärker die Neurotags ausgeprägt sind, desto intensiver verlaufen diese zusammenhängenden Prozesse.

Zwei Arten von Neurotags und deren Einflüsse: [22]

> ➤ Primärer Neurotag (PNT): hat Einfluss auf Motoreinheiten und die dazugehörigen Muskeln sowie Schmerzen und das Gefühl von „Muskelschwäche";

> ➤ Sekundärer Neurotag (SNT): wird innerviert durch die Modulation der neuronalen Masse und durch die Präzision der primären Neurotags. Dieser Prozess beeinflusst die Wahrscheinlichkeit der Aktivierung von (PNT) Neurotags;

Die wiederholte Aktivierung von SNT, die Gefahr repräsentieren, erhöht die neuronale Masse und die Präzision der PNT. Das führt zu einem verstärkten Einfluss auf Schmerz und andere Schutzmechanismen, wie z.B. einem zumindest teilweisen Versagen der Motorik. Die verminderte motorische Leistung erzeugt durch die vermehrte Innervierung der PNT wiederum eine Abnahme der neuronalen Masse und der Präzision. Man wird also, anders ausgedrückt, gut darin Schmerzen zu produzieren! [22]

Die Erkenntnisse zu den mit Schmerzwahrnehmung verbundenen Neurotags weisen ebenfalls darauf hin, dass visuelle Neurotags stärker als somatosensorische (Propriozeption) sind. Der Blick auf ein schmerzverzerrtes Gesicht, eine Verletzung oder das Wirbelsäulen-Modell mit einem Bandscheibenvorfall lässt im Gehirn Angst entstehen. Schmerzen werden infolgedessen ohne eine mechanische-/strukturelle Verletzung intensiver wahrgenommen. Eine solche Auswirkung kann Chronifizierung fördern und sollte somit bewusst vermieden werden. Gerade die Beschreibung eines Bandscheibenvorfalles am Modell, welche eine Steigerung der Dramatisierung provoziert, sollte zwingend vermieden werden!

Man vermutet einen Zusammenhang zwischen Schmerz und motorischer Kontrolle zu einem verstärkten Output primärer Neurotags. Allerdings scheint diese kombinierte Aktion keiner Hierarchie zugeteilt zu sein (Abb.1).
Zusammenfassend: Nozizeptive Stimulation bewirkt also Schmerz und Bewegungsveränderung. [22,24,25]

Abb. 1) Hierarchie von Neurotags

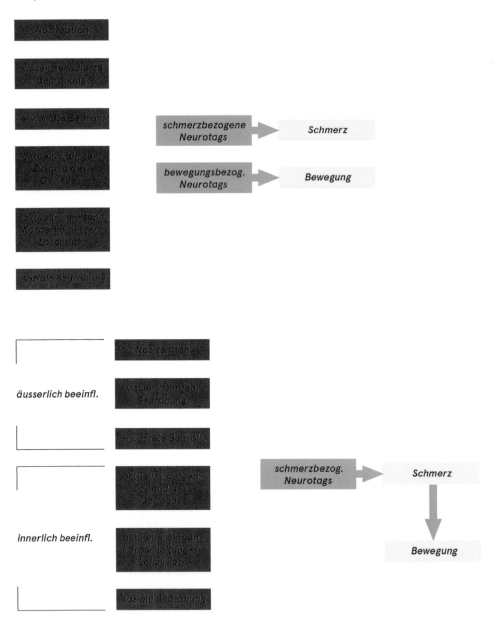

Die grafische Darstellung (Abb. 1) des biochemischen Wirkmechanismus der Neurotags veranschaulicht die maßgebenden Prozesse der entsprechenden Schmerzentstehung. Verletzungen und Inaktivität verändern die SNT und die Neuroplastizität. Sie beeinflussen den motorischen Output sowie die Wahrnehmung. [23] Jede Information, die Gefahr impliziert, wird durch die SNT repräsentiert, die wiederum PNT (Schmerz) beeinträchtigen. „More likely to fire"! Jede Information, die Sicherheit vorgibt, wird ebenfalls durch SNT repräsentiert, die wiederum PNT (Schmerz) beeinflussen. „Less likely to fire"! [14]

2.3.5 DIMS und SIMS

Der Patient entwickelt Erfahrung und Wissen in seiner Schmerzsituation. Es entsteht eine dementsprechende Einordnung aus der die folgenden Gefahren und Sicherheitsaspekte hervorgehen. Solch eine Einordnung (Kategorisierung) entspricht nicht immer dem objektiven Sachverhalt, sondern ist sehr emotional und hochgradig individuell geprägt. So lassen sich biopsychosoziale Fakten in zwei übergeordnete Bereiche einteilen, um den unter Schmerzen Leidenden besser verstehen zu können. Das gewonnene Verständnis lässt sich dann hervorragend für die daraus folgenden Interventionen ableiten. Die Kategorisierung erfolgt in sogenannte DIM`s (Danger in me, Gefahr) und SIM`s (Safety in me, Sicherheit). Eine Erhöhung von Distress (Gefahr) kann zur Schmerzauslösung führen. Hierbei werden nicht einzelne Situationen bewertet, wohl aber die Addition von Gefahr oder Sicherheit (Abb. 2).

Abb. 2) SIMS und DIMS

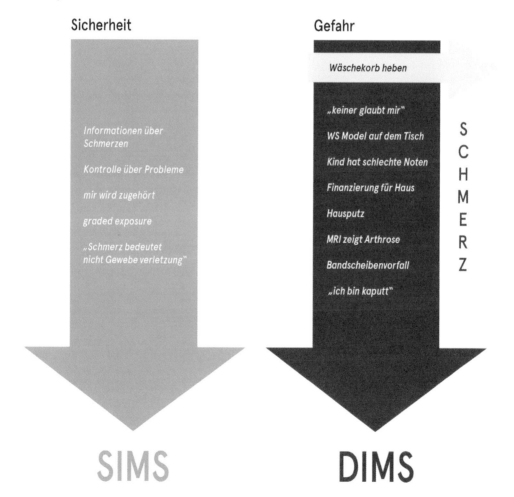

Sicherheit

Gefahr

Wäschekorb heben

Informationen über Schmerzen

Kontrolle über Probleme

mir wird zugehört

graded exposure

„Schmerz bedeutet nicht Gewebe verletzung"

„keiner glaubt mir"

WS Model auf dem Tisch

Kind hat schlechte Noten

Finanzierung für Haus

Hausputz

MRI zeigt Arthrose

Bandscheibenvorfall

„ich bin kaputt"

S C H M E R Z

SIMS

DIMS

2.4 Literaturnachweise: Schmerzphysiologie

1 Attneave F (1954) Some informational aspects of visual perception. Psychological review 61:183–193.

2 Denk F, McMahon SB (2017) Neurobiological basis for pain vulnerability: why me? Pain.

3 McCarthy J, Shannon CE (2016) Automata Studies. (AM-34).

4 Butler DS, Moseley GL (2016) Schmerzen verstehen. Springer-Verlag, Heidelberg.

5 Wall PD (1999) Pain. Weidenfeld & Nicolson, London.

6 Burton AK, Tillotson KM, Main CJ, Hollis S (1995) Psychosocial predictors of outcome in acute and subchronic low back trouble. Spine 20:722–728.

7 Borkan J, Reis S, Werner S, Ribak J, Porath A (1996) Guidelines for treating low back pain in primary care. The Israeli Low Back Pain Guideline Group. Harefuah 130:145-51; 224.

8 Koes BW, van Tulder MW, Ostelo R, Kim Burton A, Waddell G (2001) Clinical Guidelines for the Management of Low Back Pain in Primary Care. Spine 26:2504–2513.

9 Katz JN, Gall V (1995) Agency for Health Care Policy and Research clinical practice guideline for acute low back pain. Arthritis care and research: the official journal of the Arthritis Health Professions Association 8:134–136.

10 Materson RS (1996) The AHCPR practice guidelines for low back pain. Bulletin on the rheumatic diseases 45:6–8.

11 Spitzer WO, Skovron ML, Salmi LR, Cassidy JD, Duranceau J, Suissa S, Zeiss E (1995) Scientific monograph of the Quebec Task Force on Whiplash-Associated Disorders: redefining "whiplash" and its management. Spine 20:1S-73S.

12 Wall PD, McMahon SB (1986) The relationship of perceived pain to afferent nerve impulses. Trends in Neurosciences 9:254–255.

13 Wiech K, Vandekerckhove J, Zaman J, Tuerlinckx F, Vlaeyen JWS, Tracey I (2014) Influence of prior information on pain involves biased perceptual decision-making. Current biology: CB 24:679-81.

14 Moseley GL, Butler DS (2015) The explain pain handbook: protectometer. Noigroup Publications, Adelaide Australia

15 Moseley GL (2007) Painful yarns. Dancing Giraffe Press, Canberra, Australia.

16 Barlow HB (2012) Possible principles underlying the transformation of sensory messages sensory. In: Sensory Communication. MA: MIT Press 217–234.

17 Nicolelis MAL, Lebedev MA (2009) Principles of neural ensemble physiology underlying the operation of brain-machine interfaces. Nature reviews. Neuroscience 10:530–540.

18 deCharms RC, Zador A (2000) Neural representation and the cortical code. Annual review of neuroscience 23:613–647.

19 Bushnell MC, Villemure C, Strigo I, Duncan GH (2010) Imaging Pain in the Brain. Journal of Musculoskeletal Pain 10:59–72.

20 Desimone R, Duncan J (1995) Neural mechanisms of selective visual attention. Annual review of neuroscience 18:193–222.

21 Chang Y (2014) Reorganization and plastic changes of the human brain associated with skill learning and expertise. Frontiers in human neuroscience 8:35.

22 Moseley GL (2012) The graded motor imagery handbook. Noigroup Publ, Adelaide.

23 Wallwork SB, Bellan V, Catley MJ, Moseley GL (2016) Neural representations and the cortical body matrix: implications for sports medicine and future directions. British journal of sports medicine 50:990–996.

24 Arendt-Nielsen L, Graven-Nielsen T, Svarrer H, Svensson P (1996) The influence of low back pain on muscle activity and coordination during gait: a clinical and experimental study. Pain 64:231–240.

25 Graven-Nielsen T, Svensson P, Arendt-Nielsen L (1997) Effects of experimental muscle pain on muscle activity and co-ordination during static and dynamic motor function. Electroencephalography and clinical neurophysiology 105:156–164.

2.5 Chronische Schmerzen II

2.5.1 Sensibilisierung (Sensitization)

Unter Sensibilisierung versteht man in der Neurobiologie eine Überängstlichkeit (Überreizung) des Nervensystems, das chronische Schmerzpatienten betrifft. Erklärende Zusammenhänge und Ursachen hierfür finden sich auch durch das sog. „voraussagende Kodieren" (predictive coding).

Das voraussagende Kodieren, oder die voraussagende Datenverarbeitung, ist in den Neurowissenschaften schon lange bekannt. Im 19. Jh. bearbeitete Johann Friedrich Habert dieses Thema mit beachtlicher logischer Genauigkeit. Karl Friston erreichte dann erste Erkenntnisse, die bis heutzutage von grundlegender Bedeutung sind. Seine Arbeiten waren von der Hypothese motiviert, das Hirn würde alles tun, um seinen Energieumsatz zu minimieren. Das gelingt ihm, indem es Voraussagen über die Zukunft trifft. Dabei gleicht es entsprechende Vorrausagen mit dem aktuellen Zustand ab und aktualisiert die Prognosen. Somit agiert das Gehirn nicht unter Beachtung seiner Umgebung, sondern viel mehr dahingehend, seinen eigenen Zustand stabil zu halten.

Es vermeidet dadurch unangenehme Überraschungen, die mit einem Mehraufwand an Verarbeitungsprozessen einhergehen würden. Hier zeigt sich insbesondere die Grundlage für das Verhalten von chronischen Schmerzpatienten. In einem stresserfüllten dramatisierten Zustand gewinnt natürlich der Selbstschutz des Gehirns mehr und mehr an Bedeutung. Das Gehirn versucht dies durch Manipulationen von Erinnerungen, Gedanken, Plänen und Handlungen zu erreichen.

Für die Physiotherapie ist diese Schlussfolgerung interessant. Handlungen und die dafür zu Grunde liegende neurologische Verarbeitung, entstehen und entwickeln sich anhand der Komfortzone und sind nicht selten emotional gesteuert. Es wird klar, wie notwendig eine starke Intensivierung der psychosozialen Therapie u.a. im Sinne von Aufklärung, Beratung und Information wird. Der Betroffene muss von den positiven Aspekten seiner Prognose überzeugt werden. So kann der entstehende Effekt in Richtung zukünftiger Einschätzungen für die Therapie genutzt werden. Dafür sind besonders Kommunikationsfähigkeiten aber auch die Intervention mit den „graded-Programmen" ein adäquates Mittel. Diese Ansätze sind die Basis für die ökonomische Widerherstellung der biologisch abhängigen Belastbarkeiten von Patienten und stellen demnach enorme Relevanz da (siehe Kapitel: Wissenschaft, Wirtschaft, Schmerz). [1 - 7]

Eine weiterführende Erklärung zum besseren Verständnis der Entstehung des chronischen Schmerzes weist in Richtung der kortikalen Schutzmechanismen. Hierunter versteht man Schutzmechanismen auf biochemischer Ebene, die auf Entzündungsinformationen mit einer vermehrten Produktion von Kortisol reagieren. Als Folge entsteht u.a. eine Veränderung der kardiovaskulären Situation.

Im Folgenden werden Schutzvorrichtungen der kortikalen Körpermatrix vorgestellt, welche allesamt Resultate von negativen psychologischen Verarbeitungen (Stress) darstellen. [8] Die kortikale Matrix übernimmt eine tragende Rolle zur Entwicklung der neurologischen Wahrnehmungsfehler. Sie entspricht senkrecht zueinanderstehenden Verknüpfungen von Nervenzellen in der Hirnrinde. Solche Verschaltungen zwischen den ca. 10 Mrd. Zellen dort bezeichnet man als Säulen (Columns). Durch das Eintreffen spezifischer Erregungsmuster auf die Säulen werden hochkomplexe biochemische Prozesse auf Mikroebene veranlasst. Nun sind die Säulen untereinander wiederum durch Synapsen verbunden. Die so übertragbaren und bearbeitbaren Mechanismen führen zu einer Programmierung von neurologisch assoziierten Programmen. Diesen Prozess nennt man: „kortikales Netzwerk" und den Ort an dem das passiert: „kortikale Matrix". In der Matrix sind unsere sensorischen und motorischen Handlungsprogramme gespeichert und ebenfalls damit zusammenhängende Steuerungsinformationen. Innerhalb des Systems werden Empfindungen auf hochkomplexer Basis verarbeitet, die z.B. auf stressbedingte Einflüsse zurückzuführen sind.

Schutzmechanismen der kortikalen Körper–Matrix:

- ➢ Erschöpfung,

- ➢ Besorgnis,

- ➢ Angst,

- ➢ Steifheit,

- ➢ Schwäche,

- ➢ Atemlosigkeit,

- ➢ Dyspnoe;

2.5.2 Plastizität des Gehirns

Hirnplastizität ist die Fähigkeit des Gehirns sich funktionell und strukturell auf variierende Bedingungen anzupassen.

Die Anordnung biochemischer Wirkmechanismen und deren Wirkungsintensität wird von der Wahrnehmung äußerer Reize beeinflusst. Diesbezüglich hat sich die Entwicklung der Hirnplastizität beim chronischen Schmerzpatienten in eine negative Richtung ausgebreitet. Genauso kann sie sich aber durch entsprechende Therapie wieder in eine positive wenden.

Das ist eine Kernessenz der physiotherapeutisch relevanten Hirnforschung und Schmerztherapie. Die kortikalen Schutzmechanismen bilden eine deutliche Basis zur Erläuterung dieser Prozesse. Die Unterscheidung des zentralen Nervensystems (ZNS) im Hinblick auf den Verlust von physiologisch hemmenden Mechanismen in der Großhirnrinde, in der kortikalen Matrix, erhält hier einen starken Einfluss. Es unterscheidet die Initialisierung von Verarbeitungsprozessen mit und ohne Schmerzbeeinflussung. [9]

Am Beispiel des Muskeltrainings lässt sich das Prinzip der reizabhängigen Ausprägung von Wirkmechanismen und Funktionen besser veranschaulichen. Beim Hypertrophie Training des Armes steigt das Muskelvolumen, welches aber wieder abgebaut wird, wenn der Arm weniger belastet wird. Jener reizanpassende, weil kompensatorische, Effekt entspricht einem biologischen Grundgesetz. Auch die Hirnplastizität lässt sich reizbedingt in beide Richtungen steuern und ist dann zum großen Teil über lange Zeit reversibel.

Wichtige Erkenntnis zum Thema Hirnplastizität und Auswirkungen auf das Schmerzverhalten dazu ist: je länger Schmerz besteht, desto besser wird der Körper in der Produktion von Schmerz. [10-13] Diese Art von Plastizität wird oft als „maladaptiv" bezeichnet. [14]

Die Ausprägung der neuronalen Programme (Hirnplastizität) lässt sich anhand folgender schmerzbezogener Gegenüberstellungen erläutern:

Allodynie vs. Hyperalgesie:

> Allodynie: Schmerz wird leichter ausgelöst,

> Hyperalgesie: Schmerzereignisse werden noch schmerzhafter empfunden;

Die Schmerzmatrix besteht aus: [15,16]

> dorsolateraler - präfrontaler Cortex (sensorische Informationen, Emotionen und Gedächtnis),

> Insula (Geschmack, Geruch, Geräusch, Emotion in Verbindung zu Schmerz),

> anteriore cingulate Cortex (beeinflusst Herzfrequenz und Blutdruck),

> primärer und sekundärer sensorischer Kortex (Zentrum der sensorischen Verarbeitung),

> Thalamus (einfache Informationsverarbeitung, wie ein Filter agierend);

Die Dichte der Hirnmasse, die aus Teilen der Schmerzmatrix besteht, beinhalten z.B. den Thalamus und den dorsolateralen-/praefrontalen Cortex und kann sich reduzieren. Dadurch sinkt auch die Hirnleistung in genau diesen Hirnzentren. Die Fähigkeit zur neuronalen Verschaltung nimmt dadurch erheblich ab. Das führt zu einer Minderung der Hirnleistung, auch in anderen, nicht schmerzbezogenen

Ausprägungen. Die damit einhergehende kognitive Minderbelastbarkeit fördert deutlich die Chronifizierung von Patienten. [17]

Mit Hilfe der IASP (International Association for the Study of Pain) soll die Kernessenz der bis hierher erläuterten Schmerzphysiologie zusammengefasst werden:

"The current definition of pain, established by the International Association for the Study of Pain (IASP) in 1986, defines pain as "an unpleasant sensory and emotional experience associated with actual or potential tissue damage, or described in terms of tissue damage, or both". [18]

Schmerz ist demnach also eine unangenehm sensorisch und emotional zusammenhängende Erfahrung, mit akuter oder potentieller Gewebebeschädigung.

Eine Verbesserung der angesprochenen Definition lässt sich aufgrund des aktuellen Wissens durch das Hinzufügen der Schmerzinterpretation entwickeln und wie folgt beschreiben:

„Schmerz ist eine unangenehm sensorisch und emotional zusammenhängende Erfahrung mit der Interpretation von akuter oder potenzieller Gewebeschädigung".

Beschrieben wird die Wahrnehmung von Gewebsschädigungen, die gerade im chronischen Verlauf unwahrscheinlich sind, aber subjektiv so erfasst werden. Allerdings ist auch eine Kombination aus beidem möglich.

2.6 Schmerzmodulatoren

Schmerzmodulatoren sind Einflussfaktoren, die eine Schmerzwahrnehmung vergrößern oder verkleinern können (Abb. 3). Hierzu gibt es eine Abfolge wie stark sie den Schmerz modulieren:

1. **Priorisierung:** Einschätzung über das weitere Fortleben eines nozizeptiven Stimulus. Ist es lebensnotwendig, ob dieser Stimulus wahrgenommen wird? [19-21]

2. **Bedeutung:** bei einem nozizeptiven Reiz der vom Gehirn nicht als Bedrohung eingestuft wird, findet keine Schmerzentwicklung statt. Es kommt nur dann zur Deutung eines schmerzhaften Zustandes, wenn es explizite oder implizite Gründe zur Einstufung einer hohen Bedeutung gibt. Mehr oder weniger intensiver Schmerz wird zur Wahrnehmung angereichert, wenn ein explizites oder impliziertes Stichwort (Cue) in der neuronalen Informationsverarbeitung gegeben wird. Z.B. die Applikation eines kalten Reizes, der zuvor als heiß beschrieben wurde. [22,23]

3. **Transmission (Verarbeitung):** wie ein nozizeptiver Reiz verarbeitet wird, hängt unter anderem auch von der Erwartung des Betroffenen ab. [24] So unterscheiden sich die nozizeptiven Reize und deren Verarbeitungsmechanismen durch positive oder negative Perspektiven. Das Ansprechprofil solcher Nozizeptoren wird hierdurch verändert. Es entstehen neuronale, neurochemische und hormonelle Veränderungen. [25]

Für uns bedeuten diese Sachverhalte, dass Schmerz nicht automatisch mit der Nozizeption gleichzusetzen ist (Abb. 3). Die Bezeichnung Nozizeptor als Rezeptor, für Schmerz ist veraltet und basiert auf falschen Vereinfachungen. [26-28] Schmerzen können also durch verschiedene Reize wahrgenommen und verarbeitet werden.

Abb. 3) Schmerzmodulation

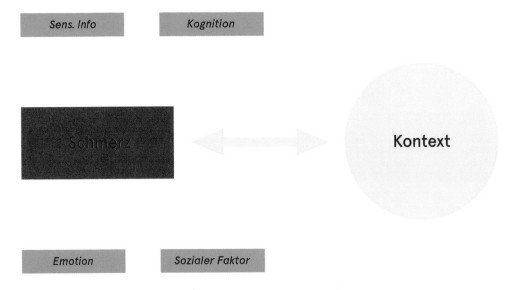

2.6.1 Sensorische Schmerzmodulation

Die „sensorisch" geprägte Schmerzmodulation als reizmotivierenden Verarbeitungsprozess kann man in diesem Zusammenhang grundlegend mit der Frage versehen: „sollte ich mich schützen"? Beispiele hierfür wären Geruch oder Geräusche als schmerzauslösender Faktor. Die Modulation von sensorischen Informationen auf die Schmerzwahrnehmung und Verarbeitung wird weiterhin deutlich unterschätzt. So kann ein Geräusch eines in der Vergangenheit gelegenen Unfalls körperlichen Auswirkungen wie Schmerzen hervorrufen. Und das ohne eine reale akute Gefahr von Gewebsschädigungen. Ebenso verhält es sich mit Gerüchen. Visuelle Eindrücke können Verarbeitungsprozesse unbewusst in Gang bringen, die wiederum zu einer Gefahreninterpretation führen. Das ist häufig bei sportbegeisterten Personen zu sehen, die eine schmerzhafte Situation beobachten und den Schmerz „mitfühlen".

2.6.2 Kognitive Schmerzmodulation

Die Kognition in Verbindung zum Schmerz soll den Gedankengang wiedergeben, der Einfluss auf die erlebte Schmerzwahrnehmung hat (Abb. 4). Auch die andere Richtung, zur Verbesserung der Problematik, wird durch die Kognition beeinflusst (siehe Kapitel: Schmerzphysiologie, Hirnplastizität).

Ein Beispiel hierfür wäre die Hypnose. Dabei wird der Schmerz zwar noch wahrgenommen, aber nicht als störend empfunden (interpretiert). [29-31] Manche Patienten werden in ihrer Interpretation oder sogar ihren Handlungen manipuliert, wenn sie sich schmerzhafte Bewegungen vorstellen. Auch kann von geschwollenen Beinen berichtet werden, die objektiv gar nicht geschwollen sind. [32-34] Die kognitive Kontrolle ist ein zentraler Punkt der modernen Physiotherapie. Der Schmerz und die darauf bezogene Kognition stehen in Verbindung zur Größe der Behinderung, im Sinne einer Beeinträchtigung der funktionellen Fähigkeiten. [35] Die kognitive Modulation ist geprägt von Placebo-und Noceboreaktionen. [31,36-38]

Abb. 4) Entstehung der Schmerzmodulation

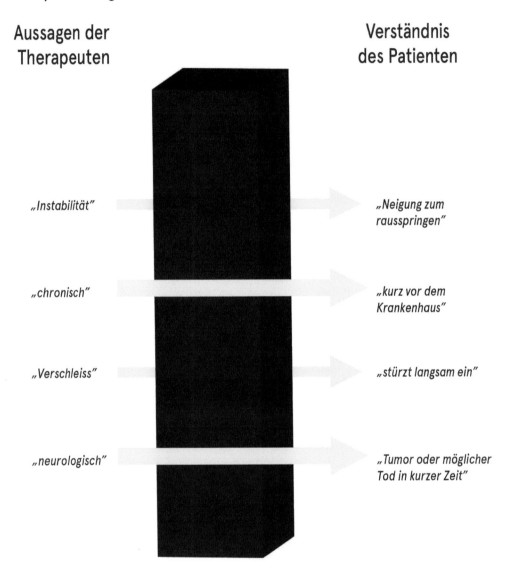

2.6.3 Soziale Schmerzmodulation

Man versteht unter sozialer Schmerzmodulation den Einfluss von sozialen Faktoren auf die wahrgenommene Schmerzstärke. Schmerzen werden immer noch von vielen Personen als Etwas interpretiert, das nicht stimmt und was mit einem Rollenwechsel einhergeht.

Der gesunde Zustand zeichnet sich demnach durch das Vorhandensein aller körperlichen und psychischen Ressourcen aus. Wird die Rolle „krank" angenommen, ergeben sich automatisch soziale Einschränkungen, die mit diesem

Part einhergehen. Sie intensivieren außerdem die dazu passenden Erwartungen. Von einer Person mit gesundheitlichen Limitierungen wird erwartet, zuhause zu bleiben und sich möglichst zu schonen, um die Erholung nicht negativ zu stören. Dieser Prozess kann zu einer Reduktion von sozialen Kontakten insbesondere bei chronischen Problemen führen. Darauf aufbauend steigt das Risiko der Verstärkung von Schmerzen. [28,34,39,40,42]

Männliche Probanden erfahren z.B. weniger intensive Schmerzen bei der Blutabnahme, wenn sie von einer Frau durchgeführt wird. Der sozio-/ökonomische Status (Merkmale menschlicher Lebensumstände) bildet einen Ansatz, der eine große Wirkung auf das Bestehen und die Intensität der Schmerzwahrnehmung hat. Neueren Erkenntnissen zur Folge weiß man heute um die Beeinflussung des chronischen Schmerzes bei sozial-/ökonomisch unglücklich geprägten Menschen. Jene haben i.d.R. eine geringere Bildung, Schulabschluss, Einkommen, Wohnverhältnisse, Berufsbild und dergleichen. Das größere Leiden an chronischen Schmerzen trägt zu einem höheren Risiko für Behinderungen im Alltag bei. [34,39-43]

2.6.4 Kontextmodulation

Der Kontext (Zusammenhang) zur Entwicklung, Wahrnehmung und Interpretation von Schmerz geschieht aufgrund Umwelteinwirkung. Der Therapeut sollte sich dies in der Diagnostik und der Therapie stets bewusstmachen (siehe Kapitel: Physiotherapeutische Diagnostik, ICF, MDBB). Der Kontext, in dem ein vermeintlich schmerzhaftes Ereignis steht, hat durch die Interpretation von Gefahr, Sicherheit und der Bewertung der Relevanz spezifischer Situationen eine Wahrnehmungsänderung zur Folge. Sehr schmerzhafte Ereignisse mit lebensbedrohlichen Folgen können ohne Schmerzwahrnehmung ablaufen! Dies lässt sich durch die Priorisierung erklären. Sie entscheidet, ob der Schmerz zum Fortleben nützlich ist oder diesem eher im Weg steht.

2.6.5 Bedeutung der Erkenntnisse aus der Schmerzmodulation für die Physiotherapie

Zunächst sei auf den Einfluss des Verhaltens von Therapeuten im diagnostischen oder interventionsorientierten Prozess hingewiesen. [44] Die Verwendung von Assessments innerhalb der physiotherapeutischen Diagnostik helfen den Patienten zu klassifizieren (einzuordnen). Schlussendlich helfen diese zu entscheiden, welche Behandlungsstrategien die vielversprechendsten sind und welcher Behandlungsplan demnach verfolgt werden muss. Die Klassifizierung kann in den „Flaggen-Systemen" (siehe Kapitel: Physiotherapeutische Diagnostik, Flaggen-System) erfolgen. Auch die Verwendung des „STarT–Back–Screening–Tools" (siehe Kapitel: Physiotherapeutische Diagnostik, STarT-Back-Screening-Tool), ist grundlegend sinnvoll. Das STarT Back Screening, wurde bisher nur zum Thema chronic Low Back Pain (chronische Rückenschmerzen) validiert. Prinzipiell scheint uns die Anwendung aber allgemein sinnvoll.

Gerade das Thema „Schmerz" bietet v.a. in der chronischen Ausprägung ein grosses Arbeitspotenzial für die Physiotherapie. Speziell an dieser Stelle wird ein relevanter und kosteneffizienter Beitrag im Gesundheitssystem zur Gesundung der Personen möglich. Hier kann man Chancen in der Zukunft ergreifen, die sich auf eine Vielzahl anderer Bereiche positiv auswirken würden (siehe Kapitel: Wissenschaft im Zusammenhang mit Wirtschaft und Zukunftsaussicht).

Eine erste Aufteilung sollte über eine subjektive und eine objektive Einschätzung der Probleme der Betroffenen erfolgen. Bei der zweiten Variante ist es ratsam, die emotional erzeugte Verzerrung gering zu halten (siehe Kapitel Wissenschaft, BIAS). Seien Sie interessiert, motiviert, überblickend, lösungsorientiert, zielgerichtet und v.a. auf das „Bewusstsein von Effekten" bedacht. Die eigene Präsenz verursacht beim Gegenüber vorteilhafte aber auch unvorteilhafte Effekte. Darunter fällt das allgemeine Auftreten des Therapeuten, also auch die verbale und nonverbale Kommunikation. Es ist mittlerweile anerkannt, dass diese Einflüsse über den Erfolg einer Therapie mitentscheiden. Weiterhin ist eine hilfsbereite, beziehungsaufbauende, vertrauliche aber zielorientierte und fachlich korrekte Verhaltensweise von enormer Bedeutung. (siehe Kapitel: physiotherapeutische Entwicklungsverfahren, erkennen von Effekten).

Vergessen Sie nicht den Wert der Rückgewinnung des Selbstvertrauens des Patienten in seine Motorik und zur eigenen Belastbarkeit. Die fachliche Qualität ergibt sich zum grössten Teil aus signifikanten Erkenntnissen der wissenschaftlichen Forschung und einem kleinen Teil aus der Erfahrung. Wichtig ist hier die Unterscheidung von „Eminenz-based" und „Evidenz-based". Die Eminenz-based-Therapie bezeichnet einen Ablauf, der Aufgrund einer Meinung, Aussage oder Erfahrung von einem „Experten" forciert wird. Im Gegensatz dazu ist die Evidenz-based-Therapie zu sehen, die den Ablauf an wissenschaftlichen Erkenntnissen orientiert aufbaut.

Das Thema „chronischer Schmerz" hat seinen berechtigten Stellenwert in der modernen Physiotherapie und findet hier seine Expertise. Wissenswert und auch häufig in der physiotherapeutischen Konfrontation steht der „akute Schmerz"! Zum physiotherapeutischen Vorgehen beim Thema Schmerz folgt später mehr.

2.7 Literaturnachweise: Chronische Schmerzen II

1 Attneave F (1954) Some informational aspects of visual perception. Psychological review 61:183–193.

2 McCarthy J, Shannon CE (2016) Automata Studies. (AM-34).

3 Barlow HB (2012) Possible principles underlying the transformation of sensory messages sensory. In: Sensory Communication. MA: MIT Press 217–234.

4 Miao X, Rao RPN (2007) Learning the Lie groups of visual invariance. Neural computation 19:2665–2693.

5 Spratling MW (2010) Predictive coding as a model of response properties in cortical area V1. The Journal of neuroscience: the official journal of the Society for Neuroscience 30:3531–3543.

6 Spratling MW (2008) Predictive coding as a model of biased competition in visual attention. Vision research 48:1391–1408.

7 Murray SO, Kersten D, Olshausen BA, Schrater P, Woods DL (2002) Shape perception reduces activity in human primary visual cortex. Proceedings of the National Academy of Sciences of the United States of America 99:15164–15169.

8 Williams MT, Gerlach Y, Moseley L (2012) The 'survival perceptions'. Journal of Physiotherapy 58:73–75.

9 Seminowicz DA, Davis KD (2007) Interactions of pain intensity and cognitive load: the brain stays on task. Cerebral cortex. New York 17:1412–1422.

10 Boston A, Sharpe L (2005) The role of threat-expectancy in acute pain: effects on attentional bias, coping strategy effectiveness and response to pain. Pain 119:168–175.

11 Lang PJ (1979) A Bio-Informational Theory of Emotional Imagery. Psychophysiology 16:495–512.

12 Rachman S, Hodgson R (1974) I. Synchrony and desynchrony in fear and avoidance. Behaviour research and therapy 12:311–318.

13 Schwenkreis P, Janssen F, Rommel O, Pleger B, Volker B, Hosbach I, Dertwinkel R, Maier C, Tegenthoff M (2003) Bilateral motor cortex disinhibition in complex regional pain syndrome (CRPS) type I of the hand. Neurology 61:515–519.

14 Lotze M, Moseley GL (2007) Role of distorted body image in pain. Current rheumatology reports 9:488–496.

15 Ingvar M (1999) Pain and functional imaging. Philosophical transactions of the Royal Society of London. Series B, Biological sciences 354:1347–1358.

16 Apkarian AV, Bushnell MC, Treede R-D, Zubieta J-K (2005) Human brain mechanisms of pain perception and regulation in health and disease. European journal of pain (London, England) 9:463–484.

17 Apkarian AV, Sosa Y, Sonty S, Levy RM, Harden RN, Parrish TB, Gitelman DR (2004) Chronic back pain is associated with decreased prefrontal and thalamic gray matter density. The Journal of neuroscience: the official journal of the Society for Neuroscience 24:10410–10415.

18 Moayedi M, Davis KD (2013) Theories of pain: from specificity to gate control. Journal of neurophysiology 109:5–12.

19 Beecher HK (1956) Relationship of significance of wound to pain experienced. Journal of the American Medical Association 161:1609–1613.

20 Banzett RB, Gracely RH, Lansing RW (2007) When it's hard to breathe, maybe pain doesn't matter. Focus on "Dyspnea as a noxious sensation: inspiratory threshold loading may trigger diffuse noxious inhibitory controls in humans". Journal of neurophysiology 97:959–960.

21 Rhudy JL, Meagher MW (2001) Noise stress and human pain thresholds: divergent effects in men and women. The journal of pain: official journal of the American Pain Society 2:57–64.

22 Arntz A, Claassens L (2004) The meaning of pain influences its experienced intensity. Pain 109:20–25.

23 Moseley GL, Arntz A (2007) The context of a noxious stimulus affects the pain it evokes. Pain 133:64–71.

24 Keltner JR, Furst A, Fan C, Redfern R, Inglis B, Fields HL (2006) Isolating the modulatory effect of expectation on pain transmission: a functional magnetic resonance imaging study. The Journal of neuroscience: the official journal of the Society for Neuroscience 26:4437–4443.

25 Ren K, Dubner R (1996) Enhanced descending modulation of nociception in rats with persistent hindpaw inflammation. Journal of neurophysiology 76:3025–3037.

26 Wallwork SB, Bellan V, Catley MJ, Moseley GL (2016) Neural representations and the cortical body matrix: implications for sports medicine and future directions. British journal of sports medicine 50:990–996.

27 Wall PD, McMahon SB (1985) Microneuronography and its relation to perceived sensation. A critical review. Pain 21:209–229.

28 Wall PD, McMahon SB (1986) The relationship of perceived pain to afferent nerve impulses. Trends in Neurosciences 9:254–255.

29 Kropotov JD, Crawford HJ, Polyakov YI (1997) Somatosensory event-related potential changes to painful stimuli during hypnotic analgesia: anterior cingulate cortex and anterior temporal cortex intracranial recordings. International journal of psychophysiology: official journal of the International Organization of Psychophysiology 27:1–8.

30 Rainville P, Duncan GH, Price DD, Carrier B, Bushnell MC (1997) Pain affect encoded in human anterior cingulate but not somatosensory cortex. Science 277:968–971.

31 Wik, Fischer, Bragee, Finer, Fredrikson (1999) Functional anatomy of hypnotic analgesia: a PET study of patients with fibromyalgia. European journal of pain 3:7–12.

32 Moseley GL (2004) Imagined movements cause pain and swelling in a patient with complex regional pain syndrome. Neurology 62:1644.

33 Moseley GL, Zalucki N, Birklein F, Marinus J, van Hilten JJ, Luomajoki H (2008) Thinking about movement hurts: the effect of motor imagery on pain and swelling in people with chronic arm pain. Arthritis and rheumatism 59:623–631.

34 Moseley GL (2005) Distorted body image in complex regional pain syndrome. Neurology 65:773.

35 Stroud MW, Thorn BE, Jensen MP, Boothby JL (2000) The relation between pain beliefs, negative thoughts, and psychosocial functioning in chronic pain patients. Pain 84:347–352.

36 Colloca L, Benedetti F (2005) Placebos and painkillers: is mind as real as matter? Nature reviews. Neuroscience 6:545–552.

37 Colloca L, Benedetti F, Porro CA (2008) Experimental designs and brain mapping approaches for studying the placebo analgesic effect. European journal of applied physiology 102:371–380.

38 Eippert F, Bingel U, Schoell ED, Yacubian J, Klinger R, Lorenz J, Buchel C (2009) Activation of the opioidergic descending pain control system underlies placebo analgesia. Neuron 63:533–543.

39 Aggarwal VR, Macfarlane TV, Macfarlane GJ (2003) Why is pain more common amongst people living in areas of low socio-economic status? A population-based cross-sectional study. British dental journal 194:383-7.

40 Portenoy RK, Ugarte C, Fuller I, Haas G (2004) Population-based survey of pain in the United States: differences among white, African American, and Hispanic subjects. The journal of pain : official journal of the American Pain Society 5:317–328.

41 Keefe FJ, Porter L, Somers T, Shelby R, Wren AV (2013) Psychosocial interventions for managing pain in older adults: outcomes and clinical implications. British journal of anaesthesia 111:89–94.

42 Saastamoinen P, Leino-Arjas P, Laaksonen M, Lahelma E (2005) Socio-economic differences in the prevalence of acute, chronic and disabling chronic pain among ageing employees. Pain 114:364–371.

43 Patel KV, Eschbach K, Rudkin LL, Peek MK, Markides KS (2003) Neighborhood context and self-rated health in older Mexican Americans. Annals of epidemiology 13:620–628.

44 Moseley GL (2008) Pain, brain imaging and physiotherapy--opportunity is knocking. Manual therapy 13:475–477.

2.8 Vom akuten zum chronischen Schmerz

2.8.1 Akute Schmerzen

Als akute Schmerzen werden Zustände zusammengefasst, die nicht deutlich länger als sechs bis zwölf Wochen anhalten. [1] Akuter Schmerz entsteht in Folge eines mechanischen Reizes, wenn dieser die Merkmale eines noxischen Auslösers wiedergibt. Akuter Schmerz hat im Hinblick auf Linderung und Kontrolle in relativ kurzer Zeit eine gute Prognose. [2]

Zur Therapie des akuten Schmerzes, wie er z.B. bei Low Back Pain vorzufinden ist, eignet sich die Entspannungstherapie und Interaktion zwischen Patient und Therapeut, sowie die ärztliche Gabe von Analgetikum. Die Interaktion besteht unter anderem aus Beratung, Aufklärung und Motivation (siehe dazu Kapitel: physiotherapeutische Intervention, Coping). Das Ziel und die Methodik zur Behandlung akuter Schmerzen sollten im Sinne der möglichst schnellen Schmerzfreiheit liegen. [3] Spezifischer ausgedrückt bedeutet dies für die Physiotherapie:

➢   Funktion unterstützen,

➢   Schmerzursache behandeln (meist multidisziplinär),

➢   Integration zurück in die Gesellschaft, so schnell wie möglich;

Beim akuten Schmerz handelt es sich um eine schmerzhafte Reaktion, die vor einer Schädigung schützen soll. Dazu zählt man die Reaktionen zweier gegenüberstehender Funktionskreise:

➢   somatomotorische Reaktionen (Fluchtreflex),

➢   vegetative (sympathische) Reflexe;

Wichtig zu erwähnen ist an dieser Stelle der Hinweis auf die intensive Wirkung von Angst und Dramatisierung in Richtung Chronifizierung! Beides muss gerade in der ersten Phase des akuten Stadiums unbedingt vermieden werden. Angstvermeidung ist u.a. ein wichtiges Tool zur Reduzierung von chronischem Low Back Pain. [4-8]

2.8.2 Entwicklung der akuten zu chronischen Schmerzen

Im Verlauf von akuten zu chronischen Beschwerden ist der Therapeut in der Therapie angehalten eine Rollenänderung zu tätigen. Das Schmerzmanagement ist hier nicht mehr darauf fokussiert die Lokalisation des Schadens zu identifizieren. Es folgt der Beginn von biopsychosozialen „Coping-Strategien". (siehe Kapitel:

physiotherapeutische Intervention, Coping). Ebenfalls werden pharmakologische Anstrengungen heruntergesetzt, die auf die Reduzierung des Primärschmerzes abgestimmt waren. Spätestens nach den diagnostischen Verfahren und Assessments rücken biopsychosoziale Ansätze deutlich in den Vordergrund der Therapiegestaltung. [3]

Besonders zu erwähnen sind die Erkenntnisse der Schmerzforschung im Hinblick auf die Komplexität der erfolgreichen Therapie von chronischen Schmerzpatienten. Diese ermöglicht nur in seltenen Fällen eine effektive Wirkung für ein komplett schmerzfreies und produktives Leben auf dem vorhergehenden Niveau. Dennoch ist der aktuell existierende und nachgewiesene psychosoziale Ansatz der medizinisch sinnvollste. [9-15]

Die alleinige biomedizinische Betrachtung chronischer Beschwerden in der Therapie ist nur für eine Reduktion der Nozizeption sinnvoll. Alle weiteren Faktoren, wie die bereits erwähnten Modulationsebenen, können bei diesen unzureichenden Modellen nicht berücksichtigt werden. Das bedeutet eine suboptimale Ausnutzung der therapeutisch zur Verfügung stehenden Mitteln. Eine rein biologische Sichtweise der Beschwerden reicht daher niemals aus, um eine adäquate Behandlung zu gewährleisten. [3]

2.8.3 Relevanz neurobiologischer Prozesse für chronische Zustände

Die Relevanz neurobiologischer Mechanismen für chronische Probleme definiert sich wie folgt: [16,17]

- ➢ Schmerzantizipation (erhöhte Schmerzerwartung)

- ➢ Ruhemuskelaktivität (verstärkte Anspannung)

- ➢ Muskelaktivität herabgesetzt (Angst vor Belastung)

Infolge der länger bestehenden Schmerzproblematik kommt es zu Reorganisationen der Repräsentation von Körperteilen und Bewegungen im primären, sensorischen und motorischen Kortex. Wahrnehmungen und motorische Mechanismen, die auf diesen Prozessen basieren, sind dadurch gestört. Die kognitive Verhaltensperspektive geht von einer Sensibilisierung des Körperschemata in den zuständigen Hirnarealen aus. Hierdurch entsteht eine veränderte Interpretation von Sensorik und Motorik. [5,6,18]

Entsprechende Erkenntnisse sind Grundlage für die aktuelle Vorgehensweise innerhalb der Schmerzbehandlung. Sie wird nicht mehr als ausschliesslich direkte Behandlung des schmerzhaften Areals betrachtet. Vielmehr wird innerhalb dieser Vorgehensweise eine generelle Verbesserung der Lebensqualität des Patienten angestrebt ohne ausnahmslos der ersten akuten Schmerzreduktion Rechnung zu tragen. [19] Personen die einem geringerem sozioökonomischen Status angehören weisen häufiger chronische Schmerzen und ein erhöhtes Risiko von Behinderungen im Alltag durch Schmerzen auf? Eine dahingehende Therapieentscheidung gestaltet sich nach neuen Erkenntnissen als weitaus schwieriger als die bisherigen Einteilungen und Entscheidungen. [16, 20-23]

Nachdem das Schmerzsystem dynamisch funktioniert und miteinander verschaltet ist, empfiehlt es sich auf den Einfluss eines jeden Faktors zu achten. Jeder Faktor steht mit einem anderen in Verbindung und wirkt sich daher ebenfalls auf die Problematik aus. Besonders ältere Patienten mit chronischen Schmerzen sind stärker in ihrem Alltag eingeschränkt als Menschen im gleichen Alter und ohne Schmerzen. [24] Angst vor Bewegung erzeugt einen Aktivitätsabfall, was meist in einer Verstärkung von Depressionen und Behinderung endet. Besonders bei älteren Menschen erkennt man das gestörte Verhältnis zur Bewegung und Aktivität. Aktuell wird vermutet, dass Angstvermeidung bei Senioren der beeinflussende Faktor ist, der das Ausmass der Behinderung und alltäglichen Einschränkungen bestimmt.

2.8.4 Bewegungsangst und Auswirkungen auf den Schmerz

Gerade die Altersgruppe der Senioren weist einen Zusammenhang zwischen Schmerz und Depression auf wie keine andere. [25-30] Schmerzbedingte Bewegungsangst in Verbindung mit Dramatisierung führt zu erhöhter Wachsamkeit sowie zu Flucht-und Vermeidungsstrategien. Solche Kompensationsmechanismen erhöhen wiederum den Grad der Behinderung und reduzieren die Funktionalität. [31] Unklar ist allerdings ob Angstvermeidung und Bewegungsangst bei allen chronischen Beschwerden gleichermassen relevant sind. [4,7,32-40]

Unter Dramatisierung kann man sich die kognitive Komponente neben den physiologischen Reaktionen und der Verhaltensreaktion des Angstbildes von Schmerzpatienten vorstellen. Die Bewertung der potentiell stattfindenden Schädigung nimmt hierbei eine Schlüsselrolle ein. Sie resultiert aus dem Zusammenhang zwischen kognitiven Faktoren und länger bestehenden Bewegungsänderungen, welche die Chronifizierung verstärken. Jeder Faktor korreliert mit einem anderen und kann potenziell die Chronifizierung negativ wie positiv beeinflussen. [41-44] Die Dramatisierung des Schmerzes steht in Verbindung mit sozialen und biologischen Faktoren, welche die Schmerzstärke beeinflussen. [45-48] Angst vor Bewegung kann nicht nur vom Betroffenen selbst ausgehen, sondern auch von Angehörigen oder Therapeuten. Aussagen, Handlungen, Empfehlungen sowie der Glaube, bestimmte Bewegungen würden sich negativ auf den Schmerzzustand auswirken, führen zu einer Verstärkung der Angst. Vermeidungsstrategien der Therapeuten die mit biomedizinischen anstatt biopsychosozialen Modellen arbeiten, verursachen eine verstärkte Einschränkung der Aktivität, Arbeit und damit auch der Belastbarkeit des Patienten. [49-51] Eine negativ geprägte Aussage über eine Diagnose oder Erkrankung wie z.B. „Bandscheibenvorfall" verstärken diese Dramatisierung unnötig. Solche Kommentare müssen von den Therapeuten vorsichtig und gut reflektiert in eine Beratung eingebettet werden.

Empfehlungen bestimmte Tätigkeiten oder auch Sportarten aufzugeben, sollten wenn überhaupt nur sehr behutsam erfolgen. Bei den Patienten ist die fehlinterpretierte Angst vor Schmerzen einerseits der Indikator für Intensivierung und Sensibilisierung der Beschwerden, andererseits auch für die Erzeugung inadäquater Vermeidungsstrategien. [36]

Unterscheidung dreier Komponenten von Bewegungsangst: [52,53]

- ➢ Eindruck eines bedrohlichen Stimulus,

- ➢ Erhöhung des sympathischen Arousals,

- ➢ Allgemein eher zurückhaltendes Verhalten;

Die gestörte Aufmerksamkeit (kognitive Dissonanz), sind Folgen der Angstentstehung. Sie lässt Interpretationen intensiver wahrnehmen und zu anderen Schlüssen führen, als jene die in der Realität stimmig sind. Patienten neigen demzufolge dazu, Situationen zu meiden, die subjektiv als gefährlich eingestuft wurden. Dabei wird der Schmerzzustand fokussiert und seine Intensität gesteigert. [34] Bei chronischen Schmerzen, werden die Einschnitte auf physischer und biologischer Ebene durch unnötige Schmerzkognition limitiert.

2.8.5 Bewältigung als Ansatz in der Schmerztherapie

Ein wesentlicher therapeutischer Aspekt zur Schmerztherapie ist die Frage nach der Bewältigung (Coping). Jeder Mensch hat Angst vor Schmerzen und Verletzungen. Auch schmerzfreie Personen empfinden ein solches Gefühl. Wie bereits bekannt, existieren ökonomischere Bewältigungsstrategien die weniger Behinderung und Einschränkung im Alltag bewirken. Diese erzeugen weniger nachfolgende Risiken und Schäden (siehe Kapitel: Physiotherapeutische Diagnostik, Coping). [54-56] Man geht allerdings nicht davon aus, dass die reine Schmerzintensität der Hauptinitiator im Vermeidungsverhalten der Patienten ist. Hieraus ergibt sich die Frage, wann schmerzbedingte Angst dysfunktional wird? Bisher gibt es keine eindeutigen Antworten auf diese Frage. [35,36]

Wir wissen mittlerweile um den Zusammenhang zwischen langandauernden Schmerzen und der verstärkten Regulationsambition der Schmerzmatrix. Weiterhin ist dahingehend die Reduzierung der Regulation von anti–nozizeptiven Mechanismen bekannt. Anders ausgedrückt bedeutet das: der Zusammenhang zwischen Schmerz und Gewebestatus ist nicht vorhersagbar. Bei einigen Betroffenen ist der Gewebeschaden groß und die Schmerzen klein. Andere wiederherum haben wenige oder sogar keine Verletzungen des Gewebes und große Schmerzen. Dieser Prozess resultiert in der Unwissenheit über die Vorhersage der Verbindung zwischen Schmerz und Gewebeinput. [57]

2.9 Literaturnachweise: von akuten zu chronischen Schmerzen

1 Casazza BA (2012) Diagnosis and treatment of acute low back pain. American family physician 85:343–350.

2 van Berg FD, Arendt-Nielsen L (2008) Schmerzen verstehen und beeinflussen. Thieme, Stuttgart.

3 Lotze M, Moseley GL (2015) Theoretical Considerations for Chronic Pain Rehabilitation. Physical therapy 95:1316–1320.

4 Picavet HSJ, Vlaeyen JWS, Schouten JSAG (2002) Pain catastrophizing and kinesiophobia: predictors of chronic low back pain. American journal of epidemiology 156:1028–1034.

5 Vlaeyen JW, Kole-Snijders AM, Boeren R, Gvan Eek H (1995) Fear of movement/(re)injury in chronic low back pain and its relation to behavioral performance. Pain 62:363–372.

6 Vlaeyen JW, Kole-Snijders AM, Rotteveel AM, Ruesink R, Heuts PH (1995) The role of fear of movement/(re)injury in pain disability. Journal of occupational rehabilitation 5:235–252.

7 Fritz JM, George SZ, Delitto A (2001) The role of fear-avoidance beliefs in acute low back pain: relationships with current and future disability and work status. Pain 94:7–15.

8 van Tulder MW, Ostelo R, Vlaeyen JW, Linton SJ, Morley SJ, Assendelft WJ (2001) Behavioral treatment for chronic low back pain: a systematic review within the framework of the Cochrane Back Review Group. Spine 26:270–281.

9 Korff M von, Ormel J, Keefe FJ, Dworkin SF (1992) Grading the severity of chronic pain. Pain 50:133–149.

10 Machado LAC, Maher CG, Herbert RD, Clare H, McAuley JH (2010) The effectiveness of the McKenzie method in addition to first-line care for acute low back pain: a randomized controlled trial. BMC medicine 8:10.

11 Henschke N, Ostelo RW, van Tulder MW, Vlaeyen JW, Morley S, Assendelft WJ, Main CJ (2010) Behavioural treatment for chronic low-back pain. The Cochrane database of systematic reviews

12 Costa LOP, Maher CG, Latimer J, Hodges PW, Herbert RD, Refshauge KM, McAuley JH, Jennings MD (2009) Motor control exercise for chronic low back pain: a randomized placebo-controlled trial. Physical therapy 89:1275–1286.

13 Macedo LG, Latimer J, Maher CG, Hodges PW, McAuley JH, Nicholas MK, Tonkin L, Stanton CJ, Stanton TR, Stafford R (2012) Effect of motor control exercises versus graded activity in patients with chronic nonspecific low back pain: a randomized controlled trial. Physical therapy 92:363–377.

14 Walker BF, Muller R, Grant WD (2003) Low back pain in Australian adults: the economic burden. Asia-Pacific journal of public health 15:79–87.

15 Balague F, Mannion AF, Pellise F, Cedraschi C (2012) Non-specific low back pain. Lancet 379:482–491.

16 Waddell G (2004) The back pain revolution. Churchill Livingstone, Edinburgh

17 Lickteig R, Lotze M, Kordass B (2013) Successful therapy for temporomandibular pain alters anterior insula and cerebellar representations of occlusion. Cephalalgia: an international journal of headache 33:1248–1257.

18 Lotze M, Moseley GL (2007) Role of distorted body image in pain. Current rheumatology reports 9:488–496.

19 Main CJ, Keefe FJ, Jensen MP, Vlaeyen JWS, Vowles KE, Fordyce WE (2015) Fordyce's behavioral methods for chronic pain and illness. Wolters Kluwer Health IASP Press, Washington

20 Aggarwal VR, Macfarlane TV, Macfarlane GJ (2003) Why is pain more common amongst people living in areas of low socio-economic status? A population-based cross-sectional study. British dental journal 194:383-7.

21 Patel KV, Eschbach K, Rudkin LL, Peek MK, Markides KS (2003) Neighborhood context and self-rated health in older Mexican Americans. Annals of epidemiology 13:620–628.

22 Portenoy RK, Ugarte C, Fuller I, Haas G (2004) Population-based survey of pain in the United States: differences among white, African American, and Hispanic subjects. The journal of pain: official journal of the American Pain Society 5:317–328.

23 Saastamoinen P, Leino-Arjas P, Laaksonen M, Lahelma E (2005) Socio-economic differences in the prevalence of acute, chronic and disabling chronic pain among ageing employees. Pain 114:364–371.

24 Keefe FJ, Porter L, Somers T, Shelby R, Wren AV (2013) Psychosocial interventions for managing pain in older adults: outcomes and clinical implications. British journal of anaesthesia 111:89–94.

25 Cook AJ, Brawer PA, Vowles KE (2006) The fear-avoidance model of chronic pain: validation and age analysis using structural equation modeling. Pain 121:195–206.

26 Sengul YS, Unver B, Karatosun V, Gunal I (2011) Assessment of pain-related fear in patients with the thrust plate prosthesis (TPP): due to hip fracture and hip osteoarthritis. Archives of gerontology and geriatrics 53:249-52.

27 Kovacs F, Noguera J, Abraira V, Royuela A, Cano A, Gil del Real MT, Zamora J, Gestoso M, Muriel A, Mufraggi N (2008) The influence of psychological factors on low back pain-related disability in community dwelling older persons. Pain medicine 9:871–880.

28 Basler H-D, Luckmann J, Wolf U, Quint S (2008) Fear-avoidance beliefs, physical activity, and disability in elderly individuals with chronic low back pain and healthy controls. The Clinical journal of pain 24:604–610.

29 Ledoux E, Dubois J-D, Descarreaux M (2012) Physical and psychosocial predictors of functional trunk capacity in older adults with and without low back pain. Journal of manipulative and physiological therapeutics 35:338–345.

30 Wood BM, Nicholas MK, Blyth F, Asghari A, Gibson S (2013) Catastrophizing mediates the relationship between pain intensity and depressed mood in older adults with persistent pain. The journal of pain: official journal of the American Pain Society 14:149–157.

31 Wall PD, McMahon SB (1986) The relationship of perceived pain to afferent nerve impulses. Trends in Neurosciences 9:254–255.

32 Larsson C, Ekvall Hansson E, Sundquist K, Jakobsson U (2016) Kinesiophobia and its relation to pain characteristics and cognitive affective variables in older adults with chronic pain. BMC geriatrics 16:128.

33 Pereira LV, Vasconcelos PP de, Souza LAF, Pereira GdA, Nakatani AYK, Bachion MM (2014) Prevalence and intensity of chronic pain and self-perceived health among elderly people: a population-based study. Revista latino-americana de enfermagem 22:662–669.

34 Elliott AM, Smith BH, Hannaford PC, Smith WC, Chambers WA (2002) The course of chronic pain in the community: results of a 4-year follow-up study. Pain 99:299–307.

35 Vlaeyen JW, Linton SJ (2000) Fear-avoidance and its consequences in chronic musculoskeletal pain: a state of the art. Pain 85:317–332.

36 Leeuw M, Goossens MEJB, Linton SJ, Crombez G, Boersma K, Vlaeyen JWS (2007) The fear-avoidance model of musculoskeletal pain: current state of scientific evidence. Journal of behavioral medicine 30:77–94.

37 Sullivan MJ, Stanish W, Waite H, Sullivan M, Tripp DA (1998) Catastrophizing, pain, and disability in patients with soft-tissue injuries. Pain 77:253–260.

38 Martin MY, Bradley LA, Alexander RW, Alarcon GS, Triana-Alexander M, Aaron LA, Alberts KR (1996) Coping strategies predict disability in patients with primary fibromyalgia. Pain 68:45–53.

39 Robinson ME, Myers CD, Sadler IJ, Riley JL, Kvaal SA, Geisser ME (1997) Bias effects in three common self-report pain assessment measures. The Clinical journal of pain 13:74–81.

40 Burton AK, Waddell G, Tillotson KM, Summerton N (1999) Information and advice to patients with back pain can have a positive effect. A randomized controlled trial of a novel educational booklet in primary care. Spine 24:2484–2491.

41 Crombez G, Eccleston C, Baeyens F, Eelen P (1998) When somatic information threatens, catastrophic thinking enhances attentional interference. Pain 75:187–198.

42 Rosenstiel AK, Keefe FJ (1983) The use of coping strategies in chronic low back pain patients: relationship to patient characteristics and current adjustment. Pain 17:33–44.

43 Watson PJ, Booker CK, Main CJ (2010) Evidence for the Role of Psychological Factors in Abnormal Paraspinal Activity in Patients with Chronic Low Back Pain. Journal of Musculoskeletal Pain 5:41–56.

44 Main CJ, Watson PJ (2010) Guarded Movements. Journal of Musculoskeletal Pain 4:163–170.

45 Peters ML, Vlaeyen JWS, Weber WEJ (2005) The joint contribution of physical pathology, pain-related fear and catastrophizing to chronic back pain disability. Pain 113:45–50.

46 Sullivan MJL, Lynch ME, Clark AJ (2005) Dimensions of catastrophic thinking associated with pain experience and disability in patients with neuropathic pain conditions. Pain 113:310–315.

47 Edwards RR, Fillingim RB, Maixner W, Sigurdsson A, Haythornthwaite J (2004) Catastrophizing predicts changes in thermal pain responses after resolution of acute dental pain. The journal of pain : official journal of the American Pain Society 5:164–170.

48 Pavlin DJ, Sullivan MJL, Freund PR, Roesen K (2005) Catastrophizing: a risk factor for postsurgical pain. The Clinical journal of pain 21:83–90.

49 Koes BW, van Tulder MW, Ostelo R, Kim Burton A, Waddell G (2001) Clinical Guidelines for the Management of Low Back Pain in Primary Care. Spine 26:2504–2513.

50 Poiraudeau S, Rannou F, Le Henanff A, Coudeyre E, Rozenberg S, Huas D, Martineau C, Jolivet-Landreau I, Revel M, Ravaud P (2006) Outcome of subacute low back pain: influence of patients' and rheumatologists' characteristics. Rheumatology 45:718–723.

51 Houben RMA, Ostelo RWJG, Vlaeyen JWS, Wolters PMJC, Peters M, Stomp-van den Berg SGM (2005) Health care providers' orientations towards common low back pain predict perceived harmfulness of physical activities and recommendations regarding return to normal activity. European journal of pain 9:173–183.

52 Lang PJ (1979) A Bio-Informational Theory of Emotional Imagery. Psychophysiology 16:495–512.

53 Rachman S, Hodgson R (1974) I. Synchrony and desynchrony in fear and avoidance. Behaviour research and therapy 12:311–318.

54 Moseley GL (2004) Evidence for a direct relationship between cognitive and physical change during an education intervention in people with chronic low back pain. European journal of pain 8:39–45.

55 Goubert L, Crombez G, van Damme S (2004) The role of neuroticism, pain catastrophizing and pain-related fear in vigilance to pain: a structural equations approach. Pain 107:234–241.

56 Houben RMA, Leeuw M, Vlaeyen JWS, Goubert L, Picavet HSJ (2005) Fear of movement/injury in the general population: factor structure and psychometric properties of an adapted version of the Tampa Scale for Kinesiophobia. Journal of behavioral medicine 28:415–424.

57 Apkarian AV, Bushnell MC, Treede R-D, Zubieta J-K (2005) Human brain mechanisms of pain perception and regulation in health and disease. European journal of pain 9:463–484.

2.10 Risiken zur Chronifizierung und Folgen

2.10.1 klinische Psycho-Neuro-Immunologie (kPNI)

Die Risiken zur Chronifizierung ergeben sich aus den Einflüssen (siehe Kapitel: Physiotherapeutische Diagnostik, Coping, Flaggen-System). Zur weiteren Vertiefung des Wissens über die Schmerzphysiologie stehen im Zusammenhang zur physiotherapeutischen Relevanz die Erkenntnisse der „klinischen Psycho–Neuro– Immunologie" (kPNI).

Dabei handelt es sich um ein interdisziplinäres Forschungsgebiet zum Erkenntnisgewinn der Wechselwirkung von Psyche, Nervensystem und Immunsystem. Eine weitere Spezifizierung und Erweiterung wird von der Wissenschaft der Psychoneuroendokrinologie bearbeitet. Hier werden zusätzlich die hormonellen Einflüsse evaluiert. Wissenschaftler wie Charles Raison oder Andrew Miller konnten den Zusammenhang der drei Faktoren eindeutig belegen. Dank ihnen wissen wir heute wie die Psychosomatik funktioniert und kennen die dafür zu Grunde liegenden biochemischen Wirkmechanismen.

Die Grundlage der kPNI erklärt sich aus der Erkenntnis, dass jede einzelne Zelle andauernd mit anderen Zellen kommunikativ in biochemischem Kontakt steht (siehe Neurotags). Daraus ergibt sich das Verständnis über das Zusammenspiel von Gehirn und Immunsystem. Beide Systeme interagieren und beeinflussen sich gegenseitig auf unterschiedlichsten Wegen. Diese Erkenntnis lässt die Beschreibung, der Mensch wäre an sich ein Netzwerk und ist gleichzeitig ein Teil davon, als plausibel annehmen. Gerade weil ein solches Netzwerk mit den sozialen Strukturen des Menschen gebildet wird, ist es für die evidenzbasierte Physiotherapie ein notwendiges Handlungsfeld. [1-10]

2.10.2 Chronifizierende Risiken

Berufliche Faktoren:

> ➤ berufliche Unzufriedenheit,

> ➤ körperlich schwere und/oder monotone Arbeit,

> ➤ Vibrationsexposition,

> ➤ Arbeitskonflikt (Mobbing, Kündigung, etc.),

> ➤ geringe berufliche Qualifikation;

Kognitive und iatrogene Faktoren:

➢ mangelhafter Respekt der multikausalen Genesung,

➢ Überbewertung somatischer/radiologischer Befunde bei nichtspezifischen Schmerzen,

➢ lange Krankschreibung,

➢ Förderung passiver Therapie,

➢ übertriebener Einsatz diagnostischer Maßnahmen;

Hohes Risiko:

➢ Depressivität, Distress (negativer Stress v.a. allem berufs- und arbeitsbezogen),

➢ schmerzbezogene Kognitionen (z.B. Dramatisierung, Hilf- und Hoffnungslosigkeit, Angstvermeidungsverhalten (Fear Avoidance Beliefs)),

➢ passives Schmerzverhalten (z.B. ausgeprägtes Schon- und Vermeidungsverhalten);

Mittleres Risiko:

➢ schmerzbezogene Kognitionen: Gedankenunterdrückung,

➢ überaktives Schmerzverhalten: beharrliche Tüchtigkeit, suppressives Schmerzverhalten,

➢ Neigung zur Somatisierung;

Geringes Risiko:

➢ Persönlichkeitsmerkmale,

➢ psychopathologische (pathopsychologische) Störungen;

Durch die Forschung wissen wir um das Hauptkriterium, Vermeidungsstrategien seien von chronischen Störungen beeinflusst, recht genau Bescheid. Für die physiotherapeutische Behandlung bedeutet dies: Angst zu minimieren! [11]

2.11 Literaturnachweise: Risiken zur Chronifizierung und Folgen

1 Watkins LR, Maier SF (2005) Immune regulation of central nervous system functions: from sickness responses to pathological pain. Journal of internal medicine 257:139–155.

2 Kop WJ (2003) The integration of cardiovascular behavioral medicine and psychoneuroimmunology: new developments based on converging research fields. Brain, Behavior, and Immunity 17:233–237.

3 Cleare AJ (2004) The HPA axis and the genesis of chronic fatigue syndrome. Trends in endocrinology and metabolism: TEM 15:55–59.

4 Marucha PT, Kiecolt-Glaser JK, Favagehi M (1998) Mucosal wound healing is impaired by examination stress. Psychosomatic Medicine 60:362–365.

5 Cole-King A, Harding KG (2001) Psychological factors and delayed healing in chronic wounds. Psychosomatic Medicine 63:216–220.

6 Horan MP, Quan N, Subramanian SV, Strauch AR, Gajendrareddy PK, Marucha PT (2005) Impaired wound contraction and delayed myofibroblast differentiation in restraint-stressed mice. Brain, Behavior, and Immunity 19:207–216.

7 Ader R, Cohen N, Felten D (1995) Psychoneuroimmunology: interactions between the nervous system and the immune system. Lancet (London, England) 345:99–103.

8 Kiecolt-Glaser JK, McGuire L, Robles TF, Glaser R (2002) Psychoneuroimmunology and psychosomatic medicine: back to the future. Psychosomatic Medicine 64:15–28.

9 Elenkov IJ, Iezzoni DG, Daly A, Harris AG, Chrousos GP (2005) Cytokine dysregulation, inflammation and well-being. Neuroimmunomodulation 12:255–269.

10 Padgett DA, Glaser R (2003) How stress influences the immune response. Trends in Immunology 24:444–448.

11 Boston A, Sharpe L (2005) The role of threat-expectancy in acute pain: effects on attentional bias, coping strategy effectiveness and response to pain. Pain 119:168–175.

2.12 Therapeutisches Vorgehen bei Schmerz

2.12.1 klinische Relevanz und „best practice"

Im praktischen, physiotherapeutischen Alltag empfehlen wir zum Thema Schmerz nach dem aktuellen wissenschaftlichen Stand vorzugehen. Die klinische Relevanz ist hierbei massgeblich. Zunächst folgt zur Veranschaulichung ein kleiner Exkurs:

Unter der klinischen Relevanz ist die Bedeutsamkeit einer Sache oder einer Methode zu verstehen. Sie dient als Grundlage für die Entwicklung oder Nutzung einer Methode, einer physiotherapeutischen Intervention und beinhaltet folgende Eigenschaften:

- ➢ Effektivität,
- ➢ Effizienz und
- ➢ Ökonomie;

Jene Faktoren bilden das Grundgerüst für die klinische Relevanz. Die Wissenschaft ist das mächtigste Werkzeug zur Untermauerung dieser Eigenschaft und zur Identifikation eines möglichen Zusammenhangs zur methodischen als auch zur wirtschaftlichen und sozialen Anwendbarkeit. Welche Behandlung ist im Hinblick auf die Erreichung der Ziele in einer echten Kausalität vorzuziehen? Wie hoch ist das Risiko einer tatsächlich notwendigen medizinischen Therapie, über welchen Zeitraum und welcher Intensität (siehe Kapitel; Wissenschaft; physiotherapeutische Untersuchung, STarT-Back-Screening-Tool)?

Nachdem die Eigenschaften der Relevanz geklärt sind, ist es empfehlenswert so vorzugehen, dass die Anwendbarkeit einen wahrscheinlichen und schnellen Erfolg zur Beseitigung der Beschwerden leistet. Aufklärung und Information stellen hier zunächst die Mittel der Wahl dar. In diesem Sinne ergeben sich Übergänge zu aktuellen Therapiestrategien mit bestmöglichem Nachweis auf die Effektivität:

- ➢ graded activity,
- ➢ graded exposure;

Die graded Programme werden im Kapitel „Therapiestrategien" genauer erläutert. Sie basieren auf den Erkenntnissen der aktuellen Schmerzphysiologie, Psychologie und Soziologie.

Sollte Schmerz in der Rehabilitation chronischer und chronifizierungsgefährdeter Patienten vermieden werden? Tatsächlich wird von keinem Zusammenhang zwischen Schmerz und Gewebsschädigung diesbezüglich ausgegangen. Daher muss auf Schmerzen bei chronischen Beschwerden im Gegenteil zu den akuten nicht zwangsläufig Rücksicht genommen werden. [1] Zu bedenken ist hierbei jedoch insbesondere die Wichtigkeit eines fundierten diagnostischen Verfahrens im Vorfeld. Explizit zu nennen sind hier:

> Assessments (Klassifizierung, Ursachenermittlung),

> STarT Back Screening Tools (Risikoermittlung),

> Flaggen-Systeme (Therapieeinordnung, Risikobestimmung)

> ICF (Vertiefung),

> MDBB (Detailgewinnung);

2.12.2 Problematik der strukturellen Interpretation von Schmerzen

Tatsächlich werden chronische Schmerzen häufig als strukturelle Pathologie gesehen (Struktur–pathologisches–Modell) und auch dementsprechend therapiert. [2] Das chronische Beschwerden tendenziell stark an die psychosozialen Faktoren hängen, ist weitreichend belegt (Tab. 1). [3-7] Die Intervention sollte daher zum grössten Teil aus Verhaltensmanagement und kognitiven Ansätzen, wie Coping und Aufklärung bestehen. Information ist dementsprechend der entscheidende Einzelfaktor.

Tab. 1) Asymptomatische Patienten mit Auffälligkeiten im MRI [8]

Patientenalter in Jahren	20	30	40	50	60	70	80
Degeneration	37%	52%	68%	80%	88%	93%	96%
Signalverlust	17%	33%	54%	73%	86%	94%	97%
Vorwölbung	30%	40%	50%	60%	69%	77%	84%
Vorfall	29%	31%	33%	36%	38%	40%	43%
Spondylolisthesis	3%	5%	8%	14%	23%	35%	50%
Höhenverlust der BS	24%	34%	45%	56%	67%	76%	84%
Facetten Degeneration	4%	9%	18%	32%	50%	69%	83%

Die Behandlung soll keinen Anspruch auf sofortige und totale Schmerzreduktion vermitteln. Das ist der Grund, warum die inter-und intradisziplinäre Zusammenarbeit von großer Bedeutung ist, ebenso wie die Homogenität der Kernaussagen aller Fachleute bezüglich des Therapieprozesses. Abhilfe bietet hierfür die Benutzung evidenzbasierter, standardisierter Leitlinien. [1]

Eine Schlüsselstellung übernimmt das verstärkte Schmerzdenken (dominierende Konzentration auf den Schmerz → pain-fusion) und das damit verbundene Problem. Je stärker der Patient diese Probleme fokussiert, desto größer sind die Behinderungen, die aus dieser Einschränkung entstehen. Das Verfahren Schmerz in den Mittelpunkt zu stellen ist auf lösungsorientierte Ansätze konzentriert, um die Genesung zu optimieren. Damit einher geht die Erwartung der Prognose, die Inaktivität durch Angst vor Verletzung und das Vertrauen auf passive Intervention. Erholung sollte hier nur in Verbindung mit: „Distanz vom Schmerz" verwendet werden. [9]

Ein modernes Konzept zur Schmerztherapie sieht die enge Zusammenarbeit von verschiedenen Berufsgruppen vor, die sich gemeinsam um den multifaktoriellen Inhalt der Limitierungen kümmern. Hierbei ist die Konsistenz innerhalb des Teams wichtig. Vorteil dabei ist die weitaus größere Bandbreite an effektiven und erfolgsversprechenden Möglichkeiten. Im Gegensatz dazu zielen kognitiv motivierte Interventionen, also das ausschließliche Erfüllen von Patientenwünschen, welche von der biologischen Struktur geprägt sind, auf nutzlose und sogar kontraproduktive Resultate ab. Solche falschen Kognitionen, die ebenfalls vom Therapeuten unterstützt werden können, verstärken den Glauben und den Hang zur Vermeidung, Dramatisierung und Schmerz als Zeichen für Gewebsschädigung. [10-13]

An dieser Stelle ist ein Rollenwechsel vom Therapeuten zum Coach empfehlenswert. Die so definierte Verkörperung lässt die Tatsache leichter akzeptieren, dass Erwartungen des Patienten gebrochen werden. Somit legt man die Grundlage für die Beseitigung der Modelle die den Schmerz aufrechterhalten. Der Rollenwechsel verändert die Erwartungen der Patienten und fördert die Akzeptanz. So kann der Grundstein einer Wendung vom biomedizinischen zum biopsychosozialen Modell gelegt werden. [1]

2.12.3 Rolle des Coachings in der physiotherapeutischen Schmerztherapie

Im Coaching-Prozess soll dem Patienten Verantwortung übergeben und ein zu vorsichtiger Umgang mit Schmerzen vermieden werden. Kognitive Reorganisationen in der Therapie, z.B. mittels Reflektionen, zeigen gute Effekte bei chronischen Schmerzpatienten. [14] Die übergeordnete Therapiestrategie lautet hier „Copingverhalten":

1.   Behandlung: Diagnostik/Evaluation,

2.   Behandlung: benutzen Sie Metaphern um bestehende fehlerhafte Sichtweisen zu lösen und bereiten Sie so die spezifische Intervention vor; [15,16]

Daraus folgend in der Therapie:

➢ kognitive Verhaltenstherapie,

➢ eins zu eins Aufklärung / Information zur Schmerzphysiologie,

➢ graded-Programme,

In Anbetracht der vielen wissenschaftlichen Erkenntnisse zur aktuellen, empfehlenswerten Therapieauslegung ergeben sich dennoch kritische Einwände:

Ob Schmerz im Fokus der Diagnostik stehen sollte, wird aktuell kontrovers diskutiert. Aufmerksamkeit auf Schmerz kann Schmerz verstärken. [17] Eine Therapieorientierung ohne Beratung und Aufklärung steht im Gegensatz zur evidenzbasierten Medizin (EBM). [18-22] Selbst ohne aktive Therapie hat die Information und Beratung ein positives Outcome auf der Aktivitätsebene. Aktivität ist immer ein im Sinne der Belastbarkeit zu erwartendes Ziel (siehe Kapitel: Therapiestrategien, Graded-Programme). [18]

2.12.4 Aufklärung über Schmerzphysiologie

➢ Glauben und Einstellung verbessern,

➢ Dramatisierung bei chronischen, subakuten und schmerzfreien Zuständen senken,

➢ Erhöhung der Schmerzschwelle bei Bewegung,

➢ Behinderung bei chronischen Beschwerden senken; [20,23-26]

Aktuell ist festzustellen, dass das Verständnis von Schmerz nicht nur bei den Betroffenen, sondern auch beim Fachpersonal keine ausreichende Tiefe aufweist. Infolgedessen wird die Möglichkeit der darunter Leidenden, Schmerzen zu verstehen verhindert. Das Bedenken, Patienten können die Schmerzphysiologie nicht verstehen, ist ein Argument das durch wissenschaftliche Resultate widerlegt werden konnte. Patienten können schmerzphysiologischen Grundlagen bei angemessener Erläuterung durchaus folgen [23,27,28].

Elementare Aufgaben der Therapeuten sind es, die Inhalte der Aufklärungs-und Informationsgespräche in passender Weise zu erläutern. Im Einzelnen zeigen sich die gegenläufigen Ausprägungen wie folgt: [29-34]

➢ strukturelle biomedizinische Modelle verstärken den Schmerz und die resultierenden Effekte,

> passende Informationen über Schmerzphysiologie und die psychosozialen Verbindungen senken den Schmerzzustand;

Betroffene die glauben die Kontrolle über ihren Zustand bzw. Missstand zu haben, reagieren besser auf die Interventionen. [35]

Im Rahmen der Aufklärung und Information eignen sich besonders Möglichkeiten wie:

> Broschüren und persönlich orientierte Aufklärung über Schmerzphysiologie, [18,20,33,36,37]

> Handout (Metaphern, vermitteln eigenen Wissens über Schmerz, besser als normale Broschüren, [27,37,38]

> persönliches Gespräch; [39-45]

Solche Therapieinhalte sind effektiv zur Verbesserung des Schmerzverhaltens und damit zur Reduktion der Dramatisierung. Als nächstbestes Mittel zur Aufklärung und Information sollte nach einem Einzelgespräch die schriftliche Dokumentation genutzt werden. Die Wirksamkeit einer solchen „schriftlichen" Aufklärung und etwaiger Verständnisprobleme ist aufgrund des weniger spannend präsentierten Inhaltes geringer. [46]

Metaphern aktivieren Gehirnareale und Strukturen, die mit Emotionen und mit einem Lernprozess verbunden sind. [39,42,47] Sie fördern Prozesse im Gedächtnis, Neuverarbeitung von Erinnerungen und gestalten die Grundlage für Entscheidungsprozesse dementsprechend neu. Neurotags unterstützen diese Verarbeitungsprozesse mit ihrem verknüpfenden Effekt. [47,48] Stichhaltig bekannt ist aus der aktuellen Schmerz-und Hirnforschung weiterhin die verstärkte Wirkung anderer Interventionen aus den Effekten von Metaphern.

Neben jener Wirkung senken sie auch die kognitiven Widerstände. [15,19,49] Kognitive Widerstände sollten als Begriff für den physiotherapeutischen Erfolg hervorgehoben werden. Die therapeutisch integrierten Aufklärungs-/Reflektions-/und Informationseinheiten scheinen nach aktueller Forschung die hochwertigsten Ergebnisse zu erzeugen. Die Vermittlung von Inhalten über Metaphern in Gesprächen unter vier Augen ermöglicht das am besten und sollte daher bevorzugt eingesetzt werden. [27]

2.12.5 Schmerzberatung im Vieraugengespräch

Ziele:

➢ Veränderung der Einstellung und Glauben bezogen auf den Schmerz,

➢ Kombination mit Aktivität (graded-Programme), lindert Schmerz und Behinderung; [19]

Bei Einhaltung des empfehlenswerten Rahmens gibt es verschiedene mögliche Formate zur individuellen Umsetzung, beispielsweise die Einteilung in Gruppen-oder Einzeltherapie. Eine solche Zuordnung kann von den Kriterien der Erfahrung und des Alters der Patienten abhängen. Im Hinblick auf die Resultate besteht kein Zusammenhang zwischen Erfolg durch Einzel-oder Gruppentherapie. [19,23,49] Nachfolgend werden praxisorientiere Inhalte zur Schmerztherapie erläutert:

➢ Evaluation des aktuellen Denkmodells „Schmerz",

➢ Evidenz zur Verfügung stellen, welche auf sinnvolle Konzepte hinweist,

➢ neues Wissen überprüfen und die neuen Erkenntnisse über Schmerzen zur Verhaltensänderung nutzen; [50]

2.12.6 Bausteine der Schmerzaufklärung [22,51-55]

➢ Schmerz ist die Interpretation des Gehirns einer vermeintlichen Verletzung, nicht zwangsläufig einer Symptomatik einer Schädigung;

➢ bei akuten Beschwerden kann das System (ZNS, kortikale Schutzmechanismen, predictive-coding) überängstlich werden (Sensibilisierung);

➢ Schmerzen sinnvoll erklären, ist wichtig für die Erholung;

➢ besprechen ob eine Diagnostik, Prognose oder therapeutische Intervention hilfreich ist/war; Sinn/Unsinn von diagnostischen und therapeutischen Interventionen besprechen;

➢ Gewebeschädigung ist nicht gleich Schmerz, besonders bei länger bestehenden Schmerzzuständen (LBP, Nackenschmerz, Arthrose, etc.);

➢ Einblicke von tatsächlichen Gefahren vermitteln, die mit Gewebsschädigung einhergehen, um Vorstellungen auf die Interpretationsfehler zu ermöglichen (Achtung: gezielt verpacken, sonst Vertrauensverlust);

<u>Überprüfen Sie das neue Wissen des Patienten:</u>

- ➢ würden Sie mir das in eigenen Worten erklären?

- ➢ Test, selbsterstellte Schulaufgabe für Patienten (multiple-choice-Fragebogen);

- ➢ Der Patient erklärt es dem Partner oder einem Bekannten der ebenfalls unter Schmerzen leidet und dient somit als Multiplikator;

- ➢ machen Sie sich als Therapeut Gedanken über das Erklären der schmerzhaften ersten Phasen des Widerstandes, nach den ersten Therapieeinheiten;

Man beachte bei diesen Therapieeinheiten immer die Relevanz der kommunikativen Fähigkeiten und Flexibilität (siehe Kapitel: Entwicklungsverfahren).

.

2.13 Literaturnachweise: Therapeutisches Vorgehen bei Schmerz

1 Lotze M, Moseley GL (2015) Theoretical Considerations for Chronic Pain Rehabilitation. Physical therapy 95:1316–1320.

2 Morris DB (1998) An invisible history of pain: early 19th-century Britain and America. The Clinical journal of pain 14:191–196.

3 Wall PD, Melzack R (1999) Textbook of Pain, 4th edition. Churchill Livingstone, Edinburgh.

4 Burton AK, Tillotson KM, Main CJ, Hollis S (1995) Psychosocial predictors of outcome in acute and subchronic low back trouble. Spine 20:722–728.

5 Borkan J, Reis S, Werner S, Ribak J, Porath A (1996) Guidelines for treating low back pain in primary care. The Israeli Low Back Pain Guideline Group. Harefuah 130:145-51; 224.

6 Koes BW, van Tulder MW, Ostelo R, Kim Burton A, Waddell G (2001) Clinical Guidelines for the Management of Low Back Pain in Primary Care. Spine 26:2504–2513.

7 Katz JN, Gall V (1995) Agency for Health Care Policy and Research clinical practice guideline for acute low back pain. Arthritis care and research: the official journal of the Arthritis Health Professions Association 8:134–136.

8 Brinjikji W, Luetmer PH, Comstock B, Bresnahan BW, Chen LE, Deyo RA, Halabi S, Turner JA, Avins AL, James K, Wald JT, Kallmes DF, Jarvik JG (2015) Systematic literature review of imaging features of spinal degeneration in asymptomatic populations. AJNR. American journal of neuroradiology 36:811–816.

9 Nicholas MK, Linton SJ, Watson PJ, Main CJ (2011) Early identification and management of psychological risk factors ("yellow flags") in patients with low back pain: a reappraisal. Physical therapy 91:737–753.

10 Moseley GL, Butler DS (2015) Fifteen Years of Explaining Pain: The Past, Present, and Future. The journal of pain: official journal of the American Pain Society 16:807–813.

11 Newton-John TR, Spence SH, Schotte D (1995) Cognitive-behavioural therapy versus EMG biofeedback in the treatment of chronic low back pain. Behaviour research and therapy 33:691–697.

12 Williams AC, Nicholas MK, Richardson PH, Pither CE, Justins DM, Chamberlain JH, Harding VR, Ralphs JA, Jones SC, Dieudonne I (1993) Evaluation of a cognitive behavioural programme for rehabilitating patients with chronic pain. The British journal of general practice: the journal of the Royal College of General Practitioners 43:513–518.

13 Tota-Faucette ME, Gil KM, Williams DA, Keefe FJ, Goli V (1993) Predictors of response to pain management treatment. The role of family environment and changes in cognitive processes. The Clinical journal of pain 9:115–123.

14 Vlaeyen JW, Jong J de, Geilen M, Heuts PH, van Breukelen G (2001) Graded exposure in vivo in the treatment of pain-related fear: a replicated single-case experimental design in four patients with chronic low back pain. Behaviour research and therapy 39:151–166.

15 Ross B (2003) Psychology of Learning and Motivation: Advances in Research and Theory. Academic Press, San Diego 43:215–266.

16 Georghiades P (2000) Beyond conceptual change learning in science education. Educational Research 42:119–139.

17 Vlaeyen JW, Linton SJ (2000) Fear-avoidance and its consequences in chronic musculoskeletal pain: a state of the art. Pain 85:317–332.

18 Moseley GL (2004) Evidence for a direct relationship between cognitive and physical change during an education intervention in people with chronic low back pain. European journal of pain 8:39–45.

19 Moseley L (2002) Combined physiotherapy and education is efficacious for chronic low back pain. The Australian journal of physiotherapy 48:297–302.

20 Moseley GL, Nicholas MK, Hodges PW (2004) A randomized controlled trial of intensive neurophysiology education in chronic low back pain. The Clinical journal of pain 20:324–330.

21 Sackett DL, Rosenberg WMC, Gray JAM, Haynes RB, Richardson WS (2007) Evidence based medicine: what it is and what it isn't. 1996. Clinical orthopaedics and related research 455:3–5.

22 Traeger AC, Moseley GL, Hubscher M, Lee H, Skinner IW, Nicholas MK, Henschke N, Refshauge KM, Blyth FM, Main CJ, Hush JM, Pearce G, McAuley JH (2014) Pain education to prevent chronic low back pain: a study protocol for a randomised controlled trial. BMJ open 4:5505.

23 Moseley L (2003) Unraveling the barriers to reconceptualization of the problem in chronic pain: the actual and perceived ability of patients and health professionals to understand the neurophysiology. The journal of pain: official journal of the American Pain Society 4:184–189.

24 van Oosterwijck J, Nijs J, Meeus M, Truijen S, Craps J, van den Keybus N, Paul L (2011) Pain neurophysiology education improves cognitions, pain thresholds, and movement performance in people with chronic whiplash: a pilot study. Journal of rehabilitation research and development 48:43–58.

25 Louw A, Diener I, Butler DS, Puentedura EJ (2011) The effect of neuroscience education on pain, disability, anxiety, and stress in chronic musculoskeletal pain. Archives of physical medicine and rehabilitation 92:2041–2056.

26 van Oosterwijck J, Meeus M, Paul L, Schryver M de, Pascal A, Lambrecht L, Nijs J (2013) Pain physiology education improves health status and endogenous pain inhibition in fibromyalgia: a double-blind randomized controlled trial. The Clinical journal of pain 29:873–882.

27 Gallagher L, McAuley J, Moseley GL (2013) A randomized-controlled trial of using a book of metaphors to reconceptualize pain and decrease catastrophizing in people with chronic pain. The Clinical journal of pain 29:20–25.

28 Moseley GL (2012) The graded motor imagery handbook. Noigroup, Adelaide.

29 Hirsch MS, Liebert RM (1998) The physical and psychological experience of pain: the effects of labeling and cold pressor temperature on three pain measures in college women. Pain 77:41–48.

30 Nachemson AL (1992) Newest knowledge of low back pain. A critical look. Clinical orthopaedics and related research:8–20.

31 Jones SL, Jones PK, Katz J (1988) Compliance for low-back pain patients in the emergency department. A randomized trial. Spine 13:553–556.

32 Buchbinder R, Jolley D, Wyatt M (2001) Population based intervention to change back pain beliefs and disability: three part evaluation. BMJ (Clinical research ed.) 322:1516–1520.

33 Burton AK, Waddell G, Tillotson KM, Summerton N (1999) Information and advice to patients with back pain can have a positive effect. A randomized controlled trial of a novel educational booklet in primary care. Spine 24:2484–2491.

34 Symonds TL, Burton AK, Tillotson KM, Main CJ (1995) Absence resulting from low back trouble can be reduced by psychosocial intervention at the work place. Spine 20:2738–2745.

35 McCracken LM, Turk DC (2002) Behavioral and cognitive-behavioral treatment for chronic pain: outcome, predictors of outcome, and treatment process. Spine 27:2564–2573.

36 McClune T, Burton AK, Waddell G (2003) Evaluation of an evidence based patient educational booklet for management of whiplash associated disorders. Emergency medicine journal: EMJ 20:514–517.

37 Moseley GL (2014) Reconceptualising pain according to modern pain science. Physical Therapy Reviews 12:169–178.

38 Moseley GL (2007) Painful yarns. Dancing Giraffe Press, Australia.

39 Duit R (1991) On the role of analogies and metaphors in learning science. Science Education 75:649–672.

40 Cameron L (2002) Metaphors in the Learning of Science. British Educational Research Journal 28:673–688.

41 Lakoff G, Johnson M (2007) Metaphors we live by. Univ. of Chicago Press, Chicago Ill.

42 Ortony A (1993) Metaphor and thought. Cambridge University Press, Cambridge.

43 Sutton C (1981) Metaphorical imagery - a means of coping with complex and unfamiliar infomation in science. Durham Newcastle Research Review. 4:216–222.

44 Muscari PG (1988) The metaphor in science and in the science classroom. Science Education 72:423–431.

45 Howard R (1989) Teaching science with metaphors. School Science Review 70:100–103.

46 Comings J, Garners B, Smith C (1999) Review of Adult Learning and Literacy Vol 15. Jossey-Bass, San Francisco

47 Dolan RJ (2002) Emotion, cognition, and behavior. Science 298:1191–1194.

48 Phelps EA (2006) Emotion and cognition: insights from studies of the human amygdala. Annual review of psychology 57:27–53.

49 Moseley GL (2013) Joining Forces – Combining Cognition-Targeted Motor Control Training with Group or Individual Pain Physiology Education. Journal of Manual & Manipulative Therapy 11:88–94.

50 Moseley GL (2012) Teaching people about pain: why do we keep beating around the bush? Pain management 2:1–3.

51 Indahl A, Velund L, Reikeraas O (1995) Good prognosis for low back pain when left untampered. A randomized clinical trial. Spine 20:473–477.

52 van Tulder MW, Assendelft WJ, Koes BW, Bouter LM (1997) Spinal radiographic findings and nonspecific low back pain. A systematic review of observational studies. Spine 22:427–434.

53 Peterson C, Bolton J, Wood AR, Humphreys BK (2003) A cross-sectional study correlating degeneration of the cervical spine with disability and pain in United kingdom patients. Spine 28:129–133.

54 Link TM, Steinbach LS, Ghosh S, Ries M, Lu Y, Lane N, Majumdar S (2003) Osteoarthritis: MR imaging findings in different stages of disease and correlation with clinical findings. Radiology 226:373–381.

55 Butler DS, Moseley GL (2016) Schmerzen verstehen. Springer-Verlag, Heidelberg.

2.14 Placebo vs. Nocebo

2.14.1 Placebo in der Physiotherapie

Einen besonderen Stellenwert in der Physiotherapie, sowie in vielen weiteren Disziplinen, erhält der oft erwähnte „Placebo-/Noceboeinfluss". Dennoch fehlt dazu meist tiefergreifendes Wissen zur Erklärung entsprechender Reaktionen. Dieser nicht selten, bestimmende Innovator des Therapieerfolgs erhält unterschiedliche Anteile daran. [1-5] Vornehmlich in der Schmerztherapie kann er irreführende Rollen übernehmen. Sein Einfluss auf die Wahrnehmung sowie die Verarbeitung von Informationen und den folgenden Handlungen sind interessant (Abb. 5).

Abb. 5) Placebo Entstehung

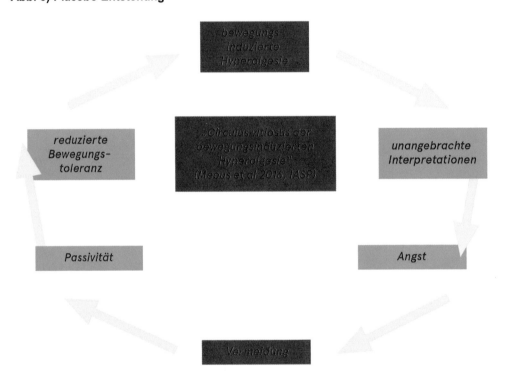

Placebo-/und Noceboeffekte sollten besser verstanden werden, um die Interventionen dadurch zu verbessern und gezielter planen zu können. [6] Es handelt sich tatsächlich um eine Verbesserung des Therapieinhalts, der durch diese Effekte möglich ist. Selbst wenn ein Placebo eine signifikante wie auch immer definierte, positive Veränderung erreicht, ist es dennoch notwendig, die Wirkungsweise des Effektes nachvollziehen zu können. [1] Wie und wodurch konnte er die wahrnehmbare Reaktion erreichen? Die Forschung war auf diesem Feld sehr erfolgreich und hinterlässt eine Bandbreite an Erkenntnissen. [2,3,7,8]

Ein gezielter Aufbau von Placebo oder Nocebo wird als „Placeboreaktion" bezeichnet. Er muss allerdings bewusst und gezielt eingesetzt werden! [9] Leider ist dies in den Therapieberufen bisweilen selten der Fall. Eine Behandlung die rein auf Placebo oder Nocebo beruht, ist aus ethischer Sicht nur dann vertretbar, wenn der unter Schmerzen Leidende genauestens darüber Bescheid weiss und hierin einwilligt. Dennoch gibt es z.B. durch BIAS (siehe Kapitel: Wissenschaft) viele Möglichkeiten einen Placebo-/Noceboeffekt auszulösen, auch ohne des Bewusstsein des Therapeuten. [9]

2.14.2 Erwartungsmodelle

Bei der Placebo-bedingten Analgesie oder der schmerzsteigernden Noceboeffekte sind die Erwartungen von zentraler Bedeutung. Darunter fallen Modelle wie:

> ➢ klassische Konditionierung,

> ➢ soziales Lernen und

> ➢ Erwartungstheorie;

2.14.3 klassische Konditionierung

Sie begründet sich auf Erkenntnisse, dass eine neue Reaktion zu alten bereits erlernten Reaktionen ergänzt werden kann. Das Modell lässt sich auch auf Angst und Dramatisierung anwenden. Die Form und Verpackung eines Medikaments haben neben der eigentlichen Substanz ebenfalls eine schmerzlindernde Wirkung. [2,3,7,8] Das geschieht über die Kopplung der Wirkung mit der Form oder Farbe, auf die wir im Laufe der Zeit konditioniert wurden.

2.14.4 Kognitives Modell (Erwartungstheorie)

Bei negativer Gefühlslage kann ein bis dato effektives Medikament die Wirkung tatsächlich verlieren oder diese stark gesenkt wahrnehmen lassen.

> ➢ Gesprächsführung,

> ➢ Information,

> ➢ Aufklärung und

> ➢ Beratung;

spielen bei der Erwartung der Patienten eine entscheidende Rolle. [5,10-12] Man ist dabei im Gespräch in der Lage positive Wirkungen gegenüber negativen hervorzuheben und herauszustellen. Der daraus entstehende Effekt heisst „Priming". Die Betonung auf Nebenwirkungen verstärkt diese negativ im Sinne der Schmerzentstehung und sollte vermieden werden.

2.14.5 Soziales Lernmodell

Das Modell des sozialen Lernens bezieht sich auf den großen Einfluss von Personen in unserem Umfeld, an die wir uns in gewisser Weise anpassen und Handlungen bewusst oder unbewusst daran auslegen (Kognition).

> Schmerzen entstehen aufgrund sozialer Faktoren und sind dadurch auch modifizierbar; [10-12]

> gemeinsamer Austausch von Leidenden über wirkungsvolle oder wirkungsarme Methoden;

> Betroffene beobachten die Reaktionen anderer Patienten bezüglich deren Intervention sehr detailliert (optisch, akustisch, nonverbale Kommunikation); z.B. Mehrbettzimmer, Wartezimmer, (Bohrer, Geräusch des Zahnarztes) Dies führt zu vermehrter Schmerzwahrnehmung;

2.14.6 Implizite und explizite Empfehlungen

Feststehende Meinungen und Erfahrungen können durch die Intervention (implizit oder explizit) unterstützt oder abgelehnt werden: [5]

> Informationen über aktuelle Intervention durch Kommunikation von Evidenz,

> physische Intervention: trotz Angst vor Verletzung/Verschlimmerung (graded- Programme),

> spezifische Eindrücke: Umgebung, Priming, internal/external, z.B. die Praxiseinrichtung;

> Sicherheitsgefühl: das Auftreten/die Präsenz des Therapeuten ist ausschlaggebend um verständlich zu machen, dass seine Informationen relevant sind → Sicherheitsgefühl, dass die Intervention von einem Fachmann ausgeführt wird;

Die genannten Möglichkeiten der Modelle helfen zur strategischen Ausrichtung einer Therapie in Richtung Placebo oder Nocebo. Sie stehen in engem Zusammenhang mit Verhaltenskriterien, die ein Physiotherapeut beherrschen sollte (siehe Kapitel: Entwicklung). Sie stellen die Grundlage und das Werkzeug für die erfolgsorientierte Therapiesteuerung dar. Sofern die damit einhergehende Basis und Wirkmechanismen geläufig sind, steigt der Nutzen dieser Strategien enorm.

Meinungen und Erfahrung von Anderen (z.B. soziale Netzwerke) haben positiven oder negativen Effekt auf Schmerzen. Im Internet werden häufig nur negative geprägte Informationen vermittelt. Kaum jemand schreibt über etwas wunderbar funktionierendes. Der dramatisierende Effekt und damit die Folgen auf die Wahrnehmung, auch im Sinne von Schmerzen und Beschwerden, nehmen in unserer Gesellschaft auch aufgrund ständiger Verfügbarkeit der Medien zu. Ebenso entwickelt sich ein starker Bezug zu Placebo-/oder Noceboreaktionen, die auch durch Industrien genutzt werden. Die Alternativmedizin ist beispielsweise eine entsprechende Anlaufstation für verzweifelte Menschen (eine Vielzahl von Menschen). Genauere Erläuterungen hierfür, liefern die Erkenntnisse aus der Psychologie im Rahmen der BIAS (siehe Kapitel: Wissenschaft, BIAS). [9]

Eine Aufklärung darüber kann beim Patienten eine Relativierung seiner Meinung bewirken und sollte genutzt werden, um fehlerhaftes Wissen der Patienten zu korrigieren. Aktuelle Informationen in Kombination mit der bereits vorhandenen Meinungsbildung der Betroffenen führen zu neuen Erwartungen. Eine Bestätigung solcher Erwartungen bedeutet zusätzlich eine Placeboreaktion.

Eine Wirkung, nicht wie in der Intervention besprochen, führt zu Noceboeffekten. [9] Hier gilt die Empfehlung:

„realistisch bleiben und alles möglichst genau besprechen"!

Beispiel:

Es gilt die zunächst auftretende Verschlechterung der Schmerzsymptomatik zu besprechen, die durch ein aktives Training entstehen kann. Diese zeigt sich meist in Form eines Muskelkaters, welcher sich oft erst nach 48 Stunden komplett entfaltet. Eine solche Erklärung hilft den Noceboeffekt zu unterbinden, da die als kalkuliert eingestufte Reaktion auf keine unerwartete Gefahr hindeutet. Zusätzlich löst die Aufklärung über positive Effekte eines Muskelkaters möglicherweise eine Placeboreaktion aus. Weiterhin kann diesbezüglich ein Ausbleiben des Muskelkaters besprochen werden. In diesem Fall kann die Intensität gesteigert werden. So erhalten die Patienten einen klaren Ausblick auf den weiteren Therapieverlauf.

2.15 Faktoren der Schmerzbeeinflussung – Nocebo/ Placebo

2.15.1 Definition Noceboeffekt

Anhand der schmerzbeeinflussenden Wirkung des Noceboeffektes, lässt sich dessen Wirkungsweise treffend erklären. Schmerz wird durch einen nocebobedingten Einfluss stärker wahrgenommen als durch einen spezifischen Reiz. eine spezifische Intervention (z.B. Nebenwirkungen von Medikamenten). Dementsprechend kann eine negative Packungsbeilage bei einem Medikament, mit Betonung der Nebenwirkungen, zu einer Noceboreaktion führen und somit die Schmerzen verschlimmern.

Diese Erkenntnis stellt ein weiteres wirkungsvolles Werkzeug zur therapeutischen Schmerzbehandlung dar. Vorhergehende Erfahrungen können die Effekte von Medikamenten zum Teil stark negativ beeinflussen. Man sollte in einer solchen Therapie auf die Vermeidung der nocebogenerierenden Faktoren achten. Der Therapeut sollte daher diese Reaktionen erstens bereits kennen und zweitens im Gespräch relativieren. [2,3,9-11]

Hierfür zu beachten sind Fragen nach:

> regelmäßiger Einnahme,

> zusätzlichen Problemen auf psychologischer Ebene,

> zusätzliche Probleme auf sozialer Ebene;

Zur Modellierung der negativen Erfahrungen im Hinblick auf die Medikation lassen sich auch positive Erfahrungen mit Medikamenten aus der Kindheit nutzen. [13-15] Empfehlenswert ist dabei auch die Einhaltung realistischer Zieldefinitionen. Übertreibungen sollten vermieden werden. Sie intensivieren Enttäuschungen und das Ausbleiben eines i.d.F. hilfreichen Placeboeffektes bei unbrauchbarer Verstärkung des Noceboeffektes. [16]

2.15.2 Definition Placebo

Die positive Zustandsveränderung durch die Placeboreaktion entspricht einer veränderten Schmerzwahrnehmung. Sie ist grösser als eine gezielte, spezifisch zur Therapie verwendete Methode. Daher müssen die Therapieinhalte an möglichst genau nachgewiesene Erkenntnisse angelehnt sein. Je besser die „echte", also placebofreie, Intervention bekannt ist und angewendet wird, desto überlegener ist sie auch dem Placeboeffekt. Solch eine übergeordnete Methode ist immer anzustreben. Der Placeboeffekt ist durch das gezielte Einleiten einer Placeboreaktion nicht erstrebenswert, aber teilweise zielführend. Sie hilft Brücken zu schlagen die zu einer verstärkten Aktivierung und Unabhängigkeit, im Sinne von „Selbstmanagement" führen. [17] Als Beispiele für spezifische Interventionen des Placebos kommen mehrere medizinische Disziplinen in Frage:

➢ Pharmakologie,

➢ Psychologie,

➢ physische Intervention;

Psychologische Einflüsse wie z.B. Empathie, Optimismus und positive Emotionen verstärken die Intensität des Placeboeffektes. [3,18-27] Ein vermehrter Patientenkontakt zeigt hierbei besonders gute Effekte. Die Frequenz der Behandlung spielt demnach auch abseits von Placeboeffekten ebenfalls eine wichtige Rolle in der Therapie. [28] Die Erwartungen des Patieten positiv zu beeinflussen, stellt eine wesentliche Aufgabe der modernen Physiotherapie dar.

Im Zuge dessen empfiehlt es sich positive Wirkungen und realistische Prognosen hervorzuheben. Auch hier ist die Kommunikation entscheidend für den Behandlungserfolg. Ein weiteres unterstützendes Werkzeug ist das sogenannte „Priming" (siehe Kapitel: Schmerz, Physiologie von Placebo-/Noceboeffekten). [1, 3, 4] Dabei ist die Gesprächsführung zu beachten. Hier sollten neben positiven und realistischen Darstellungen auch negative Erwartungen besprochen und reduziert werden. [9] Der analgetische Placeboeffekt kann die Wirkung einer Schmerzmedikation um bis zu ein Drittel steigern. [1,3,29] Gerade in der Behandlung durch offene Medikation gewinnt die Placebostrategie an Beachtung. Darunter versteht man:

➢ bewusste Einnahme der Medikamente,

➢ wissen welche Tablette welche Wirkung hat,

➢ Vermeidung von zu vielen Tabletten auf einmal, ohne zu wissen welche;

➢ Form, Farbe und Geschmack kann eine Placeboreaktion auslösen;

Beispiel einer Placebo optimierten Therapie:

Es gilt bei einem Training die zuerst einsetzende Verschlechterung der Schmerzsymptomatik zu besprechen. Muskelkater ist hierfür ein verursachender Faktor, der sich aber meist erst mit ca. 48 Stunden Verzögerung entwickelt. Das bedeutet für den Patienten eine Steigerung der Schmerzsymptomatik am zweiten Tag nach körperlicher Belastung. Mit Hilfe einer solchen Aufklärung kann ein Noceboeffekt unterbunden werden. Der vermeintliche dramatisierende und somit verlaufshindernde Effekt, der aus der negativen Wahrnehmung des Muskelkaters entstehen würde, stellt hier den Noceboeffekt dar. Ihn gilt es zu vermeiden!

Zusätzlich soll die Information über positive Effekte eines Muskelkaters und der anknüpfenden Belastbarkeitserhöhung eine Placeboreaktion auslösen.

2.15.3 Physiologie von Placebo-/Noceboeffekten

Wir wissen heutzutage, im Gegensatz zum immer noch verbreiteten Irrglauben unter Therapeuten, dass Placeboeffekte nicht auf Einbildung beruhen sondern tatsächliche physiologische und biochemische Auswirkungen haben. Die Genauigkeit der Erkenntnisse über die Wirkmechanismen auf biochemischer Ebene sind das am besten bearbeitete Forschungsgebiet der modernen Physiotherapie. Genau wie die dementsprechende praktische Umsetzung in der Therapie. Andere physiotherapeutische Stilrichtungen und damit einhergehende wissenschaftliche Herangehensweisen sollten sich hieran ein Beispiel für das Vorgehen und die Korrektheit solcher Forschungsarbeiten nehmen.

Bildgebende Untersuchungen (MRI scans), zeigen Hirnaktivitäten nach Placeboapplikation im gleichen Ausmass wie durch ein Analgetikum. [30] Dabei steigt die spezifische Hirnaktivität, worauf die Steigerung und Bildung von CCK-Antagaonisten (Cholecystokinin) folgt. Bei der Noceboreaktion reduzieren sich beide jener neurophysiologischen Aktionen. [10,31-34] Zur Erklärung des entsprechenden biochemischen Wirkmechanismus lassen sich Verbindungen der Hirnareale, in denen die Placeboreaktion entsteht, zum körpereigenen Opioid-/und Cannabinoidsystem nutzen. [10,30,31,35]

2.15.4 Aktivierung von Neurotransmittern durch Placebo

Die Placeboreaktion aktiviert u.a. Opioid Neurotransmitter in Gehirnbereichen die mit Schmerz und Belohnung in Zusammenhang stehen. [36-38] Sie sind in verschiedenen Hirnarealen zu finden:

> präfrontaler Kortex,

> Insula,

> rostral anterior cingulate Kortex (rACC),

> nucleus accumbens,

> Amygdala,

> Thalamus,

> Hypothalamus,

> Periaqueductal grau (PAG)

Der biochemische Wirkmechanismus zeigt in diesen Zentren eine absteigende Hemmung durch den Placeboeffekt. [39,40] Er führt zu einer Reduktion der Aktivität des Dorsalhorns im Rückenmark. [39,40] Die Stoffe Oxytocin, Vasopressin und auch die zwischenmenschliche Interaktion verstärken den Placeboeffekt. [41,42]

Das Opioid–/und Cannabinoid System besteht aus dem Mu–Opioid Rezeptor Antagonist und blockiert die placeboinitialisierte Schmerzreduktion. Cholecystokinin (CCK) blockiert das Opioidsignal, wobei der CCK–Antagonist eine Verstärkung von Placebo und damit der Schmerzlinderung erwirkt. Der Endocannabionoid–Antagonist blockiert nicht–opioide Placeboeffekte. Das Endocannabinoid System nimmt somit Einfluss auf den Placeboeffekt. [43-46]

2.15.5 Opiod und Cannabinoid System in Verbindung mit Nocebo

Die Nocebo-Reaktion bewirkt die Ausschüttung von Opioid-Antagonisten (Mu-Opioid-Antagonist). Sie besetzt die Opioidrezeptoren und erzeugen so eine schmerzverstärkende Wirkung. Selbst bei der Gabe von opioidhaltigen Medikamenten lässt sich der Prozess beobachten. Die biochemische Ausschüttung von CCK-Antagonisten hingegen zeigt eine Verstärkung der schmerzlindernden Placebo-Reaktionen.

Die unterschiedlich hohen Placeboeffekte lassen sich auch durch die Ausprägung bestimmter genetischer Prädispositionen von Rezeptoren erklären. Sie bestimmen die Anzahl an OPRM1 Rezeptoren (Mu-Opioid-Rezeptor 1) und dem Enzym Fettsäurenamidhydrolase (FAAH). Je höher die Anzahl der OPRM1 Rezeptoren, desto grösser der schmerzlindernde Effekt einer Placeboreaktion. Andersherum kann eine starke Ausprägung des COMT-Gens, das Enzym Catechol-O-Methyltransferase, die Sensitivität der Nozizeption erhöhen (Tab. 2). [47-50]

Tab. 2) Biochemische Effekte von Placebo und Nocebo

Schmerzreduktion:	CCK-Antagonist	Endocannabinoide	Hohe Anzahl OPRM1-Rezeptoren
Schmerzsteigerung:	CCK	Opioid-Antagonist	Hohe Ausprägung von COMT

2.16 Priming

2.16.1 Verzerrung durch Priming

Priming ist eine Form der Verzerrung (BIAS) und gehört zu den Aktivierungsausbreitungen von Assoziationen. Auslöser dafür können Gerüche, Wörter oder Bilder sein. Wenn man z.B. ein Bild von einem vollen Einkaufswagen sieht, wird man demnach wahrscheinlich mehr einkaufen. Die Ergebnisse der Handlung werden schon im Vorfeld beeinflusst und können mit dem ersten optischen Eindruck beginnen, sowie natürlich auch von den unterschiedlichen Präsentationen während der Therapie (siehe Kapitel: Wissenschaft, BIAS). [51]

2.17 Literaturnachweise: Placebo vs. Nocebo

1 Finniss DG, Kaptchuk TJ, Miller F, Benedetti F (2010) Biological, clinical, and ethical advances of placebo effects. Lancet (London, England) 375:686–695.

2 Enck P, Benedetti F, Schedlowski M (2008) New insights into the placebo and nocebo responses. Neuron 59:195–206.

3 Price DD, Finniss DG, Benedetti F (2008) A comprehensive review of the placebo effect: recent advances and current thought. Annual review of psychology 59:565–590.

4 Klinger R (2016) Chronische Schmerzen – Placebo- und Noceboeffekte kennen und nutzen. Aktuelle Rheumatologie 41:286–289.

5 Klinger R, Flor H (2014) Clinical and ethical implications of placebo effects: enhancing patients' benefits from pain treatment. Handbook of experimental pharmacology 225:217–235.

6 Mestre TA, Lang AE, Okun MS (2016) Factors influencing the outcome of deep brain stimulation: Placebo, nocebo, lessebo, and lesion effects. Movement disorders: official journal of the Movement Disorder Society 31:290–296.

7 Colloca L, Klinger R, Flor H, Bingel U (2013) Placebo analgesia: psychological and neurobiological mechanisms. Pain 154:511–514.

8 Eippert F, Bingel U, Schoell ED, Yacubian J, Klinger R, Lorenz J, Buchel C (2009) Activation of the opioidergic descending pain control system underlies placebo analgesia. Neuron 63:533–543.

9 Klinger R (2015) Patienten mit chronischen Schmerzen: Placebo- und Noceboeffekte kennen und nutzen. Deutsche medizinische Wochenschrift 140:1630–1632.

10 Benedetti F, Amanzio M, Vighetti S, Asteggiano G (2006) The biochemical and neuroendocrine bases of the hyperalgesic nocebo effect. The Journal of neuroscience: the official journal of the Society for Neuroscience 26:12014–12022.

11 Colloca L, Benedetti F (2009) Placebo analgesia induced by social observational learning. Pain 144:28–34.

12 Swider K, Babel P (2013) The effect of the sex of a model on nocebo hyperalgesia induced by social observational learning. Pain 154:1312–1317.

13 Kessner S, Wiech K, Forkmann K, Ploner M, Bingel U (2013) The effect of treatment history on therapeutic outcome: an experimental approach. JAMA internal medicine 173:1468–1469.

14 Bingel U (2014) Avoiding nocebo effects to optimize treatment outcome. JAMA 312:693–694.

15 Colloca L, Benedetti F (2006) How prior experience shapes placebo analgesia. Pain 124:126–133.

16 Klinger R, Soost S, Flor H, Worm M (2007) Classical conditioning and expectancy in placebo hypoalgesia: a randomized controlled study in patients with atopic dermatitis and persons with healthy skin. Pain 128:31–39.

17 Klinger R, Colloca L, Bingel U, Flor H (2014) Placebo analgesia: clinical applications. Pain 155:1055–1058.

18 Pascalis V de, Chiaradia C, Carotenuto E (2002) The contribution of suggestibility and expectation to placebo analgesia phenomenon in an experimental setting. Pain 96:393–402.

19 Montgomery GH, Kirsch I (1997) Classical conditioning and the placebo effect. Pain 72:107–113.

20 Price DD, Milling LS, Kirsch I, Duff A, Montgomery GH, Nicholls SS (1999) An analysis of factors that contribute to the magnitude of placebo analgesia in an experimental paradigm. Pain 83:147–156.

21 Zubieta J-K, Bueller JA, Jackson LR, Scott DJ, Xu Y, Koeppe RA, Nichols TE, Stohler CS (2005) Placebo effects mediated by endogenous opioid activity on mu-opioid receptors. The Journal of neuroscience: the official journal of the Society for Neuroscience 25:7754–7762.

22 Zubieta J-K, Yau W-Y, Scott DJ, Stohler CS (2006) Belief or Need? Accounting for individual variations in the neurochemistry of the placebo effect. Brain, behavior, and immunity 20:15–26.

23 Amanzio M, Benedetti F, Porro CA, Palermo S, Cauda F (2013) Activation likelihood estimation meta-analysis of brain correlates of placebo analgesia in human experimental pain. Human brain mapping 34:738–752.

24 Buchel C, Geuter S, Sprenger C, Eippert F (2014) Placebo analgesia: a predictive coding perspective. Neuron 81:1223–1239.

25 Craggs JG, Price DD, Perlstein WM, Verne GN, Robinson ME (2008) The dynamic mechanisms of placebo induced analgesia: Evidence of sustained and transient regional involvement. Pain 139:660–669.

26 Craggs JG, Price DD, Robinson ME (2014) Enhancing the placebo response: functional magnetic resonance imaging evidence of memory and semantic processing in placebo analgesia. The journal of pain: official journal of the American Pain Society 15:435–446.

27 Medoff ZM, Colloca L (2015) Placebo analgesia: understanding the mechanisms. Pain management 5:89–96.

28 Vase L, Skyt I, Hall KT (2016) Placebo, nocebo, and neuropathic pain. Pain 157 Suppl 1:S98-105.

29 Colloca L, Lopiano L, Lanotte M, Benedetti F (2004) Overt versus covert treatment for pain, anxiety, and Parkinson's disease. The Lancet. Neurology 3:679–684.

30 Petrovic P, Kalso E, Petersson KM, Ingvar M (2002) Placebo and opioid analgesia-- imaging a shared neuronal network. Science 295:1737–1740.

31 Kong J, Gollub RL, Polich G, Kirsch I, Laviolette P, Vangel M, Rosen B, Kaptchuk TJ (2008) A functional magnetic resonance imaging study on the neural mechanisms of hyperalgesic nocebo effect. The Journal of neuroscience: the official journal of the Society for Neuroscience 28:13354–13362.

32 Schmid J, Theysohn N, Gass F, Benson S, Gramsch C, Forsting M, Gizewski ER, Elsenbruch S (2013) Neural mechanisms mediating positive and negative treatment expectations in visceral pain: a functional magnetic resonance imaging study on placebo and nocebo effects in healthy volunteers. Pain 154:2372–2380.

33 Bingel U, Wanigasekera V, Wiech K, Ni Mhuircheartaigh R, Lee MC, Ploner M, Tracey I (2011) The effect of treatment expectation on drug efficacy: imaging the analgesic benefit of the opioid remifentanil. Science translational medicine 3:70.

34 Benedetti F, Amanzio M, Casadio C, Oliaro A, Maggi G (1997) Blockade of nocebo hyperalgesia by the cholecystokinin antagonist proglumide. Pain 71:135–140.

35 Wager TD, Rilling JK, Smith EE, Sokolik A, Casey KL, Davidson RJ, Kosslyn SM, Rose RM, Cohen JD (2004) Placebo-induced changes in FMRI in the anticipation and experience of pain. Science 303:1162–1167.

36 La Fuente-Fernandez R de, Lidstone S, Stoessl AJ (2006) Placebo effect and dopamine release. Journal of neural transmission. Supplementum:415–418.

37 Lidstone SC, Schulzer M, Dinelle K, Mak E, Sossi V, Ruth TJ, La Fuente-Fernandez R de, Phillips AG, Stoessl AJ (2010) Effects of expectation on placebo-induced dopamine release in Parkinson disease. Archives of general psychiatry 67:857–865.

38 Zubieta J-K, Stohler CS (2009) Neurobiological mechanisms of placebo responses. Annals of the New York Academy of Sciences 1156:198–210.

39 Eippert F, Finsterbusch J, Bingel U, Buchel C (2009) Direct evidence for spinal cord involvement in placebo analgesia. Science (New York, N.Y.) 326:404.

40 Petersen GL, Finnerup NB, Grosen K, Pilegaard HK, Tracey I, Benedetti F, Price DD, Jensen TS, Vase L (2014) Expectations and positive emotional feelings accompany reductions in ongoing and evoked neuropathic pain following placebo interventions. Pain 155:2687–2698.

41 Kessner S, Sprenger C, Wrobel N, Wiech K, Bingel U (2013) Effect of oxytocin on placebo analgesia: a randomized study. JAMA 310:1733–1735.

42 Colloca L, Pine DS, Ernst M, Miller FG, Grillon C (2016) Vasopressin Boosts Placebo Analgesic Effects in Women: A Randomized Trial. Biological psychiatry 79:794–802.

43 Benedetti F (2014) Placebo effects. Oxford Univ. Press, Oxford.

44 Amanzio M, Benedetti F (1999) Neuropharmacological dissection of placebo analgesia: expectation-activated opioid systems versus conditioning-activated specific subsystems. The Journal of neuroscience: the official journal of the Society for Neuroscience 19:484–494.

45 Benedetti F, Amanzio M, Rosato R, Blanchard C (2011) Nonopioid placebo analgesia is mediated by CB1 cannabinoid receptors. Nature medicine 17:1228–1230.

46 Benedetti F, Thoen W, Blanchard C, Vighetti S, Arduino C (2013) Pain as a reward: changing the meaning of pain from negative to positive co-activates opioid and cannabinoid systems. Pain 154:361–367.

47 Diatchenko L, Nackley AG, Tchivileva IE, Shabalina SA, Maixner W (2007) Genetic architecture of human pain perception. Trends in genetics: TIG 23:605–613.

48 Kambur O, Mannisto PT (2010) Catechol-O-methyltransferase and pain. International review of neurobiology 95:227–279.

49 Pecina M, Love T, Stohler CS, Goldman D, Zubieta J-K (2015) Effects of the Mu opioid receptor polymorphism (OPRM1 A118G) on pain regulation, placebo effects and associated personality trait measures. Neuropsychopharmacology: official publication of the American College of Neuropsychopharmacology 40:957–965.

50 Pecina M, Martinez-Jauand M, Hodgkinson C, Stohler CS, Goldman D, Zubieta JK (2014) FAAH selectively influences placebo effects. Molecular psychiatry 19:385–391.

51 Kahneman D, Schmidt T (2012) Schnelles Denken, langsames Denken. Siedler, München.

.

Kapitel III

„Physiotherapeutische Diagnostik"

Zusammenfassung „Physiotherapeutische Diagnostik"

D ie physiotherapeutische Diagnostik stellt die Weichen für den Therapieerfolg. Er definiert sich, neben der Feststellung einer möglichst effektiven Strategie, auch durch die Kosteneffizienz. Unabdingbar ist die passende Infrastruktur, die mit der Verfügbarkeit aller validierten Testverfahren einhergeht. Hierzu sind die Risikoklassifizierungen, Screeningverfahren, biopsychosozial ausgelegte Assessments, ICF, MDBB, Beurteilung der Patiententypen (Flaggensystem) sowie die standardisierte Verwendung dieser zu nennen. Fachliche Kenntnisse über leitlinienbezogene Inhalte ergänzen die grundlegende Basis für das professionelle Vorgehen im Sinne der klinischen Relevanz. Die therapeutische Entscheidungsfindung ist zur sorgfältigen lösungsorientierten Untersuchung unverzichtbar. Sie ermöglicht das Erreichen hochwertiger Ergebnisse und beruht auf den kommunikativen Fähigkeiten des Therapeuten. Analytische Methoden dieser Art, die Einordnung und Klassifizierung von Eigenschaften des Patienten sind für die genaue Behandlungsplanung von großer Bedeutung.

Der Frage wie und warum Etwas einem hohen diagnostischen Stellenwert entspricht und welche Verfahren angewendet werden müssen, wird im Folgenden Kapitel auf den Grund gegangen.

Das Kapitel „Physiotherapeutische Diagnostik" vermittelt aktuelle, evidenzbasierte, zielführende Methoden zur möglichst genauen Befundung und Risikoklassifizierung. Das übergeordnete „Clinical Reasoning" steht dafür als einleitende Basis und erfolgt im Rahmen der Anamnese nach dem „Screeningprozess" und der Evaluierung von Risiken des Schweregrades von gesundheitlichen Missständen sowie der Chronifizierung. Darauf folgende validierte Modelle zur systematischen objektiven Erfassung von Zuständen, gesundheitlichen Einschränkungen, Prognosen und Zielsetzungen eignen sich zur weiteren biopsychosozialen Spezifizierung. Eine solche wissenschaftlich fundierte, geprüfte, stetig weiterentwickelte Herangehensweise sollte flächendeckend standardisiert werden. Die unten beschriebene Reihenfolge des diagnostischen Verlaufs entspricht unserer Empfehlung für die Praxis. Der Kerngedanke hierfür bezieht sich auf die trichterförmige Prozessierung ausgehend von der Frage, ob die Problematik einer Person grundsätzlich eine physiotherapeutische Indikation darstellt (Screening). Die anschliessende Risikoklassifizierung ermöglicht Grundkenntnisse zum weiteren diagnostischen Verlauf und hier bereits in Richtung der optimalen Therapieausrichtung. Neben der medizinischen Qualitätsverbesserung gewährleistet diese Form der Diagnostik auch sozioökonomische Vorteile und stellt die Weichen für die bestmögliche Therapie. Die damit verbundenen Vorteile erklären den ihnen zugehörigen Goldstandard im Vergleich zu anderen Massnahmen der physiotherapeutischen Diagnostik (siehe Kapitel: Wissenschaft, Gold-criterion Standard).

3.1 Clinical Reasoning (CR)

3.1.1 Grundlagen CR

Das CR (Deutsch: klinische Entscheidungsfindung) ist zunächst eine Form der Analyse, mit dem Ziel biopsychosoziale Missstände zu erfassen und daraufhin einen Lösungsweg zu entwickeln. Der Sinn von CR besteht weniger darin ein Endergebnis zu finden, als einen Prozess sichtbar zu machen, der hinter zahlreichen Entscheidungen steht. Das ist notwendig, um ein sinnvolles und nachvollziehbares Vorgehen der physiotherapeutischen Diagnostik zu gewährleisten, mit welchem man ein zufriedenstellendes Ergebnis für den Patienten erlangt. Das wichtigste Ziel ist hierbei das eigene Hinterfragen und bewusste Entscheiden aufgrund von Evaluationen (siehe Kapitel: Entwicklungsverfahren). Dahingehend entspricht das CR der Wegbereitung lösungsorientierter und nachhaltig effektiver Diagnostik und Behandlung.

Innerhalb der fortwährenden Interaktion zwischen Patient und Therapeut erfährt man regelmässig neue Informationen im Rahmen des rehabilitativen Prozesses. Es wird sowohl innerhalb der Diagnostik als auch in der Therapie ständig bewusst oder unbewusst angewendet. Dadurch können psychische und physische Zustände und Veränderungen erfasst sowie kategorisiert werden. Man nutzt es als Mustererkennung bei vorhersehbaren oder unvorhersehbaren Zustandsänderungen innerhalb der Therapie. Die Mustererkennung entspricht der Identifikation zusammenwirkender Faktoren (Zeichen, Symptomen) im Hinblick auf

Regelmässigkeiten und Ähnlichkeiten. Beim Fehlen eines zur Situation, Symptom oder Zustand passenden Musters muss das weitere Vorgehen überprüft und neu bestimmt werden.

Mit anderen Worten gibt jener Entscheidungsfindungsprozess das wieder, was zu tun ist und entspricht dabei einer „wenn-dann" Methodik. Eine solche Vorgehensweise gibt allerdings nur annähernd zuverlässige Resultate, wenn man sich möglichst eng an die Prozedur der Entscheidungsheuristik hält (siehe unten). Die Komplexität von gesundheitlichen Problemen ist hierfür ausschlaggebend. Im psychosozialen Anwendungsbereich des CR begegnet man teilweise sehr komplexen Krankheitsbildern die eine Notwendigkeit der Mustererkennung verdeutlichen. Bei der Konfrontation mit einem Dilemma, wie beispielsweise der Tatsache, dass Schmerz nicht zwangsläufig Gewebeschädigung bedeutet, wird durch kritische Reflexion beim Therapeuten oder Patienten ein Gedankenprozess erwirkt. Dieser wird „Transformatives Lernen" genannt. Dabei wird mittels logischer und sachlicher Schlussfolgerungen eine bisherige Ansicht revidiert. Der dementsprechende Vorgang spiegelt die Mustererkennung im CR wieder. [1]

Das CR hilft dem Betroffenen seiner Problematik Struktur zu verleihen und Ziele innerhalb seiner Therapie zu benennen. Weiterhin werden die Interventionsstrategien auf klinische Daten (Symptome, Muster, Zusammenhänge zur gesundheitlichen Situation) hin ausgewählt. Grundlage dafür liefern die Inhalte des Dreiecks nach Sackett. Kriterien nach Sackett sind: Wissenschaft, Erfahrung, Equipment; [2,3] alle Stufen innerhalb des CR-Prozesses beruhen zu einem entscheidenden Anteil auf der Interaktion im Rahmen einer Konversation mit dem Patienten. Hier sollten die Hinweise zur Relevanz der Kommunikation und der bewussten Steuerung von Effekten beachtet werden. Die Präsenz des Therapeuten erzeugt in vielen unterschiedlichen Ebenen, wie der Kommunikation, Reaktionen (Effekte) bei seinem Gegenüber (siehe Kapitel: Entwicklungsverfahren).

Jeder Physiotherapeut kennt die oftmals komplexen Situationen während einer Therapie. Solche entstehen unter anderem durch eine zu oberflächliche oder eher einseitiger Zieldefinition im Vorfeld, als auch durch biopsychosoziale Veränderungen im weiteren Verlauf. Somit muss bei der Anwendung des CR auf eine möglichst genaue und stimmige Mustererkennung geachtet werden. Zustandsdefinitionen sollten immer
plausibel analysiert und erklärt werden. Die Plausibilität, also die Stimmigkeit, ergibt sich aus der im Folgenden erläuterten logischen Herangehensweise. Spekulationen gilt es dabei zu minimieren.

Sie entstehen dabei oft durch die nicht ausreichende Kenntnis von therapierelevanten Merkmalen und Mustern zur Erkennung von Missständen. Hier ist zu bedenken wie sinnvoll es ist, genau zu wissen was das Ziel ist und wie es erreicht werden kann. [3] Eine Belastungssteigerung zur Bewältigung einer ausgeprägten problematischen Handlung als Ziel wäre hierfür vorweg zu nennen, um negative Reaktion schneller kontrollieren und reduzieren zu können.

Einmal mehr nutzen hier solide Kenntnisse in der Beratung und Verhandlung (siehe Kapitel: Physiotherapeutische Diagnostik, Kommunikation). Neben den meist stark überbewerteten, technischen und strukturell bezogenen Fähigkeiten ist es wichtig, persönliche, kulturelle und soziale Kompetenzen zu besitzen (siehe Kapitel: Physiotherapeutische Diagnostik, ICF). [3] In der Geschichte der medizinischen Analytik, war das CR zunächst an der Diagnosefindung des Arztes gebunden und weniger an der lösungsorientierten Entscheidungsfindung des Therapeuten. [4-9] Bis zur Mitte der 1990er Jahre stellte das die Mustererkennung dar, die das CR geformt hat. Folgende Methoden kamen dabei zur Geltung und definieren bis heute die Grundlage spezifischer Methoden:

> Hypothetisch-/deduktives Modell (HD-Modell),

> Mustererkennungsmodell;

Der Grund für die Ausübung dieser systematischen Vorgehensweise liegt in den steigenden Erwartungen und vor allem Verantwortungen des Therapeuten. Die aktuelle Entwicklung im Gesundheitsmarkt benötigt im Rahmen der therapiemedizinischen Analyse vor allem ein vorhersagbares Ergebnis. Mit solchen können Prognosen temporär besiegelt werden, was eine effiziente Planung des kostenaufwendigen Regenerationsprozesses darstellt. [2,10,11]

In unserer heutigen Gesellschaft muss beachtet werden, dass der Mensch demnach erst dann rehabilitiert ist, wenn er Kosten deckt und sie nicht mehr verursacht. Dabei gilt es natürlich dennoch den optimalen Gesundheitszustand nach WHO zu erreichen. Die Steuerung des damit einhergehenden Prozesses und dessen Identifikation benötigt Fachkenntnisse, die sich stets am aktuellen wissenschaftlichen Stand orientieren (siehe Kapitel: Entwicklungsverfahren). Der Psychologe und Nobelpreisgewinner Daniel Kahneman behauptet, HD und Mustererkennung entsprechen dem gleichen Basismodel. Wobei die Mustererkennung als schnellere Version gilt, die im Vergleich zum HD-Modell beinahe mühelos abläuft. Lediglich die Erfahrung des Therapeuten bestimmt die Geschwindigkeit und so auch die Ausprägung im HD-Modell oder der Mustererkennung.

Gründe für die Anwendung des CR sind zusammenfassend:

> das Erkennen von zusammenwirkenden Faktoren (Zeichen, Symptomen), im Hinblick auf Regelmäßigkeiten und Ähnlichkeiten;

> das Erfassen von logischen und sachlichen Schlussfolgerungen;

> Unterstützung des Patienten, Strukturierung seiner Problematik und Vereinbarung von Zielen innerhalb seiner Therapie;

> weiterhin werden die Interventionsstrategien auf klinischen Daten hin, individuell ausgewählt;

Weitere Empfehlungen für die Anwendung des CR definieren sich in der persönlichen Verantwortung des Therapeuten. Er sollte stets motiviert sein, seinen eigenen Entscheidungsprozess zu reflektieren und wenn nötig, zu optimieren. [2]

3.2 Durchführung des CR

3.2.1 Das Hypothetisch – Deduktive Model

Die am häufigsten durchgeführte Methode innerhalb des CR ist das aus der Kognitivwissenschaft abgeleitete HD-Modell. [12] Darunter versteht man die Informationenbeschaffung-und Verarbeitung der Patientendaten. Diese werden für die Bildung einer daraus resultierenden vorläufigen Hypothese verwendet. Die Hypothese wird im Anschluss mit weiteren Messungen, Tests und Assessments (Datenevaluation) bestätigt oder widerlegt. [3] Gerade die meist langjährig validierten und damit sehr ausdrucksstarken Assessments sollten dabei das Mittel der Wahl sein.

Weil das HD-Modell aus der Kognitivwissenschaft stammt, besteht sein Ursprung und damit auch Anwendungsgebiet im „empirisch-analytischen-Forschungsbereich" (methodisch–systematische Sammlung von Daten). Hier ist man bestrebt Wissen zu erfassen, welches eine generalisierbare Prognose erlaubt. [3] Alle Themengebiete, deren Handlungsweise als wissenschaftlich anerkannte Methodik gekennzeichnet sind, haben einen positiven Effekt im Sinne der Analyse von zustands-und zielorientierten Einschränkungen.

3.2.2 Entscheidungsheuristik

Die Entscheidungsheuristik ist ein Entscheidungsfindungsprozess der grundlegend auf der „wenn–dann" Methode aufgebaut ist. Es handelt sich dabei um eine Art Abkürzung bzw. Erleichterung zur Entscheidungsfindung. Es wird trichterförmig von einer multiplen Hypothese auf eine spezifische Konklusion hingearbeitet. Das ist gerade im praktischen Alltag, wenn die Zeit eine limitierende Rolle spielt, von Bedeutung. Die Entscheidungsheuristik besteht aus vier Grundregeln, die allesamt das Ziel haben, die zu Beginn vielfältigen Möglichkeiten der Ursache von Beschwerden auszuschließen, damit zu reduzieren und letztlich zuzuordnen. Dabei soll in Richtung der sinnvollsten sowie essentiellsten Ausprägungen fokussiert werden.

1. Konjunktive Regel: hier werden all diejenigen Alternativen ausgeräumt, die nicht im Zusammenhang mit den angestrebten Mindestwerten stehen. Nicht das strukturelle, vermeintlich offensichtliche ist als relevanter Fakt im Zuge des CR anzunehmen, sondern die zum Widerlegen verwendbaren Strategien.

Beispiel: bei einem Inversionstrauma des Knöchels entwickelt der Patient nach zwei Wochen ein Ohrgeräusch. Das Geräusch steht in keinem logischen und nachweisbaren Zusammenhang zu einer Knöchelverletzung. Also: Information der Aktion (Trauma) ohne logische Verbindung zur Lokalisation des Symptoms.

2. Disjunktive Regel: alle Alternativen werden aussortiert, die nicht mindestens bei einem logischen Zusammenhang einen stimmigen Einfluss darstellen.

Beispiel: bei einem Inversionstrauma des Knöchels entwickelt der Patient nach zwei Wochen Beschwerden im Vorfußbereich. Die Beschwerden können durch das Trauma tatsächlich entstanden sein oder als Folge der Reduktion von Belastung. Somit kann ein logischer Zusammenhang zwischen beiden Beschwerden bestehen.

3. Lexikografische Regel: zunächst bestimmen die beteiligten Individuen (Patient, vor allem aber Untersucher), welche Möglichkeiten nun naheliegend erscheinen. Alle Alternativen die keinen hohen Wert im logischen Zusammenhang erreichen, werden aussortiert. Parallel dazu werden andere Gedanken, die besser passen und über mehr logische Schlussfolgerungen zum Thema verfügen, hinzugefügt. Schlussendlich werden alle übriggebliebenen Möglichkeiten in Ihrem logischen Wert verglichen, bis nur noch eine übrigbleibt.

Beispiel: bei einem Inversionstrauma des Knöchels entwickelt der Betroffene nach zwei Wochen Kniebeschwerden. Zusätzlich konnte in der physiotherapeutischen Diagnostik aufgenommen werden, dass der Patient schon eine Woche vor dem Inversionstrauma eine schmerzhafte Episode seiner länger bekannten Kniearthrose hatte. Die logische Schlussfolgerung wäre dann, die Beschwerden sind aufgrund der Arthrose entstanden und weniger durch den Unfallhergang.

4. Attributsweise Eliminationsregel: sie ist von grosser Bedeutsamkeit im Entscheidungsprozess. Hier unterscheiden sich die zeitlichen Aufwände einer folgenden Therapie stark. Logische und wissenschaftlich haltlose Ansätze können rasch voneinander getrennt werden. Des Weiteren kann hier festgelegt werden, ob die Therapie auf biomedizinischen oder psychosozialen Faktoren aufbauen soll. Die letzte Version (Eliminationsregel) ist je nach Situation teilbar.

Beispiel: Die Erkenntnisse und Musterübereinstimmungen in Richtung des unteren Rückenschmerzes (LBP) verdichten sich und sind somit eher anzunehmen als andere Schmerzbilder. Der Patient wurde nach glaubhafter Annahme schon oft mit dem Selbstmanagement konfrontiert. Es kam dabei heraus, dass er es nie ausreichend umgesetzt hat, da Störfaktoren einflossen. Dieser Patient stellt vorerst einen zeitlich, geringeren Behandlungsaufwand dar. Der Fokus sollte verstärkt auf Beratung und Information (Schulung, Reflexion) liegen, was weniger Zeit benötigt als beispielsweise ein motorischer Aufbau. Der Grossteil des Therapieaufwandes entsteht hier hinsichtlich der Erstellung eines attraktiven Selbstmanagement-Programms.

3.2.3 Begründung einer Hypothese

Die eben beschriebene Vorgehensweise soll die Begründung einer Hypothese aus der physiotherapeutischen Diagnostik heraus einfacher gestalten. Dem kommt auch die lösungsorientierte Mustererkennung entgegen. Ein roter Faden der sich durch die vier Schritte der Entscheidungsheuristik zieht, soll die analytische Struktur innerhalb des CR darstellen. Das Risiko dabei besteht in der relativ hohen Fehleranfälligkeit des Modells. Der Erfolg hängt stark von den individuellen Fähigkeiten und vor allem den Kenntnissen des Therapeuten ab. Dennoch handelt es sich um den aktuellen Goldstandard (siehe Kapitel: Wissenschaft). [2,13-15]

3.2.4 Forward Clinical Reasoning

Das „nach vorn" gerichtete CR oder auch „Entscheidungsbaum-Modell" steht im Kontrast zum HD-Modell. Häufig ist im therapeutischen Analyseprozess nicht klar definiert, welche Variablen man für eine analytische Vereinfachung beachten muss.

Das Analysieren von Zuständen, Mustern und Ausprägungen muss so detailliert wie möglich erfolgen. Die schrittweise Vorgehensweise hin zum Detail, bezeichnet man „analytische Reduktion" (siehe Kapitel: Wissenschaft). Es soll zur Fokussierung auf die Ursachen bestimmter Zustände verhelfen und bildet die Basis der darauffolgenden Entscheidungsfindung. Viele unvorhersehbare Informationen (Variablen) können im Verlauf des diagnostischen Prozesses auftreten. Dabei ergeben sie teilweise zu einem späteren Zeitpunkt mit weiteren, bis dato unbekannten Informationen, ein anderes Bild als zu Beginn.

Es wäre falsch zu behaupten das eine Modell wäre einem anderen immer überlegen. Deshalb ist liegt es am generellen Konsens, an der allgemeinen Situation, bei den möglichen Optionen des CR die am besten funktionierende Variante zu erkennen und zu verwenden. Diese können dann jeweils zu spezifischen Zeitpunkten eingesetzt werden. Im Standardfall kann man aufgrund der grösseren Unwissenheit bezüglich der möglichen Variablen davon ausgehen, dass die Durchführung einer Entscheidungsheuristik sinnvoller scheint, um genauere Ergebnisse zu erreichen. Im Prozessverlauf, als weiteres Update oder nach einer Reflektion, spielt eher das HD-Modell eine tragende Rolle. [12,16] Erfahrung, Wünsche, Vorlieben und der Kontext, in dem sich der Therapeut befindet, sind Punkte die auf das Individuum bezogen sehr spezifische Ausmasse annehmen können. Es ist darum unmöglich ein generalisiertes Modell als Methode der Wahl zu bezeichnen. [2]

3.2.5 Relevantes Clinical Reasoning zur physiotherapeutischen Diagnostik

Das diagnostische Reasoning bezieht sich auf die analytischen Verfahren die sich an die Aufklärung von Behinderung und Einschränkung im Rahmen der ICF (siehe unten) richten. Man könnte es wegen seiner starken Verbindung zur ICF auch als „biopsychosoziale Entscheidungsfindung" bezeichnen. Diese Beschreibung entspricht der klinischen Relevanz, also dem optimalen Vorgehen und ist für die physiotherapeutisch sinnvoll therapierbaren Indikationen geeignet (siehe Kapitel: Wirtschaft im Zusammenhang mit Wissenschaft). Besonders hervorzuheben sind hierfür die beiden bekannten sowie ein weiteres Modell:

➢ HD-Model,

➢ Mustererkennung,

➢ Narratives Clinical Reasoning;

3.3 Fachliche Qualitäten

Zusammenfassend lässt sich die Mustererkennung zur praktischen Verwendung als effizienteste bezeichnen. Sie wird aufgrund ihrer Forderung nach echter Fachkenntnis meist von Experten in deren Domäne verwendet. Allerdings sollten die Qualitäten eines Fachmanns genau wie bei breitgefächerten Physiotherapeuten darin liegen, sich einen aktuellen wissenschaftlichen Überblick zu verschaffen. [15] Dagegen ist das HD-CR häufiger von Unerfahrenen einsetzbar, die sich mit einer ihnen nicht bekannten oder komplexen Problematik beschäftigen. Diese Orientierung allerdings hebt die Notwendigkeit einer vernünftigen und qualitativ hochwertigen Entscheidungsfindung auf ein nächstes Level. Rückblickend betrachtet lässt das die These annehmen, es wäre zwar in der Häufigkeit der Fälle weniger effizient (schlechteres Zeit-/Nutzenverhältnis), sehr wohl aber wenn ein kompliziert erscheinendes Krankheitsbild besteht. [12,16]

3.3.1 Kriterien der Expertise I [3,17]

➢ Gutes, arealspezifisches Wissen,

➢ die Möglichkeit eine Vielzahl von Problematiken innerhalb dieses Areals zu erkennen,

➢ die Problemlösung ist effektiv und effizient,

➢ Verständnis über die Komplexität der Problematik eines Individuums wird erkannt,

➢ gute Reflexion der eigenen Fähigkeiten in Kombination mit einer Priorisierung von Interventionen, die den besten Erfolg versprechen,

➢ Kontrolle über die Interventionsbedingungen,

➢ Fokussierung auf verbale und non-verbale Patientenbeziehung,

➢ gute prognostische Einschätzung,

➢ Wissen über die Relevanz der Aufklärung;

Zur Erlangung der dafür nötigen Fachkenntnisse, siehe Kapitel: Entwicklungsverfahren, Schritte I – IV.

3.3.2 Anwendungsbereiche der Clinical Reasoning-Modelle

Die ersten beiden vorgestellten Modelle richten sich vermehrt an den diagnostischen Prozess. Wissenschaftler aus verschiedenen Disziplinen des Gesundheitswesens begannen jedoch nach alternativen Methoden zu suchen. Diese beziehen sich eher auf die Probleme des Menschen anstatt auf die hauptsächliche Diagnosefindung im Sinne einer Evaluation der Ursache. Dafür wird nicht nur ein Verständnis der Krankheit vorausgesetzt, sondern auch ein Verständnis über die betroffenen Patienten. Das wiederum deutet auf den biopsychosozialen Ansatz hin. [17-28]

Das Modell mit dem Blick aus Sicht des Patienten auf die Beschwerden wird auch „Narratives Reasoning" genannt. Das Narrative Reasoning hat den Vorteil dem Patienten die Beschwerden aus seiner Sicht beschreiben zu lassen, mit allen dazugehörigen Ängsten und Wertungen. Dabei wird bestimmten Bereichen eine höhere Wertigkeit zugeordnet, die im HD-Modell oder der Mustererkennung möglicherweise keine oder nur wenig Aufmerksamkeit erhalten hätten. Hierbei erklärt sich sowohl der Vorteil aber auch der Nachteil dieser Methode. Die Beschreibung der Problematik aus Sicht des Betroffenen lässt sich dabei besonders gut nutzen. Allerdings lassen sich subjektive Eindrücke fehlbewerten. Möglicherweise sind eben jene aber für die jeweiligen, weiterführenden, therapeutischen Massnahmen entscheidend. Den subjektiven Eindrücken werden im HD-Modell oder innerhalb der Mustererkennung ungenügend hohe Genauigkeit (Validität) zugestanden. In der Schmerzaufklärung und bei länger bestehenden Schmerzproblemen ist dieser Ansatz jedoch der empfohlene. Das ergibt sich hauptsächlich aus den subjektiven Informationen heraus, die in der Aufklärung und Beratung die Basis für die zielgerichteten Inhalte legen (siehe Kapitel: Wissenschaft, BIAS). [29, 30]

3.3.3 Clinical Reasoning im Gesundheitsmanagement

Im Themengebiet des Gesundheitsmanagements und der Intervention von Problemen bzw. Missständen lassen sich folgende „Reasoning-Modelle" unterscheiden: [10]

> ➤ interaktives Reasoning,

> ➤ kollaboratives Reasoning,

> ➤ reasoning über Aufklärung;

Das interaktive Reasoning (Interaktion: Wechselbeziehung zwischen Handlungspartnern) erstreckt sich über die Interventionen einer bestimmten Symptomatik. Diese Form zeichnet sich durch die Einbeziehung des Betroffenen in der Entscheidungsfindung aus. Somit erreicht man eine Optimierung der Compliance innerhalb der zielgerichteten Therapie. Die Mitwirkung ermöglicht einen grossen Schritt in Richtung längerfristiger Beseitigung der gesundheitlichen Einschränkungen oder Behinderungen. Zu beachten ist hierbei allerdings die mögliche Bildung einer Barriere, die aus dem Wissen des Patienten generiert werden kann. Wenn er bestimmte therapeutische Interventionen kennt und sie für sich ineffektiv empfindet, führt das zu Problemen des Fortgangs. Die Vorteile des „Interaktiven Reasonings" bestehen darin, den Patienten in Richtung eines Selbstmanagements zu führen. So wird die Selbständigkeit gefördert, eigene gesundheitliche Missstände zu bewältigen.

Das „kollaborative Reasoning" beschreibt die Vorgehensweise, welche aus der Interpretation der Ergebnisse der therapeutischen Diagnostik entsteht. Sie sind aufgrund des stufenweisen Vorgehens in der Therapie oder Untersuchung entstanden, womit man die Therapieinhalte an die formulierten Ziele anpasst. Weiterhin lassen sie die formulierten Ziele effektiv bearbeiteten. Das kollaborative Reasoning geht Hand in Hand mit dem HD-Modell, welches sich allerdings stärker auf die Diagnostik bezieht.

3.3.4 Reasoning über Aufklärung

Das Reasoning über Aufklärung und Beratung ist direkt an den Inhalt, die Art und den Umfang der Informationsgabe gerichtet. Die Art der Information kann sehr vielfältig sein und muss auf jedes Individuum neu eingestellt werden. Hier gilt es die Lernmethoden jedes Menschen zu berücksichtigen und nach Möglichkeit verschiedene Wege anzubieten. Dazu zählen u.a.: Video, schriftliche Rückmeldung, Bilder, eins-zu-eins Gespräche, Gruppengespräche, Podcast (siehe Kapitel: Therapiestrategien, Graded-Programme). Das biopsychosoziale clinical Reasoning ist ein primäres Tool der professionellen Physiotherapie und sollte einen intensiveren Stellenwert in der Ausbildung und Praxis erhalten. Die einführenden Informationen in diesem Kapitel zeigen den hohen Lernbedarf und die sich daraus entwickelnden Vorteile für die effiziente praktische Umsetzung.

3.4 Clinical Reasoning – vom Anfänger zum Profi:

3.4.1 Kriterien der Expertise II

➢ ein grundlegend nützliches Kriterium für die spezifische Fachkenntnis ist das praktische Arbeiten mit Konzentration auf eine Fachrichtung bezogen;

➢ Fähigkeit eine große Menge variierender Fallbeispiele unterschiedlicher Patienten im Hinblick auf ihre gesundheitliche Einschränkung zu erkennen und zu begreifen;

➢ effiziente Durchführung von spezifischen Strategien zur Problemlösung des Patienten in Bezug auf das Therapiemanagement;

➢ ausgeprägtes Verständnis im Zusammenhang mit komplizierten und mehrdeutigen Situationen innerhalb der Therapie;

➢ zeitlich aufwendige Auseinandersetzung mit den Analyseverfahren seit Beginn der Therapie, insbesondere wenn es sich um komplexe Probleme handelt;

➢ Gut ausgeprägte Fähigkeiten klinische Probleme aus Sicht des Patienten verstehen zu können; [17]

3.5 Literaturnachweise: Clinical Reasoning

1 Mezirow J (1991) Transformative dimensions of adult learning. Jossey-Bass, San Francisco.

2 Higgs J (2012) Clinical reasoning in the health professions. Elsevier BH, Amsterdam

3 Edwards I, Jones M, Carr J, Braunack-Mayer A, Jensen GM (2004) Clinical reasoning strategies in physical therapy. Physical therapy 84:312-30

4 Payton OD (1985) Clinical reasoning process in physical therapy. Physical therapy 65:924–928.

5 Fitzroy V (1987) Tenth International Congress World Confederation for Physical Therapy. Australian Physiotherapy Association.

6 Proceedings of the APTA Conference on Clinical Decision Making in Physical Therapy Practice, Education, and Research; Osage Beach, Missouri (1989). Phys Ther. 69:523–617.

7 Rothstein JM, Echternach JL (1986) Hypothesis-oriented algorithm for clinicians. A method for evaluation and treatment planning. Physical therapy 66:1388–1394.

8 Jones MA (1992) Clinical reasoning in manual therapy. Physical therapy 72:875–884.

9 Rothstein JM, Echternach JL, Riddle DL (2003) The Hypothesis-Oriented Algorithm for Clinicians II (HOAC II): a guide for patient management. Physical therapy 83:455–470.

10 Proceedings of the APTA Conference on Clinical Decision Making in Physical Therapy Practice, Education and Research. October 2-3, 1988, Osage Beach, Missouri. Physical therapy 69:523–617.

11 Higgs J, Edwards H, (1999) Educating beginning practitioners: Challenges for health professional education. Oxford: Butterworth-Heinemann

12 Elstein AS, Shulman LS, Sprafka SA (1979) Medical problem solving. Harvard Univ. Pr, Cambridge Mass.

13 Keravnou ET (1992) Deep models for medical knowledge engineering. Elsevier, Amsterdam

14 Patel VL, Groen GJ (1986) Knowledge Based Solution Strategies in Medical Reasoning. Cognitive Science 10:91–116.

15 Charlin B, Boshuizen HPA, Custers EJ, Feltovich PJ (2007) Scripts and clinical reasoning. Medical education 41:1178–1184.

16 Arocha JF, Patel VL, Patel YC (1993) Hypothesis generation and the coordination of theory and evidence in novice diagnostic reasoning. Medical decision making: an international journal of the Society for Medical Decision Making 13:198–211.

17 Jensen GM, Shepard KF, Gwyer J, Hack LM (1992) Attribute dimensions that distinguish master and novice physical therapy clinicians in orthopedic settings. Physical therapy 72:711–722.

18 Jensen GM (2007) Expertise in physical therapy practice. Saunders Elsevier, St. Louis, Mo.

19 Beeston S, Simons H (2009) Physiotherapy practice. Physiotherapy Theory and Practice 12:231–242.

20 Benner P, Tanner C (1987) Clinical judgment: how expert nurses use intuition. The American journal of nursing 87:23–31.

21 Rew L, Barrow EM (1987) Intuition: a neglected hallmark of nursing knowledge. ANS. Advances in nursing science 10:49–62.

22 Agan RD (1987) Intuitive knowing as a dimension of nursing. ANS. Advances in nursing science 10:63–70.

23 Benner P, Tanner C, Chesla C (1992) From beginner to expert: gaining a differentiated clinical world in critical care nursing. ANS. Advances in nursing science 14:13–28.

24 Benner PE, Tanner CA, Chesla CA (2009) Expertise in nursing practice. Springer, New York.

25 Mattingly C (1991) The narrative nature of clinical reasoning. The American journal of occupational therapy: official publication of the American Occupational Therapy Association 45:998–1005.

26 Fleming MH (1991) The therapist with the three-track mind. The American journal of occupational therapy: official publication of the American Occupational Therapy Association 45:1007–1014.

27 Hagedorn R (1996) Clinical Decision Making in Familiar Cases. The British Journal of Occupational Therapy 59:217–222.

28 Crepeau EB (1991) Achieving intersubjective understanding: examples from an occupational therapy treatment session. The American journal of occupational therapy 45:1016–1025.

29 White M, Epston D (1990) Narrative means to therapeutic ends. Norton, New York

30 Borkan JM, Quirk M, Sullivan M (1991) Finding meaning after the fall: injury narratives from elderly hip fracture patients. Social science & medicine (1982) 33:947–957.

3.6 STarT Back-Screening-Tool

3.6.1 Grundlagen

Anhand der Informationen und der Notwendigkeit, die in der praktischen Analyse sowie im strategischen Therapieprozess bekannt geworden sind, soll nun das damit in Verbindung stehende „STarT-Back" Management vorgestellt und erläutert werden. Aufgrund der Validierung dieses Tools in Großbritannien und der mit Deutschland vergleichbaren Lebensweise und Kultur, eignet es sich als beste Möglichkeit zur Verwendung in der Praxis.

Das STarT Back-Screening-Verfahren ist ein von der englischen „Keele University" im Jahre 2007 entwickeltes und validiertes Analyseverfahren. Es handelt sich um eine kategorisch-analytische Zuordnung von Fällen (Individuen) zu Risikowahrscheinlichkeiten im Zusammenhang mit Low back pain (Schmerzen im unteren Rücken). [1,2] Es zeigt die Risikowahrscheinlichkeit einer Chronifizierung und dem damit verbundenen Verlust der Belastbarkeit auf. Das Risiko entsprechend der Chronifizierung und dem Verlust der Belastbarkeit verläuft weiterhin nahezu proportional zu den direkten und indirekten Kosten (siehe Kapitel: Wirtschaft im Zusammenhang mit Wissenschaft). Die Ermittlung des damit einhergehenden Risikos gewährt eine bessere Kategorisierung und effizientere Therapiewahl. Die Therapieeffizienz zeichnet sich u.a. durch die Dauer, Schulung auf Eigenständigkeit, Kontinuität und Rückfallwahrscheinlichkeit aus. Eine zutreffendere Kategorisierung des individuellen Patientenfalls ermöglicht die spezifische Nutzung von Leitlinien, die wiederum für Effektivität sprechen (siehe Flaggensystem). Abgeleitete Versionen sowie das Grundprinzip der Risikoklassifizierung ist für sämtliche physiotherapeutische Therapien als sinnvoll einzustufen. Damit wird es möglich, die Physiotherapie effizienter zu gestalten. Nach der Kategorisierung der Patienten in das zugehörige Risikofeld kann die Behandlungsstrategie einfacher und weit zielgerichteter geplant werden. Als alternative Ergänzung zum STarT-Back-Screening Tool ist z.B. das im Jahr 2016 in Australien validierte "PICKUP-stratification and education-Tool" (Predicting the Inception of Chronic Pain) zur Klassifizierung des Risikos der Chronifizierung bei "akuten" Rückenschmerzen zu nennen. [3]

3.6.2 Vorteil der Risikobestimmung

Die Vorteile liegen im Bereich der Effizienz, durch folgende Eigenschaften:

> Therapie kostet Geld. Dieses Geld muss von Institutionen des Gesundheitsbereiches (wie Krankenkassen) bereitgestellt werden und je nach Schweregrad der Verletzung oder der Problematik pro Individuum aufgeteilt werden. Daher ist es sinnvoll zwischen high, medium und low risk zu unterscheiden, um Gelder optimaler verteilen zu können. [4] Die Zuteilung kann dabei mit STarT Back erflgen. Low risk bedeutet: kein großes medizinisches Problem im Sinne einer Belastungsminderung zu

erwarten; damit ist der Betroffene schnell in seine essentiellen Alltagsaktivitäten (berufs-, familien- und sozialbezogen) zu reintegrieren.

➢ Zeitersparnis durch Nutzung des optimalen Wegs zur Wiederherstellung der Belastbarkeit.

➢ Geringerer multidisziplinärer Aufwand und damit einhergehende Professionalisierung der Disziplin „Physiotherapie".

➢ Durch valide Beurteilung von Risikoklassen werden die Kapazitäten anderer wichtiger Disziplinen geschont. Darunter fallen diejenigen, welche qualitäts-und fachspezifisch für high Risk verfügbar sein müssen (Psychologie, fachärztliche-und pharmazeutische Notwendigkeit etc.).

3.6.3 Übergeordnete Richtungen des Tools

Das Instrument ist geteilt in zwei übergeordnete Richtungen: [1,2]

➢ Gesamtpunktzahl und Bewertung,

➢ Notfall-/oder „Bedrängnis Bewertung"

Mit der Notfallbewertung werden für high Risk in Frage kommende Patienten evaluiert. Es wird speziell auf fünf Faktoren in Relation zum Rückenschmerz eingegangen:

➢ Angst,

➢ Besorgnis,

➢ Dramatisierung,

➢ Depression und

➢ Beschwerlichkeit;

die Punkte werden zwischen 0 und 5 bewertet. [1,2]

Die Gesamtbewertung hingegen versucht zwischen low-und medium risk zu unterscheiden und nutzt dafür eine Bewertung mit einer Punktevergabe von 0 bis 9. Personen, die in dieser Befragung auf maximal 3 Punkte kommen, werden in die Untergruppe „low risk" kategorisiert. Diejenigen, welche auf über 3 bis maximal 9 Punkte gelangen, werden in die „medium risk" Untergruppe aufgenommen. [1]

3.6.4   Die neun Fragen zur Bewertung des Risikos [5]

1. Ausstrahlung der Rückenschmerzen innerhalb der
    vergangenen 14 Tagen in ein Bein?   **Ja/Nein**

2. Innerhalb der vergangenen 14 Tage Schulter und/
    oder Nackenschmerzen?   **Ja/Nein**

3. Aufgrund der Rückenschmerzen bin ich nur wenig
    gelaufen ?   **Ja/Nein**

4. Aufgrund der Rückenschmerzen habe ich mich in
    der vergangenen 14 Tagen langsamer als normal
    angezogen?   **Ja/Nein**

5. Für mich ist es nicht gut mich aktiv zu bewegen?   **Ja/Nein**

6. Ich Sorge mich häufig?   **Ja/Nein**

7. Ich glaube, dass meine Rückenschmerzen nicht
    wieder weg gehen?   **Ja/Nein**

8. Ich habe nur noch wenig Spaß an den Dingen die ich
    früher mochte?   **Ja/Nein**

9. Wie störend waren die Rückenschmerzen
    in den vergangenen 14 Tagen?   **Gar nicht/leicht/ bis-
                                                              schen/sehr/extrem**

Die Fragen vier bis neun stellen bei positiver Beantwortung einen klaren Hinweis auf eine Wahrscheinlichkeit mit psychosozial zu Grunde liegender Gesundheitseinschränkung dar. Man erkennt deutlich die relevante Verbindung zu den folgenden Analyse-und Therapieansätzen.

3.7 Literaturnachweise: STarT Back-Tool

1 Hill JC, Dunn KM, Lewis M, Mullis R, Main CJ, Foster NE, Hay EM (2008) A primary care back pain screening tool: identifying patient subgroups for initial treatment. Arthritis and rheumatism 59:632–641.

2 Hill JC, Whitehurst DGT, Lewis M, Bryan S, Dunn KM, Foster NE, Konstantinou K, Main CJ, Mason E, Somerville S, Sowden G, Vohora K, Hay EM (2011) Comparison of stratified primary care management for low back pain with current best practice (STarT Back): a randomised controlled trial. Lancet 378:1560–1571.

3 Traeger AC, Henschke N, Hubscher M, Williams CM, Kamper SJ, Maher CG, Moseley GL, McAuley JH (2016) Estimating the Risk of Chronic Pain: Development and Validation of a Prognostic Model (PICKUP) for Patients with Acute Low Back Pain. PLoS medicine 13:e1002019.

4 Beneciuk JM, Bishop MD, Fritz JM, Robinson ME, Asal NR, Nisenzon AN, George SZ (2013) The STarT back screening tool and individual psychological measures: evaluation of prognostic capabilities for low back pain clinical outcomes in outpatient physical therapy settings. Physical therapy 93:321–333.

5 Karstens S, Krug K, Hill JC, Stock C, Steinhaeuser J, Szecsenyi J, Joos S (2015) Validation of the German version of the STarT-Back Tool (STarT-G): a cohort study with patients from primary care practices. BMC musculoskeletal disorders 16:346.

3.8 Anamnese

3.8.1 Definition Anamnese

Die Anamnese (von griechisch „Erinnerung") ist die gezielte Befragung in einer medizinischen Untersuchung. [1-3] Sie ist v.a. in der Physiotherapie die wertvollste Methode zur Analyse und im weiteren Sinne durch Assessments, Kategorisierung und Klassifizierung von gesundheitlichen Missständen zu komplettieren. Sie ergibt sich im Ganzen aus der Summe aller kommunikativen Methoden zur Gewinnung von therapeutisch relevanten Informationen innerhalb der Befundung (Assessments, ICF, MDBB, etc.).

Ziele der Anamnese belaufen sich auf die kommunikative Ergründung von Zuständen in vier grundlegenden Ebenen, die für die Physiotherapie ausschlaggebend sind. Die Verbindung zu den Säulen der ICF, ist hierfür zu beachten. Die kommunikative Zielsetzung in der Anamnese charakterisiert sich durch den Aufbau von Fragestellungen. Solche sind wiederum Grundbestandteil der spezifischen Anmanese-Tools (ICF, MDBB-Modell usw.). Auch der zeitliche Rahmen der Befragung (Anamnese) umfasst den Zeitaufwand der spezifischen Analyseverfahren. Die Beantwortungen der - aus alten Zeiten - sehr bekannten sieben „W-Fragen" stellt heutzutage bei weitem keine ausreichende Strategie mehr dar. Die biopsychosoziale Anamnese ist charakterisiert durch:

➤ Struktur,

➤ Aktivität,

➤ Partizipation,

➤ persönliche und umweltbezogene Einflüsse;

Der Schlüssel zum erfolgreichen Anwenden der Anamnese sind kommunikative Fertigkeiten (siehe: Kommunikation).

3.9 Literaturnachweise: Anamnese

1 Van Aken H (2007) Intensivmedizin. Thieme, Stuttgart

2 Kaiser P (2010) Religion in der Psychiatrie. Eine (un)bewusste Verdrängung? Vandenhoeck Ruprecht

3 Goebell H, Wagner J, Lohmann FW, Alexander M (1992) Innere Medizin. de Gruyter, Berlin

3.10. Kommunikation

3.10.1 Vier–Ohren-Model

Eines der bekanntesten etablierten Modelle im Zusammenhang mit Kommunikationsstrategie liefert das Werk des Psychologen Friedmann Schulz von Thun. Es ist weitverbreitet unter dem Namen: „Vier-Ohren-Modell". Im Grunde handelt es sich dabei um eine anwendbare Zusammenfassung von vier wesentlichen Ebenen die zur besseren Interpretation mittels Kommunikation verwendet werden können. Die einzelnen Inhalte sind:

➢ Sachinhalt,

➢ Selbstoffenbarung,

➢ Beziehung,

➢ Appell;

Mit deren Hilfe sollen Missverständnisse, die zu falschen Interpretationen führen, abgewandt werden. Er behalf sich bei der Entwicklung seines Modells an den Erkenntnissen des Psychologen Paul Watzlawick und dem Sprachtheoretiker Karl Bühler. Watzlawick fand heraus, dass jede ausgesprochene Information unter einem Beziehungs-und Inhaltsaspekt verstanden werden kann. Hier ist der Hinweis zur emotionalen Verzerrung interessant, den es gerade im Zusammenhang mit der Wahrheitsfindung zu limitieren gilt. [1] Brühler erläuterte im „Organon–Modell" die drei bedeutenden Funktionen: Darstellung, Ausdruck und Appell. [2]

3.10.2 Die vier Träger einer Nachricht:

➢ Selbstaussage → direkte Informationen über den Sprecher: was vermittelt er von sich selbst, was offenbart Jemand über sich?

➢ Beziehungsaspekt → auf die Beziehung gerichteter Aspekt: wie steht Jemand zu einer anderen Person?

➢ Sachaspekt → Sache wird beschrieben; Sachinhalt: worüber spricht Jemand?

➢ Appell → auf die Wirkung gerichteter Einwand: Was möchte mein Gegenüber von mir?

Die in vier Ebenen unterteilte Strategie hilft zu analysieren, zu beschreiben und zu interpretieren, wie zwei Kommunikationspartner zueinanderstehen. Die ausgetauschten Informationen bilden das entwickelte Modell. [2] Die Analyse der Informationen aus Nachrichten der Gesprächspartner bezeichnete der Verfasser als „Kommunikationsdiagnose". [2] Störungen in Form von Konflikten kommen dabei zustande, wenn die in der Kommunikation involvierten Parteien die einzelnen Ebenen unterschiedlich auffassen und wertschätzen (Abb. 1).

Abb. 1) Vier Träger einer Nachricht

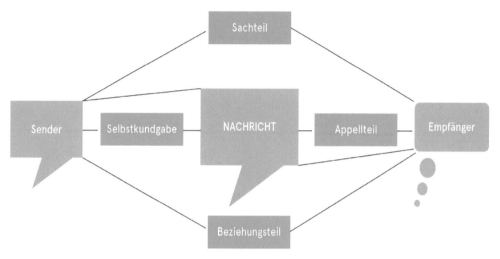

Nach Friedmann Schulz von Thun

3.10.3 Interpretation

Das folgende Beispiel nach Schulz von Thun zeigt ein Paar in einem Auto vor einer Ampel. Die Frau steuert das Auto und der nebenan sitzende Mann ruft: „die Ampel ist grün!" Die Frau antwortet darauf: „fährst du oder ich"? [2]

Diese Konversation kann auf die vier Ebenen interpretiert werden:

> ➢ Hinweis (Ampel schaltet auf grün → Sachebene),

> ➢ Aufforderung (fahr los! → Appellebene),

> ➢ Absicht (Frau soll vom Beifahrer geholfen werden),

> ➢ Demonstration einer Überlegenheit (Beziehungsebene zwischen Mann und Frau),

> ➢ Selbstoffenbarung (Beifahrer hat es eilig und ist angespannt);

Anhand der Auflistung ist zu erkennen, dass der Mann den Inhalt der Nachricht auf den Appell legt und die Frau dies dagegen als eine Art Herabsetzung oder Bevormundung versteht. Die Bevormundung stellt sich - gerade in der Physiotherapie - als häufig begangener kommunikationsstrategischer Fehler heraus. Das „Bewusstsein von Effekten" aus der eigenen Präsenz heraus, die beim Gesprächspartner hervorgerufen werden, gilt es zu überprüfen (siehe Kapitel: Entwicklungsverfahren).

Schulz von Thun erweiterte dieses Modell und benannte es „Vier–Ohren–Modell". Die Ohren stehen für die jeweilige Interpretation zur Deutung der Informationen. Das „Sach–Ohr", das „Beziehungs–Ohr", das „Selbstoffenbarungs-Ohr" und das „Appell-Ohr". [2]

3.10.4 Einteilungen nach Schulz von Thun

Die vier Einteilungen lassen sich nach dem Modell von Schulz von Thun wie folgt erklären:

> **Sachteil**

auf dieser Ebene werden vom Sprecher Sachverhalte und Fakten kommuniziert. Er widmet sich hier der Aufgabe seinem Gesagten Klarheit und Verständlichkeit hinzuzufügen. Hierzu analysiert er zur Überprüfung die Kriterien der Wahrheit (wahr/unwahr), der Relevanz (notwendig/belanglos) sowie der Vollständigkeit (ausreichend/lückenhaft). Je nach Vertrautheit und individuellem Objektivierungsgrad gelingt dies mehr oder weniger problemlos.

> **Selbstoffenbarungsteil**

Nahezu jede Äusserung innerviert zum Teil eine bewusste und gewollte Selbstdarstellung sowie auch eine unbewusste und unfreiwillige Selbstenthüllung. [3] Das erklärt warum jede Nachricht zur Interpretation der Persönlichkeit des Sprechers eingesetzt werden kann. Diese „Ich–Botschaften" werden vom Hörer sensibilisiert und bewirken eine Interpretation bezüglich des Sprechers.

> **Beziehungsteil**

Die Beziehungsebene fokussiert sich auf die Einschätzung des Verhaltens zwischen Sprecher und Hörer zueinander. Der Sprecher kann durch die Form seiner kommunikativen Präsentation (Gestik, Tonfall, Wortlaut, Stilmittel) Effekte bei seinem Gegenüber erzeugen (Wertschätzung, Wohlwollen, Verachtung) die er teilweise vorher bewusst kalkuliert hat. Unabhängig von dem was der Hörer wiederum aus dem Kommunizierten subjektiv interpretiert, gilt diese kommunikative Kalkulation bezüglich der zu erwirkenden Effekte. Zum anderen ausschlaggebenden Teil des kommunikativen Austausches erfolgen bei ihm die beziehungsorientierten Eigenschaften (er fühlt sich akzeptiert, herabgesetzt, respektiert oder motiviert).

> **Appellteil**

Wer appelliert (auffordert) will normalerweise etwas bewirken. Es ist im Grunde eine Motivation etwas zu tun oder sich auf etwas einzulassen. Diese Motivation kann hier natürlich auch eine Unterlassung als Ziel haben. So eine Einflussnahme kann versteckt oder auch offen kommuniziert werden. Verdeckte Aufforderungen sind Manipulationen. Offene Aufforderungen sind beispielsweise Bitten. Hier fragt sich der Hörer während seiner Analyse, was er/sie denken, empfinden oder tun soll. (siehe Kapitel: Schmerzphysiologie, Priming)

3.10.5 Gestörte Kommunikation

Ein Beispiel von Schulz von Thun zur Darstellung von Kommunikation, die durch Missverständnisse innerhalb der einzelnen Teile gestört wird, wurde im Folgenden als fachbezogene Grundlage verwendet.

Situation:

Ein Patient und ein Therapeut sitzen im Therapieraum. Der Therapeut fragt: „Treiben Sie regelmässig Sport?" und greift damit geistig anhand der Information, der Patient ist ein übergewichtiger Büroangestellter, vor.

Der Therapeut meint in dieser Situation:

Sachteil: Optik und gewisse persönliche Daten lassen auf Inaktivität schliessen.

Selbstoffenbarungsteil: Ich bin mir nicht ganz sicher, aber ich vermute er ist inaktiv.

Beziehungsteil: Sie (Patient) werden es wissen und können Klarheit verschaffen.

Appellteil: Sagen Sie mir ob meine Vermutung stimmt!

Der Patient versteht den Therapeuten in der gleichen Situation wie folgt:

Sachteil: Ich bin Büroarbeiter und mein BMI ist nicht ideal.

Selbstoffenbarungsteil: Ich könnte mehr Sport treiben.

Beziehungsteil: Sie sind schwach!

<u>Appellteil:</u> Trainieren Sie mehr, ich massiere Sie nicht!
Der Patient antwortet empört: „Wenn Sie denken, ich bin faul und müsste mit Training therapiert werden, suche ich mir eine andere Praxis!" [2]

Nachrichten beinhalten für Schulz von Thun erklärende (explizite) und empfindsam wahrgenommene Inhalte (implizite).

Ein jeweiliges Beispiel von Thun wären diese Konversationen:

➢ **erklärende Information:** „Es ist heiss draußen" (Sachteil); „Ich schäme mich" (Selbstoffenbarungsteil); „Du gefällst mir" (Beziehungsebene); „Hol mir ein Bier" (Beeinflussung);

Dieselben Inhalte können aber implizierend auch so interpretiert werden:

Eine Person kommt in das Zimmer und wischt sich die verschwitzte Stirn ab. Jemand umgeht den Blick des Anderen. Die eine Person umarmt die andere. Eine Person sagt: „das Bier ist leer". [2]

Nachrichten können stimmig und unstimmig interpretiert werden. Im stimmigen Fall müssen alle Inhalte in allen Teilen zueinander plausibel sein. Im Falle von Widersprüchen spricht man von unstimmigen Botschaften. [2] Im Zusammenhang mit dem eben aufgeführten Beispiel wäre die Botschaft unstimmig, wenn z.B. der Schwitzende einen Mantel und Schal tragen würde (Abb. 2).

Abb. 2) Gestörte Kommunikation

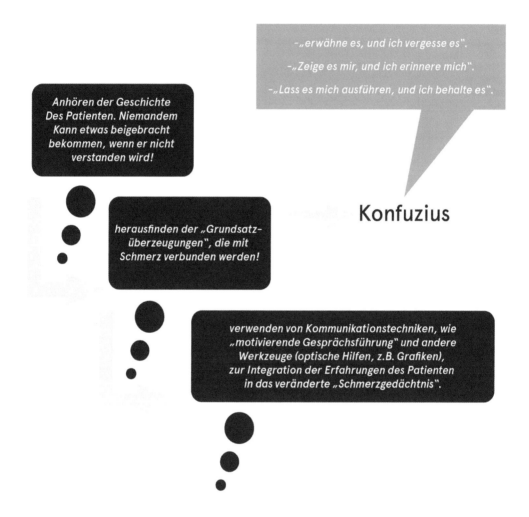

Passend für dem Patienten machen!

- „erwähne es, und ich vergesse es".

- „Zeige es mir, und ich erinnere mich".

- „Lass es mich ausführen, und ich behalte es".

Anhören der Geschichte
Des Patienten. Niemandem
Kann etwas beigebracht
bekommen, wenn er nicht
verstanden wird!

herausfinden der „Grundsatz-
überzeugungen", die mit
Schmerz verbunden werden!

Konfuzius

verwenden von Kommunikationstechniken, wie
„motivierende Gesprächsführung" und andere
Werkzeuge (optische Hilfen, z.B. Grafiken),
zur Integration der Erfahrungen des Patienten
in das veränderte „Schmerzgedächtnis".

3.10.7 Ausschlaggebende Kriterien zur Kommunikation

Umfassende Vorbereitung:

befassen Sie sich im Voraus ausführlich mit den bekannten Daten und Eigenschaften Ihres Gegenübers. Ein solides Wissen über den Gesprächspartner lässt Ihre Chancen zum Aufbau von Beziehung und Vertrauen sowie für den Erhalt weiterer Informationen steigen. [4]

Eröffnung des Gesprächs:

- ➤ positive Grundhaltung,

- ➤ Vorstellung (Name, Funktion),

- ➤ Initialisierung einer lösungsorientierten Gesprächsatmosphäre, lösungsorientierte Sprache verwenden (Sprache an das kommunikative Niveau des Gegenübers anpassen),

- ➤ erwähnen des Anlasses und Ziels des Gesprächs,

- ➤ Zeitfenster;

Bedarfsermittlung:

- ➤ erfassen der Gesamtsituation durch gezielte Verwendung von Fragen,

- ➤ Soll-Ist-Analyse und Identifikation weiterer Wünsche des Patienten,

- ➤ Wahrnehmung des Interesses aller beteiligten Akteure;

Argumentation:

- ➤ Konsens ermitteln, Nutzen aufzeigen,

- ➤ Argumentationsstrategie: auf Information und Nutzen bezogene Fragen verwenden;

Abschluss:

- ➤ Abmachungen fixieren, Folgemaßnahmen einläuten (nächster Termin…),

- ➤ bedanken und im Hinblick auf ein Wiedersehen verabschieden;

Einwände und Interessenssignale:

- ➤ direkt bearbeiten;

Ein unabdingbarer Bestandteil der erfolgsgekrönten Kommunikation entsteht durch die Vorbereitung. Dazu gilt es die folgenden Parameter zu beachten und im Vorfeld zu bearbeiten:

<u>Wo:</u>

> Wo findet das Gespräch statt?

<u>Wie viel:</u>

> Welcher Zeitraum steht für das Gespräch zur Verfügung? Wie viel Zeit ist je kalkuliertem Bearbeitungspunkt gegeben?

<u>Wer:</u>

> Wer ist beteiligt?

<u>Wann:</u>

> Wann findet das Gespräch statt?

<u>Was:</u>

> Welche Interessen haben die Beteiligten?

> Was ist das eigene Gesprächsziel, welches das Rückzugsziel?

> Was ist die derzeitige Argumentation?

<u>Welche:</u>

> Welche Einwände könnten kommen?

> Welche Unterlagen brauchen Sie?

> Welche Handlungsvariationen sind verfügbar?

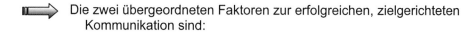 Die zwei übergeordneten Faktoren zur erfolgreichen, zielgerichteten Kommunikation sind:

> Sympathie und

> Authentizität;

3.10.8 Leitfaden der Gesprächsführung

1. Gesprächseröffnung:

Hinweis auf Gesprächsatmosphäre und Körpersprache:

> Blickkontakt,

> Mimik,

> Gestik,

> Körperhaltung;

Sprache:

> aktives Zuhören,

> deutliche Sprache,

> Patienten nicht unterbrechen,

> „Killerphrasen" (Verängstigungen, Utopien, Überforderung) vermeiden,

> zielorientierte Sprache

2. Bedarfsermittlung:

> Welche Formen von Fragen werden verwendet (offene oder geschlossene)?

> Aktuellen Zustand des Patienten erfassen,

> Beweggründe des Patienten erkennbar?

> Weiteren Bedarf geweckt?

> Weniger gefragt als gesagt?

3. Argumentation:

> Den Patienten kurz informiert (Quantität nach Qualität)?

> Das passende Nutzenargument ausgewählt (auf das Patientenmotiv gerichtet)?

> Einbeziehende Fragen gestellt (Rückmeldung)?

4. Abschluss:

> Abmachung einer klaren Vereinbarung (z.B. weiterer Termin, Hausaufgaben)?

> Zusammenfassung der essentiellen Gesprächsinhalte?

5. Umgang mit Einwänden:

> Wie definiert sich der Einwand?

> Wird der Einwand analysiert?

> Angewendete Strategie?

> Probleme bei der Bearbeitung von Einwänden?

6. Wirkung des Beraters:

Nonverbal:

> Positive offene Ausstrahlung,

> Körpersprache;

Verbal:

> Partnerschaftliche Gesprächsführung,

> lösungsorientierte Strategie,

> kurze und informative Formulierungen;

 Offene Fragen sind beonders geeignet um ein Gespräch das ins Stocken kommt wieder neu anzutreiben, da die Fragestellung nicht mit einem „Ja" oder „Nein" beantwortet werden kann. Im Gegensatz zu den geschlossenen Fragen, die mit „Ja" bzw. „Nein" beantwortet werden können. Geschlossene Fragen eigenen sich sehr gut, um ausschweifende Erzählungen des Patienten zu unterbinden, die aktuell nicht zielführend sind. Andersherum können sehr zurückhaltende Gesprächspartner mit offenen Fragen zur intensiveren Interaktion gebracht werden. Es gilt also zu analysieren welches Frageprofil (geschlossen/offen) in der jeweiligen Situation angebracht ist.Beispiel zu geschlossenen und offenen Fragen:

> ➢ Nehmen Sie Medikament? Antwort Ja/Nein (geschlossen);

> ➢ welche Medikamente nehmen Sie? Antwort Bedarf mehr als Ja/Nein (offen);

3.10.9 Kommunikative Störungen, die den Therapieerfolg negativ beeinflussen

> ➢ Konditionierung → Beziehungs-/Erwartungsebene (wie ist Jemand informiert, geschult oder umgeben → meist chronifiziert),

> ➢ Intelligenz (Auffassung) → fachliche, informative Interpretation (logisches Denkvermögen, Vorstellungskraft, kognitives Niveau),

> ➢ sprachliche Qualität → Verständlichkeit, Umsetzungsfähigkeit
> (anhand des Verstandenen richtig handeln);

Das Ausbleiben eines oder mehrerer der genannten Kriterien kann die Qualität der Diagnostik und der Therapie stark verringern. Die oftmals anzutreffende fehlerhafte Konditionierung, also Einstellung von Menschen die an einem gesundheitlichen Missstand leiden, zeigt sich unter anderem in der Chronifizierung. Der Zusammenhang wird von den ausführenden medizinischen Fachleuten nicht selten selbst innerviert. Daher empfiehlt sich eine klare Einhaltung validierter und signifikanter Methoden in Form von evidenzbasierten Leilinien, um keine unnötigen Konditionierungen zu provozieren (siehe Kapitel: Schmerzphysiologie, Wissenschaft). [4]

Die Nutzung der Intelligenz bzw. Sozialkompetenz des Patienten kann für das Gelingen der Therapie eine wichtige Schlüsselrolle einnehmen. Wenn Anweisungen leichter umgesetzt sowie Informationen besser verstanden werden, steigt die Wahrscheinlichkeit einer reibungslosen Mitwirkung und damit auch die erfolgreiche Umsetzen von Selbstmanagement-Programmen. Weiterhin verläuft die Therapie in diesem Fall auch zeitlich effizienter, da Rückschläge durch mangelndes Verständnis ausbleiben und gewünschte Umsetzungen schneller eingeleitet werden können.

Die Sprachbarriere ist ein allgegenwärtig bekanntes Problem in vielen beruflichen Tätigkeiten und Interaktionen. Insbesondere können dahingehend wichtige Analyseverfahren, beispielsweise Assessments, nicht präzise angewendet und ausgewertet werden.

3.10.10 Verbale und nonverbale Fehler

Vermeidung von nonverbalen und verbalen Faktoren, die der Überzeugungskraft und Professionalität im Weg stehen.

Art und Weise zu sprechen:

- ➢ Stimmlage intensiviert sich gegen Ende des Satzes (Zeichen für Unwissenheit),

- ➢ zu schnelles sprechen.

- ➢ Lautstärke verringert sich,

- ➢ überdeutliche Betonung;

Nonverbal:

- ➢ Schüchternheit, Blick in Richtung Boden,

- ➢ Schultern zusammenziehen,

- ➢ Achselzucken,

- ➢ Sich klein machen,

- ➢ Lächeln, wenn es nicht passt,

- ➢ Kopf einziehen;

Verbal:

- ➢ Vermeidung von Formulierungen wie: "Ich denke, man könnte", „sollten wir nicht"

- ➢ unechte Verneinungen vermeiden,

- ➢ Zusätze wie „vielleicht", „eigentlich", „ziemlich" unterlassen

3.11 Literaturnachweise: Kommunikation

1 Bühler K (1978) Sprachtheorie. Ullstein, Frankfurt/M, Wien

2 Schulz von Thun F (Juli 2016) Störungen und Klärungen. Rowohlt Taschenbuch Verlag, Reinbek bei Hamburg.

3 Watzlawick P, Beavin JH, Jackson DD (1969) Menschliche Kommunikation. Formen, Störungen, Paradoxien. PsycCRITIQUES 15:8

4 Luft J (1969) Of human interaction. Mayfield, Palo Alto, California

3.12 Palpation

3.12.1 Kritik der Palpation

Die Palpation ist in der Physiotherapie grundsätzlich ein sehr bekanntes Diagnosemittel und wird flächendeckend angewendet. Wir gehen daher nicht weiter auf die gängige Art und Weise der Palpation ein. Stattdessen möchten wir die Frage ergründen, ob sie wirklich noch als ein adäquates Mittel zur diagnostischen Einschätzung bewertet werden kann? Möglicherweise sind andere modernere Untersuchungsmöglichkeiten innerhalb der Physiotherapie weitaus notwendiger und genauer?

Physiotherapeuten sind häufig der Meinung es wäre möglich spezifische körperliche Strukturen ertasten und sich somit einen klaren Eindruck über deren Beschaffenheit aneignen. Insbesondere im Verlauf der Wirbelsäule, speziell an den knöchernen Segmentstrukturen, geht man gerne von der Genauigkeit solcher Testungen aus. Nun liegen Strukturen wie z.B. ein Querfortsatz der Wirbelsäule, unter einer enormen Schicht von Weichteilgewebe vergraben. Eine so dicke Schicht aus Muskeln, Binde-und Fettgewebe zu durchtasten und dann noch Schlüsse auf die Positionierung tiefgelegener Strukturen zu schliessen, sollte zumindest die Frage aufwerfen: „Ist das möglich"? Um das zu beantworten benötigt man zunächst ein Messkriterium. Hierfür eignet sich wie bei allen diagnostischen Methoden die sogenannte „Testvalidität" (siehe Kapitel: Wissenschaft, wissenschaftliche Gütekriterien). Wissenschaftliche Untersuchungen haben dazu beigetragen diese Frage daran angelehnt zu beantworten und eine klare Richtung vorzugeben. Hierfür lassen sich folgende Argumente aufführen:

> ➤ Die Palpation ist eine nur unzureichend, valide Messung, [1-4]

> ➤ Die Genauigkeit der Palpation von z.B. L5 beträgt nur 45-61% (L5 wird als leicht zu ertastende Struktur angesehen, was einer so wenig genauen Detektion eigentlich nicht entsprechen dürfte); [1-4]

Anhand solcher Erkenntnisse lässt sich festhalten, wie sehr die Genauigkeit der Palpation dabei einem Münzwurf ähnelt. Diagnostische Hypothesen die in Folge von Palpationsergebnissen getätigt werden, sind extrem kritisch zu hinterfragen. Stattdessen empfiehlt es sich weit mehr auf diagnostische Möglichkeiten wie dem unten angeführten „MDBB–Modell" zu vertrauen.

3.13 Literaturnachweise: Palpation

1 Billis EV, Foster NE, Wright CC (2003) Reproducibility and repeatability: errors of three groups of physiotherapists in locating spinal levels by palpation. Manual therapy 8:223–232.

2 Simmonds MJ, Kumar S (1993) Health care ergonomics Part II. International Journal of Industrial Ergonomics 11:145–151.

3 Haneline MT, Young M (2009) A review of intraexaminer and interexaminer reliability of static spinal palpation: a literature synthesis. Journal of manipulative and physiological therapeutics 32:379–386.

4 Merz O, Wolf U, Robert M, Gesing V, Rominger M (2013) Validity of palpation techniques for the identification of the spinous process L5. Manual therapy 18:333–338.

3.14 Mehrdimensionales Belastungs- und Belastbarkeitsmodell (MDBB):

3.14.1 MDBB Grundlagen

Das MDBB ist ein auf den biopsychosozialen Erkenntnissen aufgebautes Analysesystem und wurde zunächst im Jahre 1990 in den Niederlanden eingeführt. Das geschah ca. ein Jahr nach der stark in den Fokus gerückten ICF. Die grundlegenden Ebenen auf denen das MDBB aufgebaut ist, basieren auf denen der ICF (Aktivität, Soziales, Partizipation, Struktur). Man integrierte die wichtigen Basisfaktoren der ICF in das MDBB-Modell die vermitteln, dass Gesundheit dann existiert, wenn sich der individuelle Zustand permanent in einem Gleichgewicht befindet. [1] Dazu zählen:

➢ körperliches,

➢ soziales

➢ und seelisches Wohlbefinden.

Im Rahmen des MDBB wird also der Mensch als biopsychosoziale Einheit betrachtet. Eine wissenschaftliche Untersuchung der Universität Bochum aus dem Jahr 2016 erläutert einmal mehr die Notwendigkeit der Einbeziehung von Stressfaktoren in die Diagnostik und die Relevanz der entsprechend aktivierenden Beratung. Im Zuge dessen wurde durch Training die Kognition (Lerneffekt) verbessert, was u.a. auf die Stressreduktion zurückzuführen ist. [2] Der Mensch als biopsychosoziale Einheit steht in ständiger Interaktion mit seiner Umgebung und den hieraus eintreffenden Reizen in Form von Informationen mit vielerlei individueller Zuordnung. Solche Einflüsse ermöglichen im Grunde eine von evolutionärer Seite aus unumgängliche Relevanz. Sie halfen und helfen zur langsamen und plötzlichen Anpassung auf eine sich verändernde Umwelt. Bei Irritationen des neurologischen Gleichgewichts (siehe Kapitel: Schmerzphysiologie) kann zunächst eine Hypersensibilität gegenüber der einfliessenden Reize entstehen, die damit zu belastbarkeitslimitierenden Einschränkungen auf körperlicher Ebene führen können. Daraus ergibt sich der Nutzen dieser Herangehensweise und stellt durch die psychosoziale Orientierung einen wichtigen Faktor dar. Das Modell dient daher dazu, Aufmerksamkeit für Limitationen der Gesundheit aus der Peripherie und dem psychosozialen Umfeld zu ermöglichen.

Interessante Fakten zur Entstehung des MDBB und auch grundlegend im Hinblick auf die psychosoziale Notwendigkeit lassen sich bis auf die 1970er Jahre zurückführen. Man sollte auch hier darauf hinweisen, dass solche Strategien und Modelle nicht in der Rubrik „Neuigkeiten" oder „Start up" einzuordnen sind. Die Veränderung der Physiotherapie, wobei das Denken über Belastbarkeit und Belastung mehrere Kriterien umfasst, begann im internationalen Vergleich schon vor längerer Zeit. Die moderne Schmerzphysiologie (siehe Kapitel: Schmerzphysiologie und Therapiestrategien, Coping) bestätigt aktuell sämtliche Grundlagen aus dem im MDBB und der ICF vertretenen Ebenen.

3.14.2 Kriterien des MDBB:

Die Definition „mehrdimensional", weist auf die oben genannten verschiedenen Ebenen hin (Aktivität, Soziales, Partizipation und Struktur). Sie werden meist kombiniert wahrgenommen und stehen miteinander in Verbindung. Jede der drei Grundsäulen (Bio–Psycho–Sozial) enthält wiederum eigene Subdimensionen. Die Belastbarkeit eines Menschen liegt eng an der schon 1947 entwickelten Definition der WHO für Gesundheit. Sie wird allgemein limitiert durch das Missverhältnis aus eintreffenden Reizen (Belastung) und der Kompensationszeit (Entlastung). Die Belastung wird geprägt durch psychosoziale Missstände und biologische Folgeprozesse. In Anbetracht darauf bezogener Kenntnisse ist auf die Notwendigkeit psychologischer Grundkenntnisse hinzuweisen (siehe Kapitel: Therapiestrategien; Entwicklungsverfahren).

3.14.3 Definition von Belastung und Belastbarkeit

Unter Belastbarkeit versteht man die maximal tolerierbare Last (auch psychologisch). Woraus sich auch die Bilanz ergibt wie lange und häufig man belastet werden kann. Diese Definition und deren spezifische Zuordnung ergeben sich aus den Einflüssen der Umwelt und der eigenen Person. Hier stellt sich die Frage, wie lange, häufig und weit Jemand solche Reize bewältigen kann, ohne dem Verlust des Gleichgewichts zwischen Belastung und Belastbarkeit. Als limitierende Faktoren gelten z.B. die Genetik, das Alter und das Geschlecht. Besonders die Inaktivität kann als Ursache für die dauerhafte Reduktion der Belastbarkeit genannt werden und ist durch spezielle Strategien physiotherapeutisch relevant optimierbar. Eine Hauptursache für die Überlastung eines Individuums ist Stress. Hierbei handelt es sich um einen Zustand, der die eintreffende Belastung größer interpretieren lässt als die aktuell angenommene Belastbarkeit.

3.14.4 Ziele des MDBB

Das MDBB hat zunächst unter der Vermittlung eines Therapeuten die Aufgabe, Menschen einen Überblick zu geben und zu erkennen wo die Grundlagen für einen Missstand liegen. Normalerweise befinden sich gesunde Menschen im Einklang zwischen Belastung und Belastbarkeit. Das lässt sich feststellen wenn sie in allen drei Ebenen der Gesundheitsdefinition solide agieren können. [3] Bei einer Überstrapazierung und somit einer Steigerung der Belastungsseite, bei gleichbleibender Belastbarkeit, kommt es möglicherweise zu Krankheitszuständen auf diesen Ebenen. Sie legen die Grundlage für den Therapeuten, um dem Patienten zu verdeutlichen woran das Missverhältnis liegt. Des Weiteren sollen nachfolgend Strategien entwickelt werden um Missstände erstens zu verringern und zweitens zu bewältigen. Der Mensch ist fähig, sich bei richtiger Begleitung in Bezug auf sein Verhältnis zwischen Belastung und Belastbarkeit psychisch und verhaltensorientiert zu ändern. [1,4-6] Dazu eignen sich stufenweise orientierte, belastbarkeitsoptimierende Programme, die unter Vermittlung von „Selbstmanagement" die notwendige Belastbarkeit zurückgewinnen lassen (siehe Kapitel: Therapiestrategien, Coping, Graded-Programme). Eine wichtige, praktische Empfehlung hierzu ist die Fokussierung von Gesprächen über die Krankheit bzw. den Missstand mit dem Betroffenen. Das stellt die Grundlage für die späteren erfolgsbestimmenden Reflexionseinheiten.

Schlussendlich soll der diagnostische Prozess mit Hilfe des MDBB dem Therapeuten helfen, solide und schlüssige Aussagen auf folgende Fragen zu bekommen:

> ist die Überweisung zur Physiotherapie korrekt?

> Welche physiotherapeutischen Zielsetzungen gibt es für diesen individuellen Patienten?

> Mit welchen physiotherapeutischen Strategien sind diese Ziele zu erreichen?

> Wer wird der behandelnde Therapeut?

Einen der wohl zentralsten Punkte aus diesen Punkten stellt die Frage nach der vom Arzt injizierten Überweisung dar. Es ist von enormer Bedeutung jenen Punkt sachlich und professionell, mit fundierten wissenschaftlichen und logischen Kenntnissen zu beantworten (siehe Kapitel: Wirtschaft im Zusammenhang mit Wissenschaft; Wissenschaft).

Die Fragestellung kann anhand essentieller gegebener oder nichtgegebener Genesungsgrundlagen diskutiert werden:

> Kann der Patient sein Gesundheitsproblem selbständig lösen?

> Kann beim selbstständigen Lösen des Missstandes davon ausgegangen werden, dass der Betroffene alle relevanten Möglichkeiten ausreichend nutzt?

> Warum geht der Therapeut davon aus, dass der Patient keinen Erfolg hat, seinen gesundheitlichen Missstand zu lösen oder dazu nicht alle relevanten Möglichkeiten nutzt?

> Erwartet man, dass die hemmenden Faktoren für das selbständige Verbessern des gesundheitlichen Zustandes beeinflussbar sind?

> Ist der Physiotherapeut derjenige, welcher die limitierenden Faktoren für die Genesung eliminieren oder verringern kann?

Bei einer weiteren physiotherapeutischen Behandlung nach Beantwortung dieser Fragen sollten einige weitere Überlegungen in den Fokus rücken.

Die Dominanz der einzelnen Therapie-Therapiestrategien ist abhängig von den unterschiedlichen Faktoren die das Gesundheitsproblem beeinflussen. Vor allem bei genesungshemmenden Kriterien, die aus der Richtung „Verhalten" entstehen, empfehlen wir intensive Einheiten der Beratung, Motivation und Reflexion.

3.14.5 Umsetzung des MDBB in den physiotherapeutischen Praxisalltag

Im Grunde ist der Physiotherapeut die Person im Rahmen der biopsychosozialen Medizin, dessen Therapie sich zur Limitierung hemmender Faktoren auf die Funktionalität des Patienten bezieht. Das Verhältnis oder Missverhältnis zwischen Belastung und Belastbarkeit kann sich beispielsweise auf die maximal geduldete Intensität beziehen. In diesem Zusammenhang würde sich das „graded-balance-Programm" Programm zur Therapie eignen. Bei Missverhältnissen zwischen Belastung und Belastbarkeit, bezogen auf die Durchführungszeit einer Aktivität, eignet sich das „graded-activity-Programm". Ebenfalls zur Therapie eines Ungleichgewichts zwischen den genannten Belastungsparametern, im Hinblick auf eine Störung durch Angst, eignet sich das „graded-exposure-Programm" (siehe Kapitel: Therapiestrategien, Graded-Programme). Dazu sollte der Therapeut aber zunächst notwendige Grundqualitäten beherrschen. Die professionelle Physiotherapie verlangt in diesem Zusammenhang folgende Kriterien:

➢ methodisches Handeln; [7, 8]

➢ Zielorientiertheit

➢ Bewusstsein (der Therapeut kennt seine Werte und Kompetenzen. Er weiß wie er auf die Normen und Werte des Patienten zu reagieren hat. Er baut eine Beziehung auf und ist sich seines Handelns bewusst. Er kennt die essentielle Bedeutung der Interaktion);

➢ Systematik (eine logische Herangehensweise strukturieren);

➢ Plausibilität (das therapeutische Handeln muss auf logischen wissenschaftlichen Grundlagen basieren die einen klaren Zusammenhang zum definierten Effekt und zur Indikation herstellen);

➢ Prozessorientierung (der Therapeut kann sein Handeln auf Veränderungen, die während der Therapie auftreten, anpassen ohne das logische Ziel aus den Augen zu verlieren);

Der Physiotherapeut sollte im Rahmen der Untersuchung fundierte Antworten auf folgende Fragen geben können: [3]

> Welche Faktoren haben das Gesundheitsproblem des Patienten verursacht?

> Was ist die Art des Gesundheitsproblems?

> Welche Auslöser bestimmen die Sorgen des Patienten?

> Gibt es Muster bzw. einen normalen oder abweichenden Verlauf des Gesundheitsproblems von der „Norm"?

Die aufgeführten Fragen liefern Schlussfolgerungen auf die Situation des Patienten und lassen Muster erkennen, die für gewisse Kategorisierungen (Flaggensysteme) relevant sind. Ähnliche Vorteile erhält man durch themenbezogene Assessments (STarT-Back-Screening-Tool, PICKUP stratification and education – tool, Oswestry, DASH, etc.). Weiterhin lassen sich Informationen erkennen, die auf heilungslimitierende Richtungen hinweisen. [9]

Im Entwicklungsverlauf der physiotherapeutischen Diagnostik stellt sich in der Praxis oftmals die Frage: „welcher Therapeut ist für die jeweilige Therapie am besten geeignet"? Hier liefert die moderne Physiotherapie zunächst eine klare Antwort: es gibt keinen Spezialisten im althergebrachten Sinne mehr. Früher folgte man weitestgehend der Annahme ein Therapeut mit langer, manueller Erfahrung würde ein diesbezügliches Leistungskriterium erfüllen. Mittlerweile gibt es stattdessen akademische Fachrichtungen die nach dem Bachelorstudium im anschliessenden Masterstudiengang ausgeprägt werden. Einige Beispiele hierzu sind: Neurologie in der Physiotherapie, Sporttraumatologie oder internistische Physiotherapie; es gibt also Fachleute, welche weltweit gleichgestellte, fachbezogene Ausbildungen und wissenschaftliche Kenntnisse haben, die zur spezifischen Wahl der Therapie herangezogen werden können. Neben den rein fachlich, orientierten Argumenten für die vernünftig, zusammenhängende Wahl zwischen Patient und Therapeut ergeben sich auch wertvolle Merkmale im psychosozialen Rahmen. Hier ist vor allem die Qualität der Interaktion in den Vordergrund zu rücken (siehe Kapitel: Entwicklungsverfahren). Anhand unterschiedlicher, praxisrelevanter Situationen wird in diesem Buch immer wieder auf die Relevanz der Vertrauensbildung und der dazu verhelfenden Beziehung zwischen Patient und Therapeut eingegangen. Der/die Therapeut/in, der/die mit dem Patienten in jener Hinsicht am besten agieren kann, stellt einen zu beachtenden Faktor zur betreuerischen Wahl und zur Genesung dar.

3.15 Literaturnachweise: MDBB

1 van Vonderen A (2005) Mehrdimensionales Belastungs-Belastbarkeits-Modell. Manuelle Therapie 9:230–236.

2 Dinse HR, Kattenstroth JC, Lenz M, Tegenthoff M, Wolf OT (2016) The stress hormone cortisol blocks perceptual learning in humans. Psychoneuroendocrinology 77:63–67.

3 van Zutphen H, Müller-van den Berg C (2001) Nederlands leerboek der fysische therapie in engere zin. Elsevier gezondheidszorg, Maarssen.

4 Mol A, Lieshout P (1985) Ziek is het woord niet. Medicalisering, normalisering en de veranderende taal van huisartsgeneeskunde en geestelijke gezondheidszorg,. Nijmegen

5 Engel GL (2012) The need for a new medical model: a challenge for biomedicine. Psychodynamic psychiatry 40:377–396.

6 Uexküll T, Mulder H (1980) Fundamentele problemen van de psychosomatische geneeskunde. Orion; Gottmer, Brugge, Nijmegen.

7 Ader R, Felten O (1990) Psychoneuroimmunology. Tweede druk. New York: Academic Press

8 Jones MA (1992) Clinical reasoning in manual therapy. Physical therapy 72:875–884.

9 Hagenaars LHA, Bos JM (1998) Fysiotherapie bij patienten met rugklachten. Nederlands tijdschrift voor geneeskunde 14(1):25-29.

3.16 Internationale Klassifikation der Funktionsfähigkeit, Behinderung und Gesundheit (ICF)

3.16.1 ICF Grundlagen

Laut WHO ist Gesundheit ein Zustand des „vollständigen körperlichen, geistigen und sozialen Wohlergehens und nicht nur das Fehlen von Krankheit oder Gebrechen". Die ICF ist eine Weiterentwicklung der 1980 entwickelten ICDH (Internationale Klassifikation der Schädigung, Fähigkeitsstörung und sozialer Beeinträchtigung). Die ICIDH wurde von der ICF im Jahr 2001 offiziell abgelöst. Schon damals haben 191 Länder die ICF als Standardinstrument akzeptiert. Die Entwicklung der ICF begann bereits im Jahr 1993. An ihrer Vervollständigung arbeiteten ca. 1800 Experten aus 65 Nationen. [1] Somit ist die Klassifikation der ICF ein weltumspannendes Projekt das ein Resultat aus jahrzehntelanger Arbeit widerspiegelt.

Die ICF wird als wichtiger Schritt von einer biomedizinischen Sichtweise von gesundheitlichen Problemen, hin zu einer biopsychosozialen Herangehensweise gesehen. [2] Ein solches Vorgehen ist notwendig um eine komplexe Problematik bestmöglich versorgen zu können. [1-8] Um Funktionen des Menschen messen zu können wird ein einheitliches System benötigt und bevorzugt, welches der Rahmen der ICF bietet. Er bildet die Grundlage eines Vergleiches des Ist/Soll Zustandes, einer Verlaufsdokumentation und einer prognostischen Einschätzung der Probleme. [9] Die biologischen, sozialen, und individuellen Aspekte eines Menschen finden hier einen Versuch der Klassifizierung, um eine multidirektionale Diagnostik und Intervention mit möglichst gutem Outcome zu erzielen. [10] Gerade weil die Konsequenzen einer Erkrankung, Behinderung oder Einschränkung so unterschiedlich sind, bildet die ICF den zentralen Ansatzpunkt daran zu arbeiten. [11-12]

Sie selbst wird als Instrument der fach-und länderübergreifenden Kommunikation von gesundheitlichen Problemen angesehen und bietet eine gute Validität. [1,2] Diese wird bei standardisierten Messinstrumenten bevorzugt, um sie überprüfbar zu gestalten (siehe Kapitel: Wissenschaft). [13,14] Hinsichtlich der effektivsten Diagnostik und Intervention ist die ICF ebenfalls ein Mittel der Wahl, um die notwendige Kommunikation zu gewährleisten. [3-6,15,16] Die sich daraus ergebende notwendige gemeinsame Sprache zur besseren Beschreibung des Gesundheitszustandes zwischen Fachleuten, Forschern, Politikern und auch der Öffentlichkeit von Menschen mit Behinderung und Einschränkung des Gesundheitszustandes dient nicht nur als Verschlüsselungssystem. Auch soll die ICF eine wissenschaftliche Grundlage für das Verständnis der mit der Gesundheit zusammenhängenden Zustände liefern. Die intra-und interprofessionelle Kommunikation zwischen Betroffenen und an der Diagnostik und Intervention beteiligten Parteien, kann durch die ICF Dokumentation deutlich verbessert werden. [3-6]

Zusätzlich entsteht durch die Anwendung der ICF-Dokumentation ein einfacherer Datenvergleich zwischen Ländern und Berufsgruppen. So wird eine optimale Grundlage für die Gesunderhaltung oder Wiederherstellung von gesundheitlich, eingeschränkten Personen gewährleistet. [1]Die ICF besteht Grundlegend aus zwei Teilen die sich wie folgt gliedern: [17]

1.Teil: Körperfunktion, Körperstruktur, Aktivität und Partizipation;

2.Teil: kontextbedingte   Merkmale,   umweltbedingte   und   persönliche Faktoren;

Für den 1. Teil besteht bereits eine Vielzahl an Beurteilungs-und Klassifikationskriterien, wohingegen sich der 2. Teil noch in Bearbeitung befindet.Sie besteht insgesamt aus 1424 Kategorien die jedoch im Alltag nicht alle benötigt werden. [18] Es existieren mehrere Ebenen die unterschiedliche, alltagsrelevante Bereiche darstellen. Die zweite Ebene (Kurzversion, "core set") bildet hier den für die Dokumentation und Kommunikation effizientesten Weg hinsichtlich der Ebenen. [19] Um zwischen subjektiver Sichtweise der Patienten und dem möglichst objektiven Erfassen der Probleme unterscheiden zu können gibt es die ICF-Form "RPS". [20] Die RPS-Form der ICF besteht aus einer Spalte der subjektiven Wahrnehmungen des Patienten und die möglichst objektive Einschätzung dieser aus Sicht der diagnostisch tätigen Berufsgruppe.

Die Limitierungen der aktuellen ICF-Klassifikation kann dahingehend bezeichnet werden, dass eine falsche Interpretation durch eine unterschiedliche Bewertung von Krankheitsbegriffen zwischen Patient und Therapeut besteht. Hier kann als Beispiel der Begriff „mittelstark" eine VAS (verbale-/visuelle analog-Skala) Bewertung von „7" oder eine Bewertung von „3" bedeuten. Ein weiterer Punkt der aus der ICF nicht klar hervorgeht, ist aus subjektiver Sicht überhaupt sehr schwer messbar zu machen. Die Verdeutlichung der Variablen (Bezugspunkte) welche Anteil an der Behinderung und Einschränkung haben könnten ist nicht immer klar ersichtlich anzuführen. [1] Auch die persönlichen Faktoren, die eine immer stärkere Gewichtung im biopsychosozialen Modell erfahren, können aktuell aufgrund der grossen Bandbreite von soziokulturellen Unterschieden noch nicht abschliessend und hochwertig klassifiziert werden. [21] Die sehr komplexe und vielfältige Interaktion von Einschränkungen und Behinderungen im Kontext mit sozialen, persönlichen oder beruflichen Merkmalen erfordert weniger eine lineare Denkweise als eine die in Netzwerken stattfindet. [11] So verursacht A nicht immer B, welche die Problematik C bestimmt.

Die ICF ist also ein Klassifizierungsinstrument zur Beschreibung des funktionalen gesundheitlichen Zustands der Behinderung, der sozialen Beeinträchtigung und der essentiellen Umweltfaktoren von Menschen. Der spezifische Kern der ICF wird unter den folgenden partiellen Einteilungen definiert:

➢   Körperfunktionen und Körperstruktur,

➢   Aktivitäten und gesellschaftliche Integration,

➢   Umweltfaktoren;

Sie stellt eine Erweiterung der schon 1980 von der WHO erstellten biopsychosozialen Orientierung für die Analyse der darunterfallenden Informationen dar (ICDH = International Classification of Impairments, Disabilities and Handicaps). Die Ausrichtung war intensiver und spezifischer auf Krankheit abgestimmt. Impairment – Schädigung. Disability–Fähigkeitsstörung. Handicap – soziale Beeinträchtigung;

Die markantesten Begriffe aus der ICDH, wurden in der ICF ausgetauscht: Handicap – jetzt: Disability (Behinderung), was die übergeordnete Bezeichnung für alle drei Faktoren darstellt Die gesetzliche Verbindung der ICF steht im Sozialgesetzbuch neun (SGB IX, Rehabilitation und Teilhabe behinderter Menschen) niedergeschrieben und stellt die gemeinschaftliche Empfehlung nach § 13 SGB XI für die „Durchführung von Begutachtungen der Bundesarbeitergemeinschaft für Rehabilitation" dar. [21]

Trotzdem wenden viele physiotherapeutische Ausbildungen immer noch sehr wenig Zeit bezüglich der Unterrichtung notwendiger biopsychosozialer Untersuchungen, insbesondere der ICF auf. Vor allem stellt weiterhin die nicht ausreichende Umsetzung in den praktischen Alltag einen Hinweis zum Überdenken des therapeutischen Handelns dar. [23] Im Folgenden werden die wesentlichen Inhalte und die praktische Relevanz der ICF verdeutlicht.

Zur genaueren Erläuterung der Inhalte aus der ICF beziehen wir uns zunächst auf den damit zusammenhängenden Begriff von „Gesundheit" nach WHO:

„Gesundheit ist ein Zustand des vollständigen körperlichen, geistigen und sozialen Wohlergehens und nicht nur das Fehlen von Krankheit oder Gebrechen".

„Behinderung ist der Überbegriff für Einschränkung, Limitationen der Aktivität und Partizipationseinschränkungen".

Anhand der Definition sollte klar auf die Details geachtet werden und auf die Freizügigkeit vermeintlicher logischer Denkfehler. Solche können leicht durch das Instrument des Widerspruchs und der Rückkopplung erkannt werden. Sie zeigen einen deutlichen Hinweis zur biopsychosozialen Orientierung in der therapeutischen Medizin. Wenn ein gesundheitlich, optimaler Zustand so erklärt wird, dass jegliche Form eines Missstandes abzulehnen ist und die Relevanz zur medizinischen Behandlung darstellt, sollten solche Mängel zu den optimalen Zuständen zumindest richtig behandelt werden. Denn nach jener Definition ist im Sinne der Rückkopplung jede/r krank, die/der nicht einen optimalen, geistigen, sozialen als auch körperlichen Zustand für sich in Einklang bringen kann oder möchte. Das wirft die grosse Frage auf:

„wer kann und soll das im Sinne einer medizinischen Behandlung bezahlen"?

Wie soll das finanziert werden – ist das volkswirtschaftlich möglich und könnte man den hierbei fast idealistisch geprägten Begriff von Gesundheit überhaupt erreichen? Trotz der klar zu beantwortenden Fragen mit „nein", findet in Deutschland immer noch keine flächendeckende Umsetzung der ICF statt. Warum werden gerade hier so grosse, praktische Umsetzungsprobleme festgestellt? Warum werden Ausbildungsprogramme nicht auf die damit einhergehenden Notwendigkeiten verändert und was sind die Hindernisse dafür innerhalb der mitentscheidenden Bildungspolitik? Schutz der Komfortzone und Angst sie zu Lasten einer nahezu vollständigen Umorientierung zu verlieren? Vermutlich ist für den Entwicklungstopp von allem ein wenig involviert. Die weitläufige Bedeutung von Krankheit für Individuen steht gerade in der therapeutischen Medizin oft nicht im Einklang zur Realität. Eine spezifisch-strukturelle Interpretation ist häufig unzutreffend, was einen deutlichen Wechsel zur Klassifikationsmethodik nach ICF mit sich bringen müsste. Die anschliessende Therapie wäre dann ebenfalls daran anzupassen (sehe Kapitel: Therapiestrategien)

Die hieraus entstehenden Konsequenzen zur Krankheit bzw. Erkrankung oder Missempfindung verlaufen meist äusserst unterschiedlich. Somit wird aus den gewonnenen Erkenntnissen mit anschliessender Individueller Analyse ein zentraler Aspekt im Umgang mit der Problemanalyse und der diesbezüglichen Relevanz zur ICF demonstriert. Dabei entsteht ein Werkzeugkasten, dessen Inhalt es ermöglicht die Probleme zu ordnen (kategorisieren) und übersichtlich darzustellen. Übersichtliche Darstellung im Hinblick auf:

> Ursache,

> Entwicklung,

> parallel laufende, limitierende Entwicklungen,

> Gefahren des Genesungsprozesses und deren Intensität (Klassifikation);

Weiterhin eröffnet dies Möglichkeiten, die Bedeutung der Problematik für den Patienten und auch für den Therapeuten zu verdeutlichen. Dabei entsteht die Basis für nachfolgende Behandlungsschwerpunkte oftmals auf psychosozialer Ebene.

Die psychosoziale Orientierung hat sich nach jahrelanger intensiver Forschung als die vielversprechendste Variante herausgestellt. Im Zusammenhang mit der Schmerzphysiologie, den gesellschaftlichen Anstrengungen und Hindernissen, Analyse-und Lösungsstrategien der Ursachen, sowie der Vorbeugung betreffender Missstände erhält sie grosse Beachtung. Die biopsychosoziale Orientierung der ICF dient also der Sichtweise aus Funktion und Behinderung, mit dem Ziel die internationale und interdisziplinäre Kommunikation im Gesundheitswesen effektiv, effizient und disziplinrelevant zu gestalten.

3.16.2 Definition im Rahmen der ICF beschäftigen: [1]

Funktionsfähigkeit eines Menschen:

Funktional, gesund vor dem Hintergrund ihrer Kontextfaktoren:

1. körperliche Funktionen (inkl. mentale Gesundheit) und Körperstrukturen, die denen eines gesunden Menschen entsprechen;

2. das gesamte Handlungsvermögen, was von einem Menschen ohne Gesundheitsproblem (ICD) erwartet wird (Konzept der Aktivität);

3. Das Dasein in allen Lebensbereichen, die wichtig sind damit sich der Mensch in der Weise und dem Umfang entfalten kann, wie es von einem Menschen ohne gesundheitsbedingte Beeinträchtigung der Körperfunktionen, Strukturen oder der Aktivitäten erwartet wird (Konzept der Partizipation);

3.16.3 Beurteilungs-/und Klassifikationskriterien: [1]

Tab. 1)

Körperfunktionen	B110-b899
Körperstrukturen	S110-s899
Aktivitäten und Partizipation	D110-d999
Umweltfaktoren	E110-e599

3.16.4 Klassifikation der Körperfunktion erster Ebene (b110-b899)

Mentale Funktionen

➢ Globale mentale Funktionen (b110–b139),

➢ Spezifische mentale Funktionen (b140–b189);

Sinnesfunktionen und Schmerz

➢ Seh-und verwandte Funktionen (b210–b229),

➢ Hör-und Vestibularfunktionen (b230–b249),

➢ Weitere Sinnesfunktionen (b250–b279),

➤ Schmerz (b280−b289),

Stimm- und Sprechfunktionen

➤ (b310-b399)

Funktionen des kardiovaskulären, hämatologischen, Immun- und Atmungssystems

➤ Funktionen des kardiovaskulären Systems (b410−b429),

➤ Funktionen des hämatologischen und des Immunsystems (b430−b439),

➤ Funktionen des Atmungssystems (b440−b449),

➤ Weitere Funktionen und Empfindungen, die das kardiovaskuläre und Atmungssystem betreffen (b450−b469);

Funktionen des Verdauungs-, des Stoffwechsel- und des endokrinen Systems

➤ Funktionen im Zusammenhang mit dem Verdauungssystem (b510−b539),

➤ Funktionen im Zusammenhang mit dem Stoffwechsel- und dem endokrinen System (b540−b559);

Funktionen des Urogenital- und reproduktiven Systems

➤ Funktionen der Harnbildung und Harnausscheidung (b610−b639),

➤ Genital-/und reproduktive Funktionen (b640−b679);

Neuromuskuloskelettale und bewegungsbezogene Funktionen

➤ Funktionen der Gelenke und Knochen (b710−b729),

➤ Funktionen der Muskeln (b730−b749),

➤ Funktionen der Bewegung (b750−b789);

Funktionen der Haut und der Hautanhangsgebilde

➤ Funktionen der Haut (b810−b849),

➤ Funktionen des Haars und der Nägel (b850−b899);

Beurteilungskriterien der Körperfunktionen:

Tab. 2)

xxx.0	Schädigung nicht vorhanden	Ohne, keine, unerheblich…	0-4%
xxx.1	Schädigung leicht ausgeprägt	Schwach, gering…	5-24%
xxx.2	Schädigung mäßig ausgeprägt	Mittel, ziemlich…	25-49%
xxx.3	Schädigung erheblich ausgeprägt	Hoch, äußerst…	50-95%
xxx.4	Schädigung voll ausgeprägt	Komplett, total…	96-100%
xxx.8	Nicht spezifiziert		
xxx.9	Nicht Anwendbar		

3.16.5 Klassifikation der Körperfunktion zweite Ebene (b110-b899) (Tab. 3 - 10):

Tab. 3)

Körperfunktionen zweite Ebene (b110-b899)			
Mentale Funktionen (b110-b199)			
Globale Mentale Funktionen (b110-b139)		Spezifische Mentale Funktionen (b140-b199)	
b110	Funktionen des Bewusstseins	B140	Funktionen der Aufmerksamkeit
b114	Funktionen der Orientierung	B144	Funktionen des Gedächtnisses
b117	Funktionen der Intelligenz	B147	Psychomotorische Funktionen
b112	Globale psychosoziale Funktionen	B152	Emotionale Funktionen
b126	Funktionen von Temperament und Persönlichkeit	B156	Funktionen der Wahrnehmung
b130	Funktionen der psychischen Energie und des Antriebs	B160	Funktionen des Denkens
B134	Funktionen des Schlafes	B164	Höhere kognitive Funktionen
B139	Globale mentale Funktionen, anders oder nicht näher bezeichnet	b167	Kognitiv-sprachliche Funktionen
		b172	Das Rechnen betreffende Funktionen
		b176	Mentale Funktionen, die die Durchführung komplexer Bewegungshandlungen betreffen
		b180	Die Selbstwahrnehmung und die Zeitwahrnehmung betreffende Funktionen
		b189	Spezielle mentale Funktionen, anders oder nicht näher bezeichnet
		b198	Mentale Funktionen, anders bezeichnet
		b199	Mentale Funktionen, nicht näher bezeichnet

Tab. 4)

Körperfunktionen zweite Ebene (b110-b899)			
Sinnesfunktionen und Schmerz (b210-b299)			
Seh- und verwandte Funktionen (b210-b229)		Hör- und Vestibularfunktionen (b230-b249)	
b210	Funktionen des Sehens (Sehsinn)	b230	Funktionen des Hörens (Hörsinn)
b215	Funktionen von Strukturen, die in Verbindung mit dem Auge stehen	b235	Vestibuläre Funktionen
b220	Mit dem Auge und angrenzenden Strukturen verbundene Empfindungen	b240	Mit den Hör- und vestibulären Funktionen verbundene Empfindungen
b229	Seh- und verwandte Funktionen, anders oder nicht näher bezeichnet	b249	Hör- und Vestibularfunktionen, anders oder nicht näher bezeichnet
Weitere Sinnesfunktionen (b250-b279)		Schmerz (b280-b299)	
b250	Funktionen des Schmeckens (Geschmackssinn)	b280	Schmerz
b255	Funktionen des Riechens (Geruchssinn)	b289	Schmerz, anders oder nicht näher bezeichnet
b260	Die Propriozeption betreffende Funktionen	b298	Sinnesfunktionen und Schmerz, anders bezeichnet
b265	Funktionen des Tastens (Tastsinn)	b299	Sinnesfunktionen und Schmerz, nicht näher bezeichnet
b270	Sinnesfunktionen bezüglich Temperatur und anderer Reize		
b279	Weitere Sinnesfunktionen, anders oder nicht näher bezeichnet		

Tab. 5)

Körperfunktionen zweite Ebene (b110-b899)	
Stimm- und Sprechfunktionen (b310-b399)	
b310	Funktionen der Stimme
b320	Artikulationsfunktionen
b330	Funktionen des Redeflusses und Sprechrhythmus
b340	Alternative stimmliche Äußerungen
b398	Stimm- und Sprechfunktionen, anders bezeichnet
b399	Stimm- und Sprechfunktionen, nicht näher bezeichnet

Tab. 6)

Körperfunktionen zweite Ebene (b110-b899)			
Funktionen des kardiovaskulären, hämatologischen, Immun und Atmungssystems (b410-b499)			
Funktionen des kardiovaskulären Systems (b410-b429)		Funktionen des hämatologischen und des Immunsystems (b430-b439)	
b410	Herzfunktionen	b430	Funktionen des hämatologischen Systems
b415	Blutgefäßfunktionen	b435	Funktionen des Immunsystems
b420	Blutdruckfunktionen	b439	Funktionen des hämatologischen und Immunsystems, anders oder nicht näher bezeichnet
b429	Funktionen des kardiovaskulären Systems, anders oder nicht näher bezeichnet		

Tab. 7)

Körperfunktionen zweite Ebene (b110-b899)			
Funktionen des Atmungssystems (b440-b449)		Weitere Funktionen und Empfindungen, die das kardiovaskuläre und Atmungssystem betreffen (b450-b499)	
b440	Atmungsfunktionen	b450	Weitere Atmungsfunktionen
b445	Funktionen der Atemmuskulatur	b455	Funktionen der kardiorespiratorischen Belastbarkeit
b449	Funktionen des Atmungssystems, anders oder nicht näher bezeichnet	b460	Mit dem kardiovaskulären und Atmungssystem verbundene Empfindungen
		b469	Weitere Funktionen und Empfindungen des kardiovaskulären und Atmungssystems, anders oder nicht näher bezeichnet
		b498	Funktionen des kardiovaskulären, hämatologischen, Immun- und Atmungssystems, anders bezeichnet
		b499	Funktionen des kardiovaskulären, hämatologischen, Immun- und Atmungssystems, nicht näher bezeichnet

Tab. 8)

Körperfunktionen zweite Ebene (b110-b899)			
Funktionen des Verdauungs-, des Stoffwechsel- und des endokrinen Systems (b510-b599)			
Funktionen im Zusammenhang mit dem Verdauungssystem (b510-b539)		Funktionen im Zusammenhang mit dem Stoffwechsel- und dem endokrinen System (b540-b599)	
b510	Funktionen der Nahrungsaufnahme	b540	Allgemeine Stoffwechselfunktionen
b515	Verdauungsfunktionen	b545	Funktionen des Wasser-, Mineral- und Elektrolythaushaltes
b520	Funktionen der Nahrungsmittelassimilation	b550	Funktionen der Wärmeregulation
b525	Defäkationsfunktionen	b555	Funktionen der endokrinen Drüsen
b530	Funktionen der Aufrechterhaltung des Körpergewichts	b559	Funktionen im Zusammenhang mit dem Stoffwechsel- und dem endokrinen System, anders oder nicht näher bezeichnet
b535	Mit dem Verdauungssystem verbundene Empfindungen	b598	Funktionen des Verdauungs-, Stoffwechsel- und des endokrinen Systems, anders bezeichnet
b539	Funktionen im Zusammenhang mit dem Verdauungssystem, anders oder nicht näher bezeichnet	b599	Funktionen des Verdauungs-, Stoffwechsel- und des endokrinen Systems, nicht näher bezeichnet

Tab. 9)

Körperfunktionen zweite Ebene (b110-b899)			
Funktionen des Urogenital- und reproduktiven Systems (b610-b699)			
Funktionen der Harnbildung und Harnausscheidung (b610-b639)		Genital- und reproduktive Funktionen (b640-b699)	
b610	Harnbildungsfunktionen	b640	Sexuelle Funktionen
b620	Miktionsfunktionen	b650	Menstruationsfunktionen
b630	Mit der Harnbildung und -ausscheidung verbundene Empfindungen	b660	Fortpflanzungsfunktionen
b639	Funktionen der Harnbildung und Harnausscheidung, anders oder nicht näher bezeichnet	b670	Mit den Genital- und reproduktiven Funktionen verbundene Empfindungen
		b679	Genital- und reproduktive Funktionen, anders oder nicht näher bezeichnet
		b698	Funktionen des Urogenitalsystems und der Reproduktion, anders bezeichnet
		b699	Funktionen des Urogenitalsystems und der Reproduktion, nicht näher bezeichnet

Tab. 10)

Körperfunktionen zweite Ebene (b110-b899)			
Neuromuskuloskeletale und bewegungsbezogene Funktionen (b710-b799)			
Funktionen der Gelenke und Knochen (b710-b729)		**Funktionen der Muskeln (b730-b749)**	
b710	Funktionen der Gelenkbeweglichkeit	b730	Funktionen der Muskelkraft
b715	Funktionen der Gelenkstabilität	b735	Funktionen des Muskeltonus
b720	Funktionen der Beweglichkeit der Knochen	b740	Funktionen der Muskelausdauer
b729	Funktionen der Gelenke und Knochen, anders oder nicht näher bezeichnet	b749	Funktionen der Muskeln, anders oder nichtnäher bezeichnet
Funktionen der Bewegung (b750-b799)			
b750	Funktionen der motorischen Reflexe		
b755	Funktionen der unwillkürlichen Bewegungsreaktionen		
b760	Funktionen der Kontrolle von Willkürbewegungen		
b765	Funktionen der unwillkürlichen Bewegungen		
b770	Funktionen der Bewegungsmuster beim Gehen		
b780	Mit den Funktionen der Muskeln und der Bewegung in Zusammenhang stehende Empfindungen		
b789	Funktionen der Bewegung, anders oder nicht näher bezeichnet		
b798	Neuromuskuloskeletale und bewegungsbezogene Funktionen, anders bezeichnet		
b799	Neuromuskuloskeletale und bewegungsbezogene Funktionen, nicht näher bezeichnet		
Funktionen der Haut und der Hautanhangsgebilde (b810-b899)			
Funktionen der Haut (b810-b849)		**Funktionen des Haars und der Nägel (b850-b899)**	
b810	Schutzfunktionen der Haut	b850	Funktionen des Haars
b820	Heilfunktion der Haut	b860	Funktionen der Nägel
b830	Andere Funktionen der Haut	b869	Funktionen des Haars und der Nägel, anders oder nicht näher bezeichnet
b840	Auf die Haut bezogene Empfindungen	b898	Funktionen der Haut und verwandter Strukturen, anders bezeichnet
b849	Funktionen der Haut, anders oder nicht näher bezeichnet	b899	Funktionen der Haut und verwandter Strukturen, nicht näher bezeichnet

3.16.6 Einteilung der Körperstrukturen erster Ebene (s110-s899)

➢ Strukturen des Nervensystems (s110-s199)

➢ Das Auge, das Ohr und mit diesen in Zusammenhang stehende Strukturen (S210-s299),

➢ Strukturen, die an der Stimme und dem Sprechen beteiligt sind (s310-s399),

➢ Strukturen des kardiovaskulären, des Immun- und des Atmungssystems (s410-499),

➢ Mit dem Verdauungssystem, dem Stoffwechsel oder dem endokrinen System in Zusammenhang stehende Strukturen (s510-s599),

➢ Mit dem Urogenital- und dem Reproduktionssystem in Zusammenhang stehende Strukturen (s610-699);

➢ Mit der Bewegung in Zusammenhang stehende Strukturen (s710- s799)

➢ Strukturen der Haut und Hautanhangsgebilde (s810-s899)

3.16.7 Beurteilungsmerkmale der Körperstrukturen

Erstes Beurteilungsmerkmal:

Tab. 11)

xxx.0	Schädigung nicht vorhanden	Ohne, keine, unerheblich...	0-4%
xxx.1	Schädigung leicht ausgeprägt	Schwach, gering...	5-24%
xxx.2	Schädigung mäßig ausgeprägt	Mittel, ziemlich...	25-49%
xxx.3	Schädigung erheblich ausgeprägt	Hoch, äußerst...	50-95%
xxx.4	Schädigung voll ausgeprägt	Komplett, total...	96-100%
xxx.8	Nicht spezifiziert		
xxx.9	Nicht Anwendbar		

Zweites Beurteilungsmerkmal

Zur Dokumentation der Art oder Veränderung in der entsprechenden Körperstruktur:

xxx0.4

- ➤ 0 keine Veränderung,

- ➤ 1 nicht vorhanden,

- ➤ 2 teilweise nicht vorhanden,

- ➤ 3 zusätzlicher Teil,

- ➤ 4 von der üblichen Form abweichend,

- ➤ 5 Diskontinuität,

- ➤ 6 abweichende Lage,

- ➤ 7 qualitative Strukturveränderung, einschließlich Ansammlung von Flüssigkeit,

- ➤ 8 nicht spezifiziert,

- ➤ 9 nicht anwendbar;

Drittes Beurteilungsmerkmal

Zur Dokumentation der Lokalisation (in Entwicklung):

xxx0.43

- ➤ 0 mehr als eine Region,

- ➤ 1 rechts,

- ➤ 2 links,

- ➤ 3 beidseitig,

- ➤ 4 frontal,

- ➤ 5 dorsal,

- ➤ 6 proximal,

- ➤ 7 distal,

➢ 8 nicht spezifiziert,

➢ 9 nicht anwendbar;

3.17 Einteilung der Körperstrukturen zweite Ebene (s110-s899) (Tab. 12 – 15):

Tab. 12)

Klassifikation der Körperstrukturen zweite Ebene (s110-s899)			
Strukturen des Nervensystems (s110-s199)		**Das Auge, das Ohr und mit diesen in Zusammenhang stehende Strukturen (s210-s299)**	
s110	Struktur des Gehirns	s210	Struktur der Augenhöhle (Orbita)
s120	Struktur des Rückenmarks und mit ihm in Zusammenhang stehende Strukturen	s220	Struktur des Augapfels (Bulbus)
s130	Struktur der Hirnhaut	s230	Strukturen um das Auge herum
s140	Struktur des sympathischen Nervensystems	s240	Struktur des äußeren Ohres
s150	Struktur des parasympathischen Nervensystems	s250	Struktur des Mittelohres
s198	Struktur des Nervensystems, anders bezeichnet	s260	Strukturen des Innenohres
s199	Struktur des Nervensystems, nicht näher bezeichnet	s298	Strukturen des Auges, des Ohres und mit ihnen in Zusammenhang stehende Strukturen, anders bezeichnet
		s299	Strukturen des Auges, des Ohres und mit ihnen in Zusammenhang stehende Strukturen, nicht näher bezeichnet

Tab. 13)

Klassifikation der Körperstrukturen zweite Ebene (s110-s899)			
Strukturen, die an der Stimme und dem Sprechen beteiligt sind (s310-399)		**Strukturen des kardiovaskulären, des Immun- und des Atmungssystems (s410-499)**	
s310	Struktur der Nase	s410	Struktur des kardiovaskulären Systems
s320	Struktur des Mundes	s420	Struktur des Immunsystems
s330	Struktur des Pharynx	s430	Struktur des Atmungssystems
s340	Struktur des Kehlkopfes	s498	Strukturen des kardiovaskulären, des Immun- und des Atmungssystems, anders bezeichnet
s398	Strukturen, die an der Stimme und am Sprechen beteiligt sind, anders bezeichnet	s499	Strukturen des kardiovaskulären, des Immun- und des Atmungssystems, nicht näher bezeichnet
s399	Strukturen, die an der Stimme und am Sprechen beteiligt sind, nicht näher bezeichnet		

Tab. 14)

Klassifikation der Körperstrukturen zweite Ebene (s110-s899)			
Mit dem Verdauungs-, Stoffwechsel und endokrinen System in Zusammenhang stehende Strukturen (s510-599)		**Mit dem Urogenital- und dem Reproduktionssystem in Zusammenhang stehende Strukturen (s610-s699)**	
s510	Struktur der Speicheldrüsen	s610	Struktur der ableitenden Harnwege
s520	Struktur der Speiseröhre	s620	Struktur des Beckenbodens
s530	Struktur des Magens	s630	Struktur der Geschlechtsorgane
s540	Struktur des Darms	s698	Strukturen im Zusammenhang mit dem Urogenitalsystem, anders bezeichnet
s550	Struktur der Bauchspeicheldrüse	s699	Strukturen im Zusammenhang mit dem Urogenitalsystem, nicht näher bezeichnet
s560	Struktur der Leber		
s570	Struktur der Gallenwege		
s580	Struktur der endokrinen Drüsen		
s598	Mit dem Verdauungs-, Stoffwechsel- und endokrinen System in Zusammenhang stehende Strukturen, anders bezeichnet		
s599	Mit dem Verdauungs-, Stoffwechsel- und endokrinen System in Zusammenhang stehende Strukturen, nicht näher bezeichnet		

Tab. 15)

Klassifikation der Körperstrukturen zweite Ebene (s110-s899)			
Mit der Bewegung in Zusammenhang stehende Strukturen (s710-s799)		**Strukturen der Haut und Hautanhangsgebilde (s810-s899)**	
s710	Struktur der Kopf- und Halsregion	s810	Struktur der Hautregionen
s720	Struktur der Schulterregion	s820	Struktur der Hautanhangsgebilde
s730	Struktur der oberen Extremitäten	s830	Struktur der Nägel
s740	Struktur der Beckenregion	s840	Struktur der Haare
s750	Struktur der unteren Extremitäten	s898	Strukturen im Zusammenhang mit der Haut, anders bezeichnet
s760	Struktur des Rumpfes	s899	Strukturen im Zusammenhang mit der Haut, nicht näher bezeichnet
s770	Weitere mit der Bewegung in Zusammenhang stehende muskuloskelettale Strukturen		
s798	Strukturen im Zusammenhang mit der Bewegung, anders bezeichnet		
s799	Strukturen im Zusammenhang mit der Bewegung, nicht näher bezeichnet		

3.17.1 Einteilung der Aktivität und Partizipation erste Ebene (d110-d999)

Wissensanwendung und Lernen (d110-d199)

➢ Bewusste sinnliche Wahrnehmungen (d110−d129),

➢ Elementares Lernen (d130−d159),

➢ Wissensanwendung (d160−d199);

Allgemeine Anforderungen und Aufgaben

➢ (d210-d299);

Kommunikation (d310-d399)

> Kommunizieren als Empfänger (d310–d329),

> Kommunizieren als Sender (d330–d349),

> Konversation und Gebrauch von Kommunikationsgeräten und -techniken (d350–d399);

Mobilität (d410-d499)

> Die Körperposition ändern und aufrechterhalten (d410–d429),

> Gegenstände tragen, bewegen und handhaben (d430–d449),

> Gehen und sich fortbewegen (d450–d469),

> Sich mit Transportmitteln fortbewegen (d470–d499),

Selbstversorgung

> (d510-d599),

Heimatliches Leben (d610-d699)

> Beschaffung von Lebensnotwendigkeiten (d610–d629),

> Haushaltsaufgaben (d630–d649),

> Haushaltsgegenstände pflegen und anderen helfen (d650–d699);

Interpersonelle Beziehungen und Interaktionen (d710-d799)

> Allgemeine interpersonelle Interaktionen (d710–d729),

> Besondere interpersonelle Beziehungen (d730–d799);

Bedeutende Lebensbereiche (d810-d899)

> Erziehung/Bildung (d810–d839),

> Arbeit und Beschäftigung (d840–d859),

> Wirtschaftliches Leben (d860–d899),

Gemeinschafts-, soziales- und staatsbürgerliches Leben (d910-d999)

➢ (d910-d999),

3.18 Beurteilungsmerkmale der Partizipation und Aktivität

Erstes Beurteilungsmerkmal:

Tab. 16)

xxx.0	Problem nicht vorhanden	Ohne, keinem, unerheblich…	0-4%
xxx.1	Problem leicht ausgeprägt	Schwach, gering…	5-24%
xxx.2	Problem mäßig ausgeprägt	Mittel, ziemlich…	25-49%
xxx.3	Problem erheblich ausgeprägt	Hoch, äußerst…	50-95%
xxx.4	Problem voll ausgeprägt	Komplett, total…	96-100%
xxx.8	Nicht spezifiziert		
xxx.9	Nicht Anwendbar		

3.19 Klassifikation der Aktivität und Partizipation zweite Ebene (d110-d999) (Tab. 17 - 25):

Tab. 17)

Klassifikation der Aktivität und Partizipation zweite Ebene (d110-d999)			
Lernen und Wissensanwendung (d110-d119)			
Bewusste sinnliche Wahrnehmungen (d110-d129)		Elementares Lernen (d130-d159)	
d110	Zuschauen	d130	Nachmachen, nachahmen
d115	Zuhören	d135	Üben
d120	Andere bewusste sinnliche Wahrnehmungen	d140	Lesen lernen
d129	Bewusste sinnliche Wahrnehmungen, anders oder nicht näher bezeichnet	d145	Schreiben lernen
		d150	Rechnen lernen
		d155	Sich Fertigkeiten aneignen
		d159	Elementares Lernen, anders oder nicht näher bezeichnet
Wissensanwendung (d160-d199)			
d160	Aufmerksamkeit fokussieren		
d163	Denken		
d166	Lesen		
d170	Schreiben		
d172	Rechnen		
d175	Probleme lösen		
d177	Entscheidungen treffen		
d179	Wissen anwenden, anders oder nicht näher bezeichnet		
d198	Lernen und Wissen anwenden, anders bezeichnet		
d199	Lernen und Wissen anwenden, nicht näher bezeichnet		

Tab. 18)

Klassifikation der Aktivität und Partizipation zweite Ebene (d110-d999)	
Allgemeine Aufgaben und Anforderungen (d210-d299)	
d210	Eine Einzelaufgabe übernehmen
d220	Mehrfachaufgaben übernehmen
d230	Die tägliche Routine durchführen
d240	Mit Stress und anderen psychischen Anforderungen umgehen
d298	Allgemeine Aufgaben und Anforderungen, anders bezeichnet
d299	Allgemeine Aufgaben und Anforderungen, nicht näher bezeichnet

Tab. 19)

Klassifikation der Aktivität und Partizipation zweite Ebene (d110-d999)			
Kommunikation (d310-399)			
Kommunizieren als Empfänger (d310-d329)		Kommunizieren als Sender (d330-d349)	
d310	Kommunizieren als Empfänger gesprochener Mitteilungen	d330	Sprechen
d315	Kommunizieren als Empfänger non-verbaler Mitteilungen	d335	Non-verbale Mitteilungen produzieren
d320	Kommunizieren als Empfänger von Mitteilungen in Gebärdensprache	d340	Mitteilungen in Gebärdensprache ausdrücken
d325	Kommunizieren als Empfänger schriftlicher Mitteilungen	d345	Mitteilungen schreiben
d329	Kommunizieren als Empfänger, anders oder nicht näher bezeichnet	d349	Kommunizieren als Sender, anders oder nicht näher bezeichne
Konversation und Gebrauch von Kommunikationsgeräten und –techniken (d350-d399)			
d350	Konversation		
d355	Diskussion		
d360	Kommunikationsgeräte und -techniken benutzen		
d369	Konversation und Gebrauch von Kommunikationsgeräten und -techniken, anders oder nicht näher bezeichnet		
d398	Kommunikation, anders bezeichnet		
d399	Kommunikation, nicht näher bezeichnet		

Tab. 20)

Klassifikation der Aktivität und Partizipation zweite Ebene (d110-d999)			
Mobilität (d410-d499)			
Die Körperposition ändern und aufrecht erhalten (d410-d429)		Gegenstände tragen, bewegen und handhaben (d430-d449)	
d410	Eine elementare Körperposition wechseln	d430	Gegenstände anheben und tragen
d415	In einer Körperposition verbleiben	d435	Gegenstände mit den unteren Extremitäten bewegen
d420	Sich verlagern	d440	Feinmotorischer Handgebrauch
d429	Die Körperposition ändern und aufrechterhalten, anders oder nicht näher bezeichnet	d445	Hand- und Armgebrauch
		d449	Gegenstände tragen, bewegen und handhaben, anders oder nicht näher bezeichnet
Gehen und sich fortbewegen (d450-d469)		Sich mit Transportmitteln fortbewegen (d470-d499)	
d450	Gehen	d470	Transportmittel benutzen
d455	Sich auf andere Weise fortbewegen	d475	Ein Fahrzeug fahren
d460	Sich in verschiedenen Umgebungen fortbewegen	d480	Tiere zu Transportzwecken reiten
d465	Sich unter Verwendung von Geräten/Ausrüstung fortbewegen	d489	Sich mit Transportmitteln fortbewegen, anders oder nicht näher bezeichnet
d469	Gehen und sich fortbewegen, anders oder nicht näher bezeichnet	d498	Mobilität, anders bezeichnet
		d499	Mobilität, nicht näher bezeichnet

Tab. 21)

Klassifikation der Aktivität und Partizipation zweite Ebene (d110-d999)	
Selbstversorgung (d510-d599)	
d510	Sich waschen
d520	Seine Körperteile pflegen
d530	Die Toilette benutzen
d540	Sich kleiden
d550	Essen
d560	Trinken
d570	Auf seine Gesundheit achten
d598	Selbstversorgung, anders bezeichnet
d599	Selbstversorgung, nicht näher bezeichnet

Tab. 22)

Klassifikation der Aktivität und Partizipation zweite Ebene (d110-d999)			
Häusliches Leben (d610-d699)			
Beschaffung von Lebensnotwendigkeiten (d610-d629)		Haushaltsaufgaben (d630-d649)	
d610	Wohnraum beschaffen	d630	Mahlzeiten vorbereiten
d620	Waren und Dienstleistungen des täglichen Bedarfs beschaffen	d640	Hausarbeiten erledigen
d629	Beschaffung von Lebensnotwendigkeiten, anders oder nicht näher bezeichnet	d649	Haushaltsaufgaben, anders oder nicht näher bezeichnet
Haushaltsgegenstände pflegen und anderen helfen (d650-d699)			
d650	Haushaltsgegenstände pflegen		
d660	Anderen helfen		
d669	Haushaltsgegenstände pflegen und Anderen helfen, anders oder nicht näher bezeichnet		
d698	Häusliches Leben, anders bezeichnet		
d699	Häusliches Leben, nicht näher bezeichnet		

Tab. 23)

Klassifikation der Aktivität und Partizipation zweite Ebene (d110-d999)			
Interpersonelle Interaktionen und Beziehungen (d710-799)			
Allgemeine interpersonelle Interaktionen (d710-d729)		Besondere interpersonelle Beziehungen (d730-d799)	
d710	Elementare interpersonelle Aktivitäten	d730	Mit Fremden umgehen
d720	Komplexe interpersonelle Interaktionen	d740	Formelle Beziehungen
d729	Allgemeine interpersonelle Interaktionen, anders oder nicht näher bezeichnet	d750	Informelle soziale Beziehungen
		d760	Familienbeziehungen
		d770	Intime Beziehungen
		d779	Besondere interpersonelle Beziehungen, anders oder nicht näher bezeichnet
		d798	Interpersonelle Interaktionen und Beziehungen, anders bezeichnet
		d799	Interpersonelle Interaktionen und Beziehungen, nicht näher bezeichnet

Tab. 24)

Klassifikation der Aktivität und Partizipation zweite Ebene (d110-d999)			
Bedeutende Lebensbereiche (d810-d899)			
Erziehung/Bildung (d810-d839)		Arbeit und Beschäftigung (d840-d859)	
d810	Informelle Bildung/Ausbildung	d840	Vorbereitung auf Erwerbstätigkeit
d815	Vorschulerziehung	d845	Eine Arbeit erhalten, behalten und beenden
d820	Schulbildung	d850	Bezahlte Tätigkeit
d825	Theoretische Berufsausbildung	d855	Unbezahlte Tätigkeit
d830	Höhere Bildung und Ausbildung	d859	Arbeit und Beschäftigung, anders oder nicht näher bezeichnet
d839	Bildung/Ausbildung, anders oder nicht näher bezeichnet		
Wirtschaftliches Leben (d860-d899)			
d860	Elementare wirtschaftliche Transaktionen		
d865	Komplexe wirtschaftliche Transaktionen		
d870	Wirtschaftliche Eigenständigkeit		
d879	Wirtschaftliches Leben, anders oder nicht näher bezeichnet		
d898	Größere Lebensbereiche, anders bezeichnet		
d899	Größere Lebensbereiche, nicht näher bezeichnet		

Tab. 25)

Klassifikation der Aktivität und Partizipation zweite Ebene (d110-d999)	
Gemeinschafts-, soziales und staatsbürgerliches Leben (d910-d999)	
d910	Gemeinschaftsleben
d920	Erholung und Freizeit
d930	Religion und Spiritualität
d940	Menschenrechte
d950	Politisches Leben und Staatsbürgerschaft
d998	Leben in der Gemeinschaft, soziales und staatsbürgerliches Leben, anders bezeichnet
d999	Leben in der Gemeinschaft, soziales und staatsbürgerliches Leben, nicht näher bezeichnet

3.20 Klassifikationen von Umweltfaktoren erste Ebene (e110-e599)

➢ Produkte und Technologien (e110-e199)

➢ Natürliche und vom Menschen veränderte Umwelt (e210-e299)

➢ Unterstützung und Beziehungen (e310-e399)

➢ Einstellungen (e410-e499)

➢ Dienste, Systeme und Handlungsgrundsätze (e510-e599)

3.20.1 Beurteilungskriterien der Umweltfaktoren (e110-e599)(Tab. 26 -27):

Erstes Beurteilungskriterium, Barrieren:

Tab. 26)

xxx.0	Barriere nicht vorhanden	Ohne, keine, unerheblich…	0-4%
xxx.1	Barriere leicht ausgeprägt	Schwach, gering…	5-24%
xxx.2	Barriere mäßig ausgeprägt	Mittel, ziemlich…	25-49%
xxx.3	Barrier erheblich ausgeprägt	Hoch, äußerst…	50-95%
xxx.4	Barriere voll ausgeprägt	Komplett, total…	96-100%
xxx.8	Barrier nicht spezifiziert		
xxx.9	Nicht anwendbar		

Zweites Beurteilungskriterium, Förderfaktoren:

Tab. 27)

xxx+0	Förderfaktor nicht vorhanden	Ohne, keine, unerheblich…	0-4%
xxx+1	Förderfaktor leicht ausgeprägt	Schwach, gering…	5-24%
xxx+2	Förderfaktor mäßig ausgeprägt	Mittel, ziemlich…	25-49%
xxx+3	Förderfaktor erheblich ausgeprägt	Hoch, äußerst…	50-95%
xxx+4	Förderfaktor voll ausgeprägt	Komplett, total…	96-100%
xxx+8	Förderfaktor nicht spezifiziert		
xxx+9	Nicht anwendbar		

3.21 Klassifikationen von Umweltfaktoren zweite Ebene (e110-e599) (Tab. 28 – 30):

Tab. 28)

Klassifikationen der Umweltfaktoren zweite Ebene (e110-e599)			
Produkte und Technologien (e110-e199)		**Natürliche und vom Menschen veränderte Umwelt (e210-e299)**	
e110	Produkte und Substanzen für den persönlichen Verbrauch	e210	Physikalische Geographie
e115	Produkte und Technologien zum persönlichen Gebrauch im täglichen Leben	e215	Bevölkerung
e120	Produkte und Technologien zur persönlichen Mobilität drinnen und draußen und zum Transport	e220	Flora und Fauna
e125	Produkte und Technologien zur Kommunikation	e225	Klima
e130	Produkte und Technologien für Bildung/Ausbildung	e230	Natürliche Ereignisse
e135	Produkte und Technologien für die Erwerbstätigkeit	e235	Vom Menschen verursachte Ereignisse
e140	Produkte und Technologien für Kultur, Freizeit und Sport	e240	Licht
e145	Produkte und Technologien zur Ausübung von Religion und Spiritualität	e245	Zeitbezogene Veränderungen
e150	Entwurf, Konstruktion sowie Bauprodukte und Technologien von öffentlichen Gebäuden	e250	Laute und Geräusche
e155	Entwurf, Konstruktion sowie Bauprodukte und Technologien von privaten Gebäuden	e255	Schwingung
e160	Produkte und Technologien der Flächennutzung	e260	Luftqualität
e165	Vermögenswerte	e298	Natürliche und vom Menschen veränderte Umwelt, anders bezeichnet
e198	Produkte und Technologien, anders bezeichnet	e299	Natürliche und vom Menschen veränderte Umwelt, nicht näher bezeichnet
e199	Produkte und Technologien, nicht näher bezeichnet		

Tab. 29)

Klassifikationen der Umweltfaktoren zweite Ebene (e110-e599)			
Unterstützung und Beziehungen (e310-e399)		Einstellungen (e410-e499)	
e310	Engster Familienkreis	e410	Individuelle Einstellungen der Mitglieder des engsten Familienkreises
e315	Erweiterter Familienkreis	e415	Individuelle Einstellungen der Mitglieder des erweiterten Familienkreises
e320	Freunde	e420	Individuelle Einstellungen von Freunden
e325	Bekannte, Seinesgleichen (Peers), Kollegen, Nachbarn und andere Gemeindemitglieder	e425	Individuelle Einstellungen von Bekannten, Seinesgleichen (Peers), Kollegen, Nachbarn und anderen Gemeindemitgliedern
e330	Autoritätspersonen	e430	Individuelle Einstellungen von Autoritätspersonen
e335	Untergebene	e435	Individuelle Einstellungen von Untergebenen
e340	Persönliche Hilfs- und Pflegepersonen	e440	Individuelle Einstellungen von persönlichen Hilfs- und Pflegepersonen
e345	Fremde	e445	Individuelle Einstellungen von Fremden
e350	Domestizierte Tiere	e450	Individuelle Einstellungen von Fachleuten der Gesundheitsberufe
e355	Fachleute der Gesundheitsberufe	e455	Individuelle Einstellungen von anderen Fachleuten
e360	Andere Fachleute	e460	Gesellschaftliche Einstellungen
e398	Unterstützung und Beziehungen, anders bezeichnet	e465	Gesellschaftliche Normen, Konventionen und Weltanchauungen
e399	Unterstützung und Beziehungen, nicht näher bezeichnet	e498	Einstellungen, anders bezeichnet
		e499	Einstellungen, nicht näher bezeichnet

Tab. 30)

Klassifikationen der Umweltfaktoren zweite Ebene (e110-e599)	
Dienste, Systeme und Handlungsgrundsätze (e510-599)	
e510	Dienste, Systeme und Handlungsgrundsätze für die Konsumgüterproduktion
e515	Dienste, Systeme und Handlungsgrundsätze des Architektur- und Bauwesens
e520	Dienste, Systeme und Handlungsgrundsätze der Stadt- und Landschaftsplanung
e525	Dienste, Systeme und Handlungsgrundsätze des Wohnungswesens
e530	Dienste, Systeme und Handlungsgrundsätze des Versorgungswesens
e535	Dienste, Systeme und Handlungsgrundsätze des Kommunikationswesens
e540	Dienste, Systeme und Handlungsgrundsätze des Transportwesens
e545	Dienste, Systeme und Handlungsgrundsätze für zivilen Schutz und Sicherheit
e550	Dienste, Systeme und Handlungsgrundsätze der Rechtspflege
e555	Dienste, Systeme und Handlungsgrundsätze von Vereinigungen und Organisationen
e560	Dienste, Systeme und Handlungsgrundsätze des Medienwesens
e565	Dienste, Systeme und Handlungsgrundsätze der Wirtschaft
e570	Dienste, Systeme und Handlungsgrundsätze der sozialen Sicherheit
e575	Dienste, Systeme und Handlungsgrundsätze der allgemeinen sozialen Unterstützung
e580	Dienste, Systeme und Handlungsgrundsätze des Gesundheitswesens
e585	Dienste, Systeme und Handlungsgrundsätze des Bildungs- und Ausbildungswesens
e590	Dienste, Systeme und Handlungsgrundsätze des Arbeits- und Beschäftigungswesens
e595	Dienste, Systeme und Handlungsgrundsätze der Politik
e598	Dienste, Systeme und Handlungsgrundsätze, anders bezeichnet
e599	Dienste, Systeme und Handlungsgrundsätze, nicht näher bezeichnet

3.22 Praktisches Beispiel

Praktisches Patientenbeispiel Screening:

Das folgende Screening ist ein Basis-Verfahren um Red-Flags zu erkennen, die bei Wirbelsäulenproblematiken auftreten können.

Fragen aus dem Screening Formular für Bereich: Extremitäten Gelenke, LWS, HWS - Problematiken

1. Allgemeine Daten:

Name:	Hr. H.R.
Geburtsdatum:	14.03.1956
Familienstand:	ledig
Name Hausarzt:	Dr. W.

2. Hilfsfrage:

➢ Warum kommen Sie zu mir, wie definieren sich Ihre Beschwerden?

   A: *Gelegentlich stechende Schmerzen in der LWS (nur dort!)*

3. PT – ja / nein?

• **Redflag:**

➢ Hatten Sie ein Trauma? Wann?   A: *Nein!*

➢ Fühlen Sie sich allgemein unwohl?   A: *Nein!*

➢ Nehmen Sie Medikamente?   A: Nein!

➢ Haben Sie nachts Schmerzen?   A: *Ja!*
   (Muskelschmerzen im Bereich der Mm. Rhomboideen)

➢ Haben Sie unvorhersehbare Kopfschmerzen?   A: *Nein!*

➢ Waren Sie schon mal für längere Zeit im Krankenhaus?   A: *Nein!*

➢ Haben Sie Sehstörungen z.B. Schwindel?   A: *Nein!*

➢ Haben Sie ausstrahlende Schmerzen in Beine oder Arme?   A: *Nein!*

➢ Haben Sie Gewichtsverlust mehr als 5 kg/ Monat (unerklärlich)?   A: *Nein!*

➢ Haben Sie abnormale Probleme beim Toilettengang?   A: *Nein!*

4. Mustererkennung

a. Kenne ich das Krankheitsbild (KHB)?   **A:** *Ja!*

b. Nimmt der Heilungsverlauf andere Formen an,
   als bei diese KHB gewöhnlich?   **A:** *Nein!*

c. Passen die Symptome zum KHB?   **A:** *Ja!*

Praktisches Patientenbeispiel Anamnese nach ICF (Version nach RPS) und MDBB

➩ **Aufgabe:**

Bitte ordnen Sie den untenstehenden Ergebnissen aus der physiotherapeutischen Diagnostik die gerade erläuterte ICF-Kodierungen zu.

Allgemeine Daten:				
G: m	**Geburtsdatum:** xxx 1956	**Familienstand:** ledig, keine Kinder	**Beruf:** Industriekaufmann (Vollzeit)	**Datum:** 20.03.2012
Anamnese				
Krankheitsverlauf:			**Nebendiagnosen:** ⊘	**Medikamente:** ⊘

Akut: Stechende Schmerzen im Bereich der LWS, lokal begrenzt, ohne ausstrahlende Symptomatik. Schmerz (= Problematik) tritt hauptsächlich bei Belastung nach länger andauernder Ruhe (z.B. sitzen in der Arbeit) auf und reduziert sich durch länger andauernde Bewegung (Sport u.a. Klettern).

Erstmals traten ähnliche Beschwerden vor ca. drei Jahren auf die seitdem schubweise wiederkehren. Vor 1 Woche wurde er vom Arzt geröntgt – ohne Befund (alles normal). Empfehlungen des Arztes:

Muskelaufbau (Stabilität im Bereich des Rumpfes durch KG. Patient wurde vor einiger Zeit schon einmal konservativ auf seine Problematik hin behandelt (KMT). Das führte nur zu einer kurz andauernden Verbesserung (= ineffektiv).

Seine Erwartung von der Therapie: Stabilitätsaufbau im Rumpfbereich v.a. als Verbesserung der muskulären Widerstandsfähigkeit um Schmerzen des LWS - Bereichs vorzubeugen und die uneingeschränkte Leistungsfähigkeit beim Sport (Klettern) ab Juni zu erreichen. Möglichst effektiv (d. h. wenig Zeit, hohe Intensität).

ICF			
Patientensicht:			
Struktur:	**Aktivität:**	**Sozial:**	**Partizipation:**
- Schmerzen im unteren Rückenbereich (stechend), - Schmerzen im oberen Rückenbereich zw. Schulterblättern (oberflächlich);	- Arbeit (Büro – sitzend), -Sport (Klettern, Skitouren);	- Ist in der Arbeit gehandicapt, weil er Angst hat dadurch (Ruhe – sitzend) Rückenschmerzen zu intensivieren, die ihn am Sport hindern könnten, - Schlaf ist gestört, - Dadurch schlechtere Regeneration, - Ansonsten keine Einschränkungen der Lebensqualität;	
Therapeutensicht:			
- Kyphosierte Körperhaltung (W), - Schmerzen lokal LWS – Muskulatur, - Schmerzen im Bereich der Schulterblätter (muskulär, oberflächlich);	- Sport, - langes Sitzen in der Arbeit;	- Ist in seiner Tätigkeit beim Sport eingeschränkt – durch Anlaufschmerzen in der LWS, - Ist teilweise im Schlaf gestört (Schmerzen Schulterblattbereich), - Regenerationsdefizit (muskulär und NS durch weniger Schlaf);	

Umweltfaktoren: Arbeit

MDBB – Modell:

Allgemeine Belastung: langes sitzen, Arbeit (Beruf), Stress

Lokale Belastung: muss arbeiten, obwohl dadurch Schmerzen entstehen (LWS); BWS)

Allgemeine Belastbarkeit: Strukturelle Symptomatik (LWS), mangelnde Regeneration (wg Schlafdefizit);

Lokale Belastbarkeit: immer wiederkehrende Schmerzen, bei Belastung nach längerer Ruhe v.a. beim Aufstehen aus dem Stuhl in der Arbeit (Büro)

Hilfsfrage: Patient erhofft sich durch die Behandlung Schmerzfreiheit bei Belastung nach längeren Ruhephasen. Die Behandlung soll ihm auch einen leichteren sportlichen Einstieg (klettern, Juni) ermöglichen, sowie eine Prophylaxe gegen ein erneutes Auftreten (langfristig) der Beschwerden.

3.23 Literaturnachweise: ICF

1 World Health Organization (2001) International Classification of Functioning, Disability, and Health (ICF). ICF full version. Geneva, Switzerland

2 Cieza A, Stucki G (2008) The International Classification of Functioning Disability and Health: its development process and content validity. European journal of physical and rehabilitation medicine 44:303–313.

3 Jacobson DH, Winograd CH (1994) Psychoactive medications in the long-term care setting: differing perspectives among physicians, nursing staff, and patients. Journal of geriatric psychiatry and neurology 7:176–183.

4 Adamek ME, Kaplan MS (2000) Caring for depressed and suicidal older patients: a survey of physicians and nurse practitioners. International journal of psychiatry in medicine 30:111–125.

5 Neville C, Fortin PR, Fitzcharles MA, Baron M, Abrahamowitz M, Du Berger R, Esdaile JM (1999) The needs of patients with arthritis: the patient's perspective. Arthritis care and research: the official journal of the Arthritis Health Professions Association 12:85–95.

6 Gopinath B, Radhakrishnan K, Sarma PS, Jayachandran D, Alexander A (2000) A questionnaire survey about doctor-patient communication, compliance and locus of control among south Indian people with epilepsy. Epilepsy research 39:73–82.

7 Minsky BD (1998) Multidisciplinary case teams: an approach to the future management of advanced colorectal cancer. British journal of cancer 77 Suppl 2:1–4.

8 Kole-Snijders AM, Vlaeyen JW, Goossens ME, Rutten-van Molken MP, Heuts PH, van Breukelen G, van Eek H (1999) Chronic low-back pain: what does cognitive coping skills training add to operant behavioral treatment? Results of a randomized clinical trial. Journal of consulting and clinical psychology 67:931–944.

9 Stucki G, Kostanjsek N, Ustun B, Cieza A (2008) ICF-based classification and measurement of functioning. European journal of physical and rehabilitation medicine 44:315–328.

10 McIntyre A, Tempest S (2007) Two steps forward, one step back? A commentary on the disease-specific core sets of the International Classification of Functioning, Disability and Health (ICF). Disability and rehabilitation 29:1475–1479.

11 McWhinney IR (2009) Being a general practitioner. European Journal of General Practice 6:135–139.

12 Stewart M, Brown JB, Donner A, McWhinney IR, Oates J, Weston WW, Jordan J (2000) The impact of patient-centered care on outcomes. The Journal of family practice 49:796–804.

13 Suarez-Almazor ME, Conner-Spady B, Kendall CJ, Russell AS, Skeith K (2001) Lack of congruence in the ratings of patients' health status by patients and their physicians. Medical decision making: an international journal of the Society for Medical Decision Making 21:113–121.

14 Stucki G, Sangha O (1996) Clinical quality management: putting the pieces together. Arthritis care and research: the official journal of the Arthritis Health Professions Association 9:405–412.

15 Wanlass RL, Reutter SL, Kline AE (1992) Communication among rehabilitation staff: "mild," "moderate," or "severe" deficits? Archives of physical medicine and rehabilitation 73:477–481.

16 Wagner EH (2000) The role of patient care teams in chronic disease management. BMJ (Clinical research ed.) 320:569–572.

17 Castaneda L, Bergmann A, Bahia L (2014) The International Classification of Functioning, Disability and Health: a systematic review of observational studies. Brazilian journal of epidemiology 17:437–451.

18 Ustun B, Chatterji S, Kostanjsek N (2004) Comments from WHO for the Journal of Rehabilitation Medicine Special Supplement on ICF Core Sets. Journal of rehabilitation medicine:7–8.

19 Stucki G (2005) International Classification of Functioning, Disability, and Health (ICF): a promising framework and classification for rehabilitation medicine. American journal of physical medicine & rehabilitation 84:733–740.

20 Steiner WA, Ryser L, Huber E, Uebelhart D, Aeschlimann A, Stucki G (2002) Use of the ICF model as a clinical problem-solving tool in physical therapy and rehabilitation medicine. Physical therapy 82:1098–1107.

21 Lorish CD, Abraham N, Austin J, Bradley LA, Alarcon GS (1991) Disease and psychosocial factors related to physical functioning in rheumatoid arthritis. The Journal of rheumatology 18:1150–1157.

22 Schmid-Ott G, Wiegand-Grete S, Jacobi C, Paar G, Meermann R, Lamprecht F (2008) Rehabilisation in der Psychosomatik. Schattauer, Stuttgart

23 Bundesministerium für Arbeit und Soziales (2015) Versorgungsmedizinverordnung -VersMedV-Versorgungsmedizinische Grundsätze. Referat Information, Publikation, Redaktion 53107 Bonn. Stand September 2015

3.24 Flaggensystem

3.24.1 Flaggen-System im Klinischen Alltag

Klinische Flaggen sind Möglichkeiten zur schnellen und übersichtlichen Einteilung von Problemen bei Menschen mit gesundheitsbezogenen Missständen (Abb. 3). Dabei werden farbige Flaggen verwendet, die jeweils eine deutliche Begründung oder Einfluss von verschiedenen Problemfeldern auf die gesundheitliche Einschränkung aufzeigen. Die Flaggen vermitteln auch eine weitere Intensivierung des diagnostischen Vorgehens. Die so erkennbaren Risiken sind wichtig, um ein gesundheitliches Defizit umfangreich behandeln zu können. Ziel ist eine schnellst- und bestmögliche Wiedereingliederung und Partizipation des Patienten in die Gesellschaft. Dazu werden Aussagen oder klinische Zeichen beim diagnostischen Prozess bewertet und eingeordnet, die im Behandlungsverlauf einen entscheidenden Einfluss darstellen können. Die Farben Rot (Warnsignal), Gelb (psychosoziale Probleme), Blau (berufliche Probleme) und Schwarz (finanzielle Probleme) werden für eine Kategorisierung verwendet. Neben den Hauptfahnen gibt es noch feinere Gliederungen der Flaggen die allerdings in der Praxis nach Meinung der Autoren keinen grossen Mehrwert bieten. Das Flaggen-System bietet eine sehr schnelle Möglichkeit die hauptsächlichen Missstände eines Menschen zu erfassen.

Rote Flaggen

Unter Roter-Flagge (Red-Flag) versteht man ein Ereignis, eine Information oder Ergebnis aus einem Assessment, das deutlich auf eine Gefahrensituation hinweist. Die Gefahrensituation kann für den Betroffenen und den Behandlungsplan eine Kontraindikation oder sogar eine Gefährdung der Gesundheit darstellen.

Red-Flags spielen zusätzlich eine entscheidende Rolle beim Erstkontakt (direct access) mit Patienten. Ihr Auftreten macht den Kontakt bzw. die Überweisung zu einem Arzt zwingenderweise notwendig! Klassische, allgemeine Rote Flaggen sind: [1-5]

> ➢ unbeabsichtigter starker Gewichtsverlust,

> ➢ neurologische Ausfälle,

> ➢ Blasen-und Mastdarmstörungen,

> ➢ Lähmungen,

> ➢ Tumore in der Familie bzw. vorhergehende Tumorerkrankungen,

> ➢ Alter über 65 Jahre,

➤ Schmerzen über VAS 8,9 (je nach Kontext im Zusammenhang mit anderen Auffälligkeiten; siehe Kapitel: physiotherapeutische Diagnostik, Clinical Reasoning - Mustererkennung),

➤ kompletter Kraftverlust;

Gelbe Flaggen

Unter der gelben Flaggenfarbe werden psychosoziale Auffälligkeiten zusammengefasst, die besonders bei Angstvermeidung (Fear-Avoidance) und dergleichen anzutreffen sind. Die Probleme der Betroffenen werden unter Berücksichtigung von psychosozialen Faktoren überprüft. Mögliche Einflussfaktoren werden benannt und optisch sofort sichtbar gemacht. Die Einordnung in eine Yellow-Flag (Gelbe-Flagge) kann die Intervention dahingehend verändern, die Schulung und Kommunikation bezüglich der Missstände anpassen zu müssen. Auch ein Trainingsprogramm, das aufgrund von Yellow-Flags erstellt wird, kann hinsichtlich einer solchen Kategorisierung verändert werden. Das spezifische Outcome an denen die Parameter des Trainings angepasst sind, wird zweitrangig dargestellt. Durch Gelbe-Flaggen ergeben sich ebenfalls diagnostische Eigenheiten im Sinne des weiteren Vorgehens (Assessments): [6,7]

➤ Dramatisierung,

➤ Angst-Vermeidung (Fear-Avoidance),

➤ falsches vermeintliches Wissen → LBP ist ein strukturelles Problem,

➤ Unsicherheit über Zukunft,

➤ suboptimales Coping → Andere für die Lösung der Probleme verantwortlich machen;

Blaue Flaggen

Blaue Flaggen (Blue-Flags) stehen aktuell immer mehr im Mittelpunkt von Problemen. Viele gesundheitliche Einschränkungen entwickeln sich aufgrund arbeitsbedingter Diskrepanzen. Hierzu gehören neben den offensichtlichen Angriffen wie z.B. Mobbing, auch die weniger ersichtlichen, wie ein „unausgefüllt sein" mit der derzeitigen, beruflichen Situation. Beim Antreffen solcher Faktoren, ist besonders bei Rentenbegehren darauf zu achten, jene Aspekte einzustufen und bezüglich der Ursache einer gesundheitlichen Einschränkung zu beachten.

Als Beispiel können hier berufsgenossenschaftliche Einrichtungen zur Rehabilitation genannt werden. Diese stehen Personen nicht gerade unterstützend gegenüber, die ein Rentenverfahren aufgrund von nicht-ausschlaggebenden körperlichen Einschränkungen durchsetzen möchten. Vornehmlich berufstätige Personen ab 50 Jahren zeigen einen Anstieg der Blauen-Flaggen aufgrund von Rentenbegehren.

Klassische Blue–Flag Kriterien sind: [8]

> Mobbing,

> Unzufriedenheit mit Job (generell),

> Unzufriedenheit mit Gehalt,

> geringe Unterstützung im Beruf,

> wenig positives Feedback durch den Chef,

> stressiger Job (Disstress),

> Probleme mit Kollegen,

> schlechte Kommunikation im Job (Kollegen/Chef);

Arbeitsplatzfaktoren, die das Auftreten von Blue-Flags wahrscheinlicher machen [9]:

1. Monotone Arbeit,

2. Stressvolle Arbeitsumgebung,

3. Schwere körperliche Arbeit,

4. Geringe Unterstützung vom Arbeitgeber zur Gesundung,

5. Unzufriedenheit in der Arbeit (generell),

6. Negative Erwartungen,

7. Angst vor weiteren oder erneuten Verletzungen;

Schwarze Flaggen

Die Kategorisierung der Schwarzen-Flaggen (Black-Flag) überschneidet sich zum Teil mit denen der blauen. Unter anderem stehen hier finanzielle Gesichtspunkte im Vordergrund. Auch soziale Aspekte wie Isolation oder Beeinflussung von Anderen durch z.B. nicht-fachmännische Meinungen ohne ausreichenden Hintergrund müssen berücksichtigt werden. In Schwarze-Flaggen kategorisierte Zustände von Patienten suchen klare Verständigung und Information. Sie erwarten dies, um die auf sie eintreffenden Kritiken besser zu verstehen. Ansonsten sehen sie sich subjektiv und nicht sachgemäss behandelt. Solche Unklarheiten definieren sich wie im Folgenden aufgelistet: [9,10]

> ➤ Verschuldung oder auf dem Weg dorthin,

> ➤ Fachunspezifische Empfehlungen (Meinungen von Freunden),

> ➤ Isolation des normalen, sozialen Lebens (Sportverein → kein Training möglich);

Abb. 3) Flaggensystem

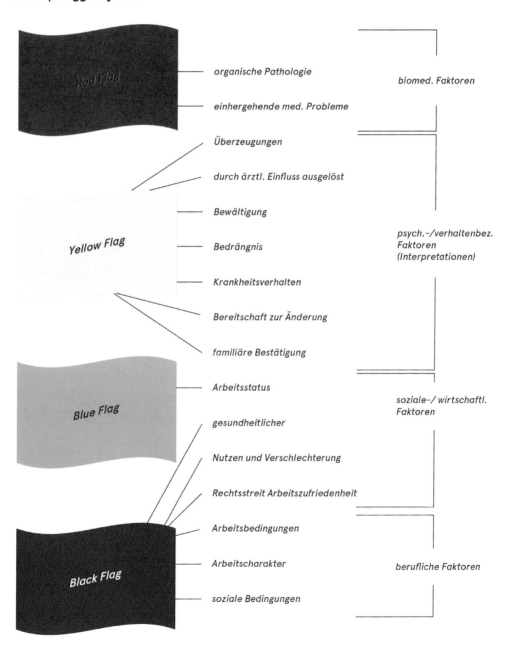

Wie erkennt man die Flaggen?

Wir empfehlen das diagnostische Mittel der Anamnese. Es hilft bestimmte Kontextfaktoren im Gespräch zu erkennen und in das Flaggensystem einzuordnen. Neben der bestmöglichen Kommunikation mit den Patienten, ist es ebenfalls möglich Assessments (z.B. Oswestry-Disability-Index bei LBP) zu verwenden, die eine Einteilung in Flaggen erlauben. Mittels Fragebögen lassen sich zeitlich effiziente Einteilungen vornehmen. Sie sind für die Intervention und das gesamte Vorgehen richtungsweisend. So können mittels „Örebro-Fragebogen", Klassifizierungen der Angst vor Bewegung vorgenommen werden (siehe Kapitel: Wirtschaft im Zusammenhang mit Wissenschaft). Damit ergibt sich die Möglichkeit einen Interventionsplan oder weitere diagnostische Verfahren abzuleiten (siehe Kapitel: Therapiestrategien, Coping). [11,12]

Einzelheiten der Anamnese die es zu beachten gilt:

> Verhalten: welche Änderung des Verhaltens ist seit Auftreten der Probleme zu erkennen? → Aktivitätslevel reduziert → Angst-Vermeidung,

> Kompensationsmuster: avoidance-endurance? → graded balance (siehe Kapitel: Therapiestrategie, Graded-Programme),

> Glaube/Einstellung: Coping-Verhalten,

> Emotion: Gibt es unterschwellige Probleme, die das Problem beeinflussen?

> Familie: Bekommt der Betroffene Unterstützung von Angehörigen/Familie?

> Beruf: Krankschreibung? → Arbeitssituation?

> Diagnose: Sichtweise auf die Diagnose und deren Risikoeinschätzung;

3.25 Literaturnachweise: Flaggensystem

1 Leerar PJ, Boissonnault W, Domholdt E, Roddey T (2007) Documentation of red flags by physical therapists for patients with low back pain. The Journal of manual & manipulative therapy 15:42–49.

2 Happell B, Ewart SB, Bocking J, Platania-Phung C, Stanton R (2016) 'That red flag on your file': misinterpreting physical symptoms as mental illness. Journal of clinical nursing 25:2933–2942.

3 Gurney D (2015) Mental Status Changes--A Red Flag. Journal of emergency nursing: JEN : official publication of the Emergency Department Nurses Association 41:538–539.

4 Ferguson FC, Morison S, Ryan CG (2015) Physiotherapists' understanding of red flags for back pain. Musculoskeletal care 13:42–50.

5 Wood M, Archbold CA (2015) Bad Touches, Getting Away, and Never Keeping Secrets: Assessing Student Knowledge Retention of the "Red Flag Green Flag People" Program. Journal of interpersonal violence 30:2999–3021.

6 Grimmer-Somers K (2008) Yellow flag scores in a compensable New Zealand cohort suffering acute low back pain. Journal of Pain Research:15.

7 Nicholas MK, Linton SJ, Watson PJ, Main CJ (2011) Early identification and management of psychological risk factors ("yellow flags") in patients with low back pain: a reappraisal. Physical therapy 91:737–753.

8 Shaw WS, van der Windt DA, Main CJ, Loisel P, Linton SJ (2009) Early patient screening and intervention to address individual-level occupational factors ("blue flags") in back disability. Journal of occupational rehabilitation 19:64–80.

9 Main CJ, Sullivan MJL, Watson PJ (2008) Pain management. Churchill Livingstone, Edinburgh, New York.

10 Main CJ, Phillips CJ, Watson PJ (2008) Secondary prevention in health-care and occupational settings in musculoskeletal conditions focusing on low back pain. Springer-Verlag, Heidelberg

11 Hurley DA, Dusoir TE, McDonough SM, Moore AP, Baxter GD (2001) How effective is the acute low back pain screening questionnaire for predicting 1-year follow-up in patients with low back pain? The Clinical journal of pain 17:256–263.

12 Schmidt CO, Kohlmann T, Pfingsten M, Lindena G, Marnitz U, Pfeifer K, Chenot JF (2016) Construct and predictive validity of the German Orebro questionnaire short form for psychosocial risk factor screening of patients with low back pain. European spine journal 25:325–332.

Kapitel IV

„Therapiestrategien"

Zusammenfassung „Therapiestrategien"

Therapiestrategien die für eine optimale Erholung der gesundheitlichen Einschränkungen sprechen, richten sich nach dem Copingverhalten und anderer diagnostischer Auffälligkeiten des Patienten. Die Qualität der Bewältigung repräsentiert den Umgang mit den Beschwerden. Sie kann entweder aktiv oder passiv erfolgen. Im Hinblick auf die zu vermeidenden Effekte innerhalb der Physiotherapie, wie z.B. der Chronifizierung, werden psychosozial behaftete Therapien empfohlen. Der hohe Bedarf an dafür benötigten Kenntnissen, wird in diesem Kapitel vermittelt. Strategien wie: „graded activity", „graded exposure", „graded balance" oder „graded motor imagery"; haben sich in der Praxis und Wissenschaft als sehr erfolgreich erwiesen. Sie basieren auf dem stufenweise Wiedererlangen der Belastbarkeit, der Reduktion von Bewegungsangst, Schmerz- und Stressmanagement.

IV. Therapiestrategien

4.1 Coping

Im Verlauf dieses Kapitels wird das massgebende Kriterium „Bewältigungsstrategien" als eine der grundlegenden Säulen des Copingverhalten erarbeitet. Copingstrategien stellen einen wichtigen Baustein der modernen Physiotherapie dar (Abb. 1).

Unter Coping (Deutsch: bewältigen) versteht man Strategien bzw. Tricks zum Management von Missständen. [1] In der Psychologie werden dementsprechende Strategien häufig als Ausgangspunkt zur Ausrichtung der weiteren Behandlung erfasst. Auch in der Physiotherapie wird nach bereits bekannten Standards darauf hingewiesen, dass die biopsychosoziale Ausrichtung einen hohen Stellenwert zur effektiven zielorientierten Problemlösung einnimmt. Die Kenntnisse über die Grundlagen von Missständen des Patienten, wie Verletzungen und fehlerhafte Sensibilität der Wahrnehmung, sind ein bedeutender Teil der Problemlösungen (Abb. 1).

Abb.1) Therapiehierarchie

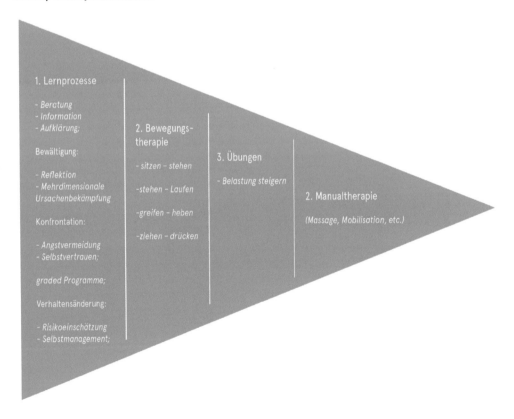

„Kognitive Dissonanz" ist ein wesentlicher Begriff zur Erläuterung der fehlgeleiteten Wahrnehmung und Informationsverarbeitung , die gerade bei chronischen Schmerzpatienten eine tragende Rolle spielen. Eine im Vordergrund stehende biomedizinische Betrachtung der Probleme geht mit einem erhöhten Risiko von weiteren Belastungsreduktionen einher.

Das Verhindern solcher Verschlechterungen steht neben dem Aspekt der Optimierung des Gesundheitsbewusstseins von Menschen die davon betroffen sind, auch im Zusammenhang zum volkswirtschaftlichen Interesse (siehe Kapitel: Wirtschaft im Zusammenhang mit Wissenschaft). Ein verantwortlicher Faktor für diese so entscheidende Qualität der Belastbarkeit ist negativer Stress. [2-5] Er ist eine große Bedrohung zur Bewältigung der essentiellen individuellen Handlungen des Menschen in einer Leistungsgesellschaft. [6] Das Management der Belastbarkeit wird in Anbetracht der kognitiven Verbindungen zwischen internen und externen Einflüssen bedingt. [1]

Insbesondere die externen Einflussfaktoren sind ein determinierender Faktor für die effiziente Therapie von Missständen in der Physiotherapie. Darunter versteht man im Vergleich zu internen Einflüssen, die durch andere Personen oder Umwelt hervorgerufenen Strategien zur Bewältigung. Beide Ausprägungen können mittels passender Intervention verändert werden. [2-5] Der empfohlene lösungsorientierte Ansatz ist nur dann zielführend wenn er nach den vorangegangenen Beratungen des Patienten stattfindet. Bei suboptimaler Information des Therapeuten kann sich dies gerade im komplexen Bereich der Therapie chronischer Beschwerden (Schmerzen, CLBP) prozesslimitierend äussern. Der Einfluss von psychosozialen Interventionen (Schulung) weist deutliche Vorteile gegenüber der rein biomedizinischen Herangehensweise auf. Die Vorteile beziehen sich auf den wissenschaftlichen Nachweis, der eine Überlegenheit gegenüber der strukturellen Herangehensweise bei chronischen Leiden zeigt (siehe Kapitel: Schmerzphysiologie).

Die biopsychosoziale Orientierung wurde mit deren Weisung durch die ICF 2001 von der Weltgesundheitsorganisation (WHO) gelegt. Demzufolge existiert eine klare Richtung zur Anpassung und Veränderung der therapeutischen Orientierung. Die therapeutischen Berufe im deutschsprachigen Raum profitieren zu sehr vom biomedizinischen Ansatz. Es werden keine kaum evidenzbasiert ausgerichteten Qualitätsprüfungen von physiotherapeutischen Praktiken im realen Alltag durchgeführt. Das Prüfen analytischer und behandlungsstrategischer Massnahmen im Hinblick auf validierte Systeme (siehe Kapitel: Physiotherapeutische Diagnostik, Therapiestrategien) und deren Umsetzung ist eine unumgängliche Notwendigkeit der modernen Physiotherapie. Das Optimieren der Belastbarkeit durch angepasste/individuelle Bewältigungsstrategien ist das oberste Ziel der Physiotherapie (siehe Kapitel: Wirtschaft im Zusammenhang mit Wissenschaft). Im Folgenden wird ein breites Feld von Möglichkeiten innerhalb der Bewältigungsstrategie vermittelt. Es handelt sich hierbei um eine „Rekonditionierung" von Verhaltensmustern. Patienten sollen von der „mechanischen Abhängigkeit" auf der Behandlungsbank weg, hin zu einem letztendlich belastbarkeitssteigernden Coaching Prozess geführt werden. Dabei entsteht ein hoher Anteil von Eigeninitiative und Kontrolle über den Missstand.

Im Zuge dieser Erkenntnis gelangen wir zu den auslösenden Faktoren entsprechender kognitiven Dissonanzen und zur Überlegung, welche emotionalen Zustände solche hervorrufen. Zu erwähnen sind hier:

- Angst,

- Depression,

- Frustration,

- Vermeidungsverhalten;

Darauf aufbauend, mit dem immer ähnlichen Effekt:

- Schmerzbeeinflussung;

Zum besseren Verständnis der Verhaltensorientierung und den Störfeldern zur Bewältigung, stellt sich die Frage nach dem Umgang mit Schmerzen. Er bestimmt die Beziehung zwischen chronischen Schmerzen und der Behinderung, die daraus entstehen kann. [5,6,10-12] Ein besonderes Augenmerk muss dabei auf das Wort „Behinderung" im Zusammenhang mit Schmerz und der Kognition, der Wahrnehmung und Verarbeitung der internen und v.a. der externen Einflüsse gelegt werden. Eine Behinderung mit deren kognitiven und dadurch auch körperlichen Auswirkungen, kann aufgrund eines passiven Verhaltens zu noch intensiveren Behinderungen führen.

Sie gilt es von Beginn an zu erkennen und zu vermeiden. In Anbetracht der aktuellen Lage evidenzbasierter Evaluationen ist vor allem der aktive Lebensstil als lösungsorientierter Ansatz nachzuverfolgen!

Abb. 2) Orientierung des Verhaltens

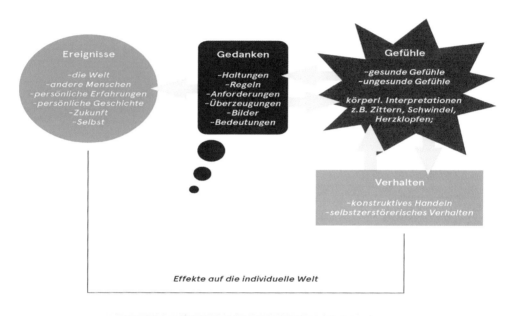

Die ABC-Verhaltenstherapie *(nach Wilson und Branch (2006)*

„Nicht die Fakten selbst beunruhigen den Menschen (A),
sondern die subjektiven Meinungen (B) und Urteile
über die Wahrnehmungen, prägen das Empfinden (C) als
Grundlage für das Verhalten" (Epiktet, 50 – 120 n. Chr.)

„Gelbe-Flaggen" (psychosoziale Auffälligkeiten) sind zur Einschätzung des Risikos einer Chronifizierung äusserst wertvoll. Die „psychosozialen" Komponenten werden durch die negativen Auswirkungen von zu viel Inaktivität (auch Immobilität oder Passivität) verstärkt. Das geschieht vor allem durch die Steigerung der „internen" Einflüsse, welche durch fehlende Ablenkung der vermeintlich verursachenden Gefahr geschürt werden. Sie steht oft im Widerspruch zur Aktivität. Das innerviert vor allem die Steigerung externer Einflüsse, die aufgrund fehlender Ablenkung (sozial) und der Vermeidung von Aktivität, die fälschlicherweise als gefährlich eingeschätzt wird, entstehen.

Das Handlungszentrum belohnt erfolgreich gemeisterte Aktivität im präfrontalen Kortex der Grosshirnrinde und sorgt dabei für die Bildung stimmungsaufhellender Hormone (z.B. Serotonin). Ausserdem unterstützt es eine Regeneration des angeschlagenen Selbstvertrauens in die eigene körperliche Belastbarkeit. Dazu ergeben sich aus bewusst wahrgenommenen Misserfolgen Störungen wie eine Dramatisierung. Sie führen zu einer verstärkten Bewegungsangst. Misserfolge und eine Dramatisierung stehen bei den Betroffenen im falschen Zusammenhang mit der eigenen Aktivität. In Wirklichkeit benötigen sie positive Handlungs-und Erfolgserlebnisse, welche auf die Verbesserung ihrer motorischen Fähigkeiten und

Belastbarkeit schliessen lassen!. Nur so erreichen sie eine Reorganisation des Selbstvertrauens hin zum Positiven, als Grundlage für eine zukünftige Festigung des Therapieerfolgs. Mehr noch, Aktivität wird benötigt, um die biologische Degeneration als Folge der Atrophie des Stützapparates und der Physiologie aufzuhalten. Die biochemischen Qualitäten des Körpers (Physiologie zum Erreichen der Widerstandsfähigkeit von Skelettmuskulatur gegen Ermüdung, Stabilität, Kraft, Herz-Kreislaufniveau, Biorhythmus) müssen bereit sein dieser Degeneration entgegenzuwirken. [13,14]

Die Bewältigungsmechanismen sind bis hierher allerdings eher variabel definiert. Bewältigungsmechanismen sind in diesem Sinne abhängig von äusseren Einflüssen und von emotionalen Verarbeitungsmechanismen. Ihrer Orientierung und Intensität nach gehen sie mit der Entfernung des Verständnisses, warum Aktivität hier erstrebenswert ist, einher. Die Richtung und Intensität der von jedem Patienten individuell gewählten Coping-Strategien liegt in deren Erfahrungen, Emotionen und Wissen begründet. (siehe Kapitel: Schmerzphysiologie).

Doch wie sieht es mit von aussen weitestgehend unabhängigen handlungsweisenden Faktoren und wie mit dem Charakter aus? Der Charakter eines Menschen reguliert den Umgang, die wahrgenommene Intensität und die damit verbundene Kontrolle seiner Probleme. Er reguliert und bestimmt diese neben anderen verhaltensweisenden psychologisch orientierten Einheiten (z.B. Einflüsse von Familie oder Freunden). Daher ist die tatsächlich prüfbare Kontrolle von enormen Wert (objektive validierte Assessments und Diagnoseverfahren). Eine von Natur aus selbstbewusste Person hat eine grössere Überzeugung Dinge, die sie vor allem negativ beeinflusst, selbst kontrollieren zu können. Andere Personen stehen einer erfolgreichen Lösung negativer gegenüber. Wobei auch bei diesen die externen Einflüsse eine entscheidende Rolle spielen können. Aufgrund der Schwierigkeit selbstbewusst orientierte Persönlichkeiten von dem Wagnis oder der Unzulänglichkeit Ihrer Annahmen zu überzeugen, sollten professionelle Kommunikationsfähigkeiten seitens des Therapeuten als Grundlage vorhanden sein. Sie vermitteln den entschiedensten Faktor zur Steuerung von Copingstrategien (siehe Kapitel: Physiotherapeutische Diagnostik, Kommunikation). [15] Der Charakter einer Person ist also ein mitausschlaggebender Initialisator eines erfolgreichen Schmerz-und Copingverhaltens. Ebenso von Relevanz sind die beiden bereits erläuterten Faktoren: „Verhältnis vom Therapeuten zum Patienten" (Vertrauen) und die „Beziehung zur Umwelt".

Im Einflussspektrum der Umwelt liegen vielfältige Möglichkeiten zur Beeinflussung von psychosozialen Komponenten. Am meisten zum Tragen kommen dabei:

➢ Freundeskreis,

➢ Familie,

➢ Wohnort,

➢ Anerkennung,

> ➢ Beruf;

All jene einflussnehmenden Komponenten können motivierend oder schlussendlich auch demotivierend wirken.

Im Wesentlichen sind auch die Therapeuten zu den Umweltfaktoren zu zählen und sollten daher mit ihrem Input sehr bewusst umgehen. Zu erwähnen gilt hier die Sinnhaftigkeit der Ausführung einer soliden Recherche über die Hintergründe, Provokationen, Verletzungen und Prognosen von Zuständen eines Patienten bzw. einer Verletzung. Besonderes Augenmerk muss auf das Verhältnis von Therapeut zu Patient und der passenden Kommunikation gelegt werden. Wenn der Therapeut eine Meinung hat, die nicht plausibel untermauert ist, kann das zum sogenannten „passiven Coping" führen. Damit nimmt das Risiko der ungünstigen „externen Kontrollüberzeugung" (external lokus of control) zu. [16] Dies hat einen Kontrollverlust des Patienten über seine Missstände zur Folge. Damit steigt die Gefahr eines Rückschlags im Zuge der Rückgewinnung seines Belastbarkeitsniveaus. Er wird in diesem Sinne abhängig gemacht und wird unselbstständig. [15] Die Genesung im Sinne der Wideraufnahme von alltäglichen Handlungen, die nicht zuletzt mit seiner sozioökonomischen Existenz zusammenhängt, wird gestört. Je nach erlebter Intensität seines Leidens werden die Einflüsse des Kontrollverlustes und der Dramatisierung zusätzlich noch verstärkt. Sensorische, emotionale oder kognitive Verarbeitungsdefekte laufen annähernd proportional zur Reduktion der Belastbarkeit ab. Dies wiederum schliesst dann den Teufelskreis hinsichtlich psychosozialer Beschwerden (Gelbe-Flaggen). In der Summe nehmen die Fehlleitungen aus solchen BIAS des Therapeuten, die als externe Einflussgrössen zu deuten sind, auch großen Einfluss auf die Gesellschaft (siehe Kapitel: Wissenschaft, BIAS). [7-9]

Das Selbstmanagement der eigenen Probleme markiert einen Grundpfeiler der Physiotherapie. Im Gegensatz zu dem nicht-optimal einzustufenden Resultat des passiven Copingverhaltens ist ein „aktives" Copingverhalten anzustreben. Die klare Zielsetzung: interne Kontrollüberzeugung (internal lokus of control); wird so hervorgehoben. [16]

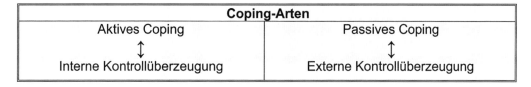

Coping-Arten	
Aktives Coping	Passives Coping
↕	↕
Interne Kontrollüberzeugung	Externe Kontrollüberzeugung

Der aktive Ansatz vermindert das Risiko zur Chronifizierung. Dies lässt ihn für die Physiotherapie besonders relevant werden. Dabei ist man bestrebt dem Patienten Möglichkeiten aufzuzeigen, die unter Berücksichtigung seiner Umgebung helfen, die Kontrolle über seine Beschwerden wiederzuerlangen. Das Selbstvertrauen des Patienten muss durch positive Erfahrungen gefördert werden. Das gelingt dem Therapeuten durch Konfrontation mit intensiven aber kontrollierten Aufgaben in der Therapie.

Die Ausführung dieser Aufgaben lässt das Belohnungszentrum arbeiten und das Selbstbewusstsein genau in den essentiellen und negativ beeinflussenden Bereichen steigen. Im weiteren Verlauf richtet sich die interne Kontrollüberzeugung auch auf die langfristig definierten Zielsetzungen. Darum beziehen sich die aktuellen Therapiestrategien auf die stufenweise progressive Aufdeckung und Entwicklung der Widerstandsfähigkeit im Hinblick auf die bewusste Kontrolle (siehe Kapitel: Therapiestrategien, Graded-Programme). [15-18]

Nach all den bereits veranschaulichten Hintergründen zum Thema, widmen wir uns nun der Analyse der suboptimalen Verhaltensstrategien.

Stellen Sie sich einen Boxer bei einer Weltmeisterschaft vor, der eine Platzwunde am Kopf davonträgt. Dennoch macht er trotz Schmerzen und Gefahr, bei jedem Kontakt die Wunde erneut und weiter aufzureissen weiter. Obwohl eine schmerzhafte Verletzung vorliegt kämpft der Boxer weiter. Ein solches Verhalten würde vermeintlich bei einem Aufbaukampf eine sofortige Beendigung aufgrund der Schmerzen veranlassen. Woran liegt also dieses unterschiedliche Verhalten in beiden Situationen?

Zur Lösung dieser Frage sollte man einen Schritt zurück und hierbei speziell an die Erkenntnis denken, dass die Analyse der Umweltfaktoren innerhalb einer Anamnese von enormer Relevanz zeugt. Die Weltmeisterschaft, wie im Beispiel beschrieben, hat einen höheren Stellenwert als der Aufbaukampf und kann dadurch die Schmerzwahrnehmung verringern. Der Algorithmus in dem Zusammenhang weist folgende Parameter auf:

> zunächst befindet sich die Person in einer Situation, die sie mit einem zustandsverändernden Einfluss konfrontiert – einem klassischen Reiz;

> Er führt zu einer Reaktion, die den Umständen entsprechend ausgewählt wird;

> Der „Umstand" Weltmeisterschaft oder Aufbaukampf verändert die Reaktion sehr deutlich;

> So eine Interpretation ist in ihrer Intensität nicht einzig und allein verbunden mit der Erfahrung, also der damit zusammenhängenden Verarbeitung von ähnlich, durchlebten Situationen. Ebenfalls können Bezugspersonen hierfür einen tragenden Einfluss erzeugen;

Solch eine Versinnbildlichung erläutert das Verhalten, die Widerstandsfähigkeit, die Belastbarkeit und die Kontrolle in Konfrontation mit vermeintlichen oder tatsächlichen Gefahren. Die hier genannten personenabhängigen (lebendige) Verarbeitungen von Reizen bilden genau wie die nicht-lebendige Umgebung, z.B. Geländebeschaffenheit (Höhen, Instabilitäten, Wasser, Gewicht, Lärm, Abgase, usw.), die jeweiligen Umweltfaktoren. Auch der „Kontext", also das gegenwärtige Zusammenspiel von Einschätzung (Interpretation) zur subjektiven oder objektiven Realität, spiegeln die Reaktion wieder. Aus einem so unterschiedlichen Verhalten lässt sich die Frage der Therapeuten aber auch der Patienten ableiten, welche die Physiotherapie entscheidend in ihrer Ausführung verändert:

„ist Schmerz ein eindeutiges Zeichen für Gewebsschädigung"?

Zur Beantwortung erleben wir nun wahrscheinlich von Patientenseite her eine durchweg positiv lautende Antwort. Schliesslich war jeder von uns im Leben bereits mit Schmerzen konfrontiert an die er sich erinnert. Natürlich verbinden wir solche schmerzhaften Erlebnisse mit strukturellen Symptomen, die im Moment der auslösenden Situation und kurze Zeit danach empfindbar sind. Im Gegensatz zu der hier intuitiven Antwort muss die Frage eindeutig mit „Nein" beantwortet werden.

Schmerz ist kein eindeutiges Zeichen für Gewebeschädigung. Nicht der Schmerz sondern vielmehr die Wahrnehmung und Interpretation sind verantwortlich für die vermeintliche Hemmung der initialisierenden psychischen und daran gekoppelten motorischen Funktionen. [7-9] Die kognitive Dissonanz zur tatsächlichen und nachgewiesenen Antwort (siehe Kapitel: Wissenschaft, Grundlagen, BIAS), ist wesentlicher Bestandteil in der folgenschweren Kette von Belastbarkeitsdegeneration, Kontrollverlust und der Fähigkeit diese zu bewältigen.

Ein weiteres Beispiel zur Veranschaulichung der kognitiven Dissonanz ist die Vorstellung einer beinamputierten Person. Sie gibt in der Therapie an, der grosse Zeh des amputierten Beins würde immer am Samstagmittag um 11.30 Uhr von einem starken Juckreiz befallen werden. Es existiert keine Struktur mehr, die einen Juckreiz am grossen Zeh rechtfertigen würde. Dennoch gibt der Patient das Gefühl an.

Insbesondere bei den in der physiotherapeutischen Praxis mit einem sehr hohen Stellenwert zu betitelnden „chronischen Schmerzpatienten" trifft dieser Hintergrund überwiegend zu. Hier liegt eine Fehlinterpretation der Erlebnisse und Illusionen durch personengebundene Umweltfaktoren, als auch aufgrund falsch ausgeprägter Expertenmeinungen vor. Sie alle haben eine starke Wirkung auf den Verarbeitungsprozess der von Schmerz geplagten Personen. Die langfristige Gefahr so einer Prozessierung ist die destruktiv wirkende Wahrnehmung eigentlich wirksamer Bewältigungsstrategien. Zur erfolgreichen Generierung von Langzeiteffekten dürfen sie nicht missachtet werden. Bewegung, also motorische Funktion unter dem Kommando der Psyche als richtungsweisende Instanz, ist der Schlüssel zur Bewältigung chronischer Missstände.

Jeder weitere Einfluss, der auf den Betroffenen einwirkt und das Selbstvertrauen belastet, beeinflusst den Kontrollverlustes und damit die Reduktion des Selbstvertrauens. Die somit ausgelösten biochemischen Reaktionen erzeugen das Entstehen gelber Flaggen und damit auch die Möglichkeit von Noceboeffekten, die es als Risikofaktor zur Chronifizierung unbedingt zu vermeiden gilt. Um das effektiv zu vermeiden sollte durch den Therapeuten vermittelt werden, dass die persönliche Einstellung nur durch eine solide Vertrauensbasis veränderbar ist. Der/die Therapeut/in hat es in der Hand, eine Therapie erfolgreich zu gestalten. Der Blick durch die Augen eines externen Beobachters lässt häufig annehmen, dass der medizinische Alltag speziell in der nichttraumatischen Betreuung stark dramatisiert ist. Neben der Sorge um den eigenen Existenzverlust stellt sich hier gerade die Unwissenheit oder Fehlkonditionierung eines Therapeuten als determinierender Faktor heraus. Im Hinblick auf das Thema „chronischer Schmerzpatient" bedeutet die Orientierung an Evidenz schlussendlich, sich von einer solchen Dramatisierung zu verabschieden. [7-9]

Das passive Bewältigungsverhalten ist durch die Abhängigkeit der Kontrolle Anderer über die Schmerzen und Missstände vom Patienten als notwendig eingestuft worden. So ergibt sich eine Art Fernsteuerung mit hohen direkten (länger Behandlungsbedarf → „De-Chronifizierung") und indirekten (Arbeitsausfälle etc.) Aufwänden. Die Abhängigkeit wird verstärkt durch die oft allgegenwärtig suggerierten Hilfsmittel, wie z.B. Medikamente, Homöopathie, Ruhe, Salben, Trendbehandlungen usw. die keine unabhängigen Schritte zur Zielerreichung darstellen. Die bereits als äußerst relevante identifizierte eigene Bewältigung der Belastbarkeit mittels Selbstmanagement wird dabei meist völlig außer Acht gelassen.

Der problematisch zu bewertende destruktive Prozess wird von einigen Faktoren und einer speziellen Reihenfolge geprägt. Es handelt sich um einen schwer zu durchdringenden und sehr aufwendig zu korrigierenden „circulus vitiosus":

> ➤ Reiz entsteht durch eine Interpretation von vermeintlichen Schädigungen des Organismus

> ➤ Die dementsprechend individuelle Wahrnehmung wird je nach Intensität verarbeitet;

> ➤ Der Prozess geschieht stark in Anlehnung an die Einflüsse von Meinungen der Bezugspersonen, wozu auch die behandelnden Therapeuten zählen;

> ➤ Einen ebenso grossen Einfluss haben interne emotionale Empfindungen wie z.B. Depressionen, Angst und Dramatisierung, die allesamt eine Intensivierung des negativen Schmerzempfindens provozieren;

> ➤ Die Verarbeitung ist der Initiator einer drohenden Behinderung. [7-9]

Die psychosozialen Faktoren sind nach Erkenntnissen der aktuellen Wissenschaft, die nunmehr schon seit mehr als 30 Jahren in dieser Richtung aktiv ist, mit moderater bis starker Evidenz geprägt. Die daraus gewonnenen Resultate sollten als klare Zeichen einer Neuorientierung genutzt werden. Eines der klarsten Ergebnisse jener Analysen ist der deutliche Hinweis auf einen positiven Zusammenhang zwischen psychosozialen Einflüssen und langanhaltenden Desorientierungen, Schmerzen und Behinderung. So entstehen im Sinne der Ökonomie deutliche Schäden (unnötig hohe Kosten, die zu tragen sind), die sich wiederum auf die Gesellschaft auswirken und an anderer Stelle als Ressourcen fehlen. (siehe Kapitel: Wirtschaft im Zusammenhang mit Wissenschaft, Grundlagen, PICO).

Ein erfolgreiches Management ermöglicht die praktische Integration der Möglichkeiten des „aktiven Copings". Darum ist es ratsam den Fokus grundlegend und vor allem zu Beginn der Therapie auf bekannte Strategien aus der Psychologie zu legen. Darunter fällt z.B. die Ablenkung durch eine positive Vorstellung und Eingliederung zur Aktivität. Somit ergibt sich die Auswirkung einer gezielt gesteuerten Aktivität mindestens auf zwei relevante und damit zielführende Kriterien:

1. die positive Erfahrungsbildung, welche das Selbstvertrauen im Zusammenhang mit der als Ziel definierten Belastbarkeit und dessen stationären Teilzielen beinhaltet;

2. Die fortschreitenden, strukturellen und motorischen Optimierungen, bestehend aus der positiven Entwicklung motorischer Eigenschaften, die bei der Zieldefinition des Betroffenen als „problematische Handlung" benannt wurden;

Ein sehr erfolgreiches Programm bzw. eine erfolgreiche Strategie zur praktischen Umsetzung solcher Grundlagen sind die „graded-Programme". Sie bearbeiten die ausschlaggebenden Faktoren in jeder Ebene des biopsychosozialen Modells. Somit bilden die unterschiedlichen Ausprägungen der graded-Programme eine Grundlage für alle weiteren oder vorhergehenden Behandlungsstrategien. Dabei wird das Belastungsniveau bis auf das vorher vereinbarte Endniveau schrittweise angehoben. Der Inhalt bezieht sich auf die Inanspruchnahme und den Aufbau der „internen Kontrollüberzeugung" (internal lokus of control) und kann variabel im Hinblick auf die gesetzten Ziele gestaltet werden. [16] Am Ende der Begleitung soll der Patient spüren, dass für ihn der Anspruch und die Inanspruchnahme an den Therapeuten ständig sinkt. Er wird progressiv belastbarer, kontrollierter und selbständiger in der Bewältigung seiner Aufgaben. Die langfristige Konstante solcher Strategien, auch im Rahmen der „health counseling" (psychosoziale Gesundheitsberatung) oder „fear avoidance" (Strategien zur Angstvermeidung um das Selbstvertrauen zu erhöhen), liegt in der vollständigen Entwicklung des Patienten. Die rückfallprovozierenden Risiken gilt es damit zu reduzieren und zu kontrollieren.

Die moderne Physiotherapie ist ein wertvoller Bestandteil der zielorientierten therapeutischen Medizin. Um diese Bezeichnung rechtfertigen zu können, ist es unumgänglich auch die volkswirtschaftlichen Zusammenhänge zu beachten. Sie wird als ein hohes Ziel der Intervention definiert und ist gekennzeichnet durch die Fähigkeit des betroffenen Individuums seine Therapie ab einem bestimmten Zeitpunkt selbst durchführen zu können. Die Kommunikation ist hierfür Schlüsselfaktor und führt zur klare Veranschaulichung des Beschwerdebildes. Auch hier hat die Beachtung hochwertiger Quellen in Form von wissenschaftlichen Untersuchungen oberste Priorität, da sie dem Patienten als Veranschaulichung der Situation dienen können. So kann frühzeitig aufgeklärt und informiert werden, um die negative Progression rechtzeitig zu stoppen. Dazu zeigt es sich von Vorteil die Beziehung von Patient und Therapeut so zu gestalten, dass der Therapeut ein Ansprechpartner für Rückfragen ist. Er steht über die gesamte Rekonvaleszenz zur

Seite. Erreichbar wird dies über die Optimierung und Steuerung der Belastung und Belastbarkeit (siehe Kapitel: Physiotherapeutische Diagnostik, MDBB).

Bei Rückschlägen ist der Therapeut für den Patienten da, um die Ausrichtung und das Ziel nicht aus den Augen zu verlieren und eventuelle Anpassungen vorzunehmen. Beratung und Information sind das Herzstück der Therapie! Für! Patienten ist es daher wichtig, den eigenen Möglichkeiten mehr und mehr zu vertrauen, um dadurch ein größeres Maß an Selbstvertrauen aufzubauen. Die genauen Inhalte der Therapie richten sich demnach immer nach dem impliziten und expliziten Verhalten des Patienten und vor allem nach der spezifischen Situation. Daher empfiehlt es sich vor jeder neuen Einheit Feedback einzuholen, welches die Umwelteinflüsse in Anbetracht der aktuellen Situation evaluiert. Nach Erhalt solcher Informationen ergibt sich die Aufgabe, relevante Tendenzen in Qualität und Ausmass der Einwirkung zu erkennen und die Limitierungen zu verbessern.

Das erfolgt mittels einer Aufklärung deren Argumentation besser untermauert sein muss als die negativ beeinträchtigenden Argumente, die den Patienten aus diversen Richtungen seiner Umwelt erreicht haben. Hierzu eignen sich neben der Wissenschaft die Logik und immer auch der motivierende Basischarakter. Mit solch einer Grundlage steigt die Wahrscheinlichkeit positive Erfahrungen in vermeintlich belastenden Situationen zu identifizieren und bewusst zu verarbeiten. Die Therapie sollte sich dabei an der Lebenssituation des Patienten orientieren.

Ein weiteres Beispiel zur Veränderung der Umwelt lässt sich auf den Arbeitsplatz projizieren. Es ist durch die Analyse der Probleme und des Verlaufs der Einschränkungen möglich, Interventionen zu erkennen, die mit kleinen Optimierungen, wie einer kurzen Ruhepause, eine deutliche Reduktion gesundheitlicher Hindernisse erwirken. Die oft kaum umgänglichen Konfrontationspunkte zwischen den Empfehlungen des Therapeuten und den Einschätzungen des Patienten müssen offen diskutiert werden. Das dient nicht zuletzt dem Respekt und vermittelt Wertschätzung sowie gemeinsames Interesse und Zielstrebigkeit im Sinne der Rekonvaleszenz. Vor allem das Einbinden in den Prozess zeigt dem Patienten, dass er und Niemand sonst im Mittelpunkt des Handelns des Therapeuten steht. Er beginnt zu realisieren, dass er gemeinsam mit dem Therapeuten ein Ziel verfolgt. Sein gesundheitliches Anliegen wird ernst genommen und die Erreichbarkeit dessen liegt in seiner Macht.

Es sollte das Risiko vermieden werden eine Blockade zu erzeugen, weil sich der Patient missverstanden fühlt oder er den Eindruck hat, seine Empfindungen werden nicht ernstgenommen. Man muss sie erfassen um Fehler aufzudecken. Im Verlauf solcher Reflexionen, bei der die Prioritäten in der Verringerung der externen Kontrolle und im Optimieren der internen liegen, ergibt sich nun folgende Fragestellung:

„welche Blockaden gegenüber der notwendigen Verhaltensänderung kennen wir"?

Die Fehlinterpretation von externen Reizen verdeutlicht dem Betroffenen fälschlicherweise, dass der eigentlich zielführende Weg ein anderer ist.

Dahingehend ist die Notwendigkeit der drei Faktoren von Kommunikation, Vertrauen und eines gemeinsamen Nenners zwischen der Umsetzbarkeit von Zielen zu wiederholen. Die Reihenfolge stellt meist auch die effektivste Vorgehensweise dar. Benutzen Sie diese Werkzeuge, bleiben Sie sympathisch und beharrlich, um gemeinsam eine mögliche Kurskorrektur durchzuführen. Dies jedoch stets vor dem Hintergrund einer Belastbarkeitsoptimierung mittels Selbstkontrolle.

Im Falle solcher Kurskorrekturen empfiehlt es sich zu wissen, wann und wie man das Ruder in eine zielführende Richtung herumreissen muss. Sie ist meist mit dem Verlassen der Komfortzone verbunden. Zunächst bietet sich hierfür, als Reaktion auf die blockadebildende Situation, eine Analyse in einem weiteren Gespräch an. Der Fokus liegt dabei auf den neuentstandenen oder veränderten Umweltfaktoren, auch im Hinblick auf die Interpretation des jetzigen Zustandes, dem Unwohlsein und der Erwartung. Anhand von Informationen zu diesen Fragen, kann das Problem punktgenau erfasst und der weitere Fortgang neu bestimmt werden.

Innerhalb eines solchen Gesprächs erfährt man z.B. Hinweise die eine verzögerte Erholung deutlich machen. Verlangsamt deshalb, da eventuell ein weiterer biopsychosozialer Reiz im Sinne eines Trainings-oder Bewältigungsprogrammes zu intensiv, schnell oder vorzeitig verabreicht wurde.

Eine beratend, harmonisch und respektvoll ausgeführte Gesprächsführung zur Anpassung des Kurses ist zumeist erfolgreich. Geben Sie dem Patienten auch ruhig im Vorfeld des ersten Gespräches mit, warum solche Updates notwendig sind und von Zeit zu Zeit stattfinden sollten.

Im Zuge dessen ist es aufgrund der Selbsterkenntnis empfehlenswert Fragen zu formulieren, die sich auf die Copingstrategien beziehen. Fragen, die sich an das Copingverhalten des Patienten richten, können lauten:

> Was können Sie gegen ihre Probleme tun?

> Glauben Sie, dass die getroffenen Maßnahmen effektiv sind?

> Haben Sie Angst vor Bewegung?

> Haben Sie Angst, dass Bewegung Verletzung verursacht (oder gefährlich ist)?

> Was ist Ihre Erwartung an die Therapie?

> Welche Ziele möchten Sie erreichen?

Solche Fragen sollten bereits im Erstgespräch geklärt werden, um eine Richtung innerhalb der Therapie vorzugeben. Wichtig ist immer das Bewusstsein des Therapeuten, welche Effekte die Art und Weise (Präsenz), mit der er die Fragen stellt, bei seinem Gegenüber hervorruft. Im Vorfeld eignen sich hierzu gezielten Fragestellungen oder das Assessment, mit dem man die psychosozial orientierten

Flaggen und die charakterlichen Eigenschaften des Patienten verbinden kann. Sie geben dem Therapeuten ein Verständnis darüber, wie er seine Kommunikation und seine Präsenz ausrichten und anpassen muss, um den Therapieverlauf zielgerichtet steuern zu können. Kandidaten mit gelber Flagge sollten anders als die mit blauer-Flagge behandelt werden. Anderweitig würde die Gleichbehandlung voraussichtlich zu einer Intensivierung der Blockaden führen. Zu beachten sind dabei auch Fragen, die man sich als Therapeut selbst stellen sollte:

> Weiss der Betroffene über alles Notwendige in seinem aktuellen Therapiezustand (Phase) Bescheid?

> Tut der Patient, was er tun sollte?

Die dort notwendige Beratung, Aufklärung und Information sollte als methodischer Schritt einbezogen und in der Physiotherapie verstärkt eingebracht und innerhalb des Therapiekreislaufes aufgegriffen werden. Schwer zu deutende Problematiken (Schmerz im Mittelpunkt), sollten primär wie folgt ablaufen:

> Information,

> Beratung und

> Übungen;

Das Ziel besteht unter anderem immer darin dem Patienten eine Vorstellung hinsichtlich seines Missstandes, den Ursachen, seiner Möglichkeiten und den Risiken zu geben. Im Verlauf der Therapie ist die Beratung immer an die aktuellen Gegebenheiten anzupassen. Daher ist es notwendig sie auf aktuelle alltägliche Situationen sowie auch unter Berücksichtigung der Risikofaktoren hin zu verbessern. Nehmen Sie sich Zeit für die Therapie. Eine Strategie muss nicht direkt beim ersten Einsatz greifen und funktionieren bzw. eine direkte Verbesserung hervorrufen, sie ist langfristig angelegt und muss daraufhin zu Beginn ausreichend erklärt werden. Sie benötigen viel Aufwand und Engagement, weil sie permanent angehalten sind, Entscheidungen bezüglich der Psyche des Patienten zu treffen. Informieren Sie ihn daher schrittweise, lassen Sie ihn Erfahrungen machen, holen Sie Feedback ein und beraten Sie sach-und zeitgemäß unter Berücksichtigung der Gesamtziele. Vermeiden Sie seine geistige Überladung durch zu viele Informationen auf einmal. Zu viele Informationen werden schwerer verarbeitet und können sich negativ auf die geplante Verhaltensänderung auswirken.

Kurz vor dem Ende eines solchen Eingangsgesprächs bzw. Updates ist es sinnvoll den Patienten darum zu bitten, den vermittelten Gesprächsinhalt in eigenen Worten zusammenzufassen. Bei groben Aussetzern greifen sie ein, korrigieren überlegt und strategisch sinnvoll (Ziel im Fokus). An dieser Stelle eignet sich eine zusammenfassende Erläuterung des weiteren therapeutischen Vorgehens mit dem Patienten. In einer solchen Situation riskiert man gerne Handlungsorientierungen im

Therapieprozesse, die von Verzerrungen initiiert werden (z.B. das bewusste oder unbewusste Scheuen von Mehraufwand um den Patienten gegen seine Vorstellungen zu lenken, wenn diese ineffektiver Natur sind und man das auch erkannt hat). Hier schleicht sich der Fehler erster Art ein (Alpha-Fehler), den es zu vermeiden gilt. Den Alpha- Fehler trifft man dann an, wenn ein Ergebnis falsch positiv dargestellt wird. Zeigen Sie dem Betroffenen die Realität und verhindern Sie Fehlinterpretationen.

Die eigentliche Frage hinter dem Bewältigungsprozess lautet:

„welche sind die Kriterien des Funktionierens"?

Dementsprechend kann man den Teil seiner Beratung effizient gestalten, wenn man die ausschlaggebenden Punkte zur Veränderung versteht und in die Therapie integriert. Dazu zählt zunächst die „Einstellung/Haltung/Konditionierung" – wie der Patient die Veränderung sieht. Demzufolge wird die Grundlinie der Therapie auch in dieser Richtung festgelegt und verfolgt. Abweichungen davon werden „just in time" analysiert und bestmöglich korrigiert. Solch eine Korrektur ermöglicht dem Betroffenen den Aufbau einer Bewältigungsstrategie, die sich - und das ist der entscheidende Punkt - von der bisherigen suboptimalen klar distanziert. Er entfernt sich durch das positive Einwirken einer biopsychosozialen Orientierung.

Der Nachteil vieler Bewältigungsstrategien liegt in der steigenden Wahrscheinlichkeit negativer Nebeneffekte, die sich nicht nur physiologisch bemerkbar machen. Zur Erklärung dafür eignet sich ein kleiner Einblick in die bekannten Bewältigungssysteme. Dazu zählen:

> ➢ zu viel essen und trinken,

> ➢ Hungern,

> ➢ Verdrängung;

Diese Entstehungen verstärken sich in ihrer Dominanz und Häufigkeit bei dem Eintritt vermeintlich auslösender Faktoren und lassen sich im Anschluss direkt mit „Sucht" ergänzen: Fresssucht, Magersucht, Alkoholsucht und andere. Im Grunde genommen läuft alles auf eine verstärkte Produktion des Wohlfühlhormons Serotonin hinaus. Was hat das nun alles mit der Tätigkeit des „Physio"-Therapeuten zu tun? Genau dieser Zusammenhang wurde in Deutschland lange in der Behandlung chronischer Schmerzpatienten unterschätzt. Das Serotonin soll erhöht werden, aber ohne negative Nebenwirkungen hervorzurufen. Vielmehr sollten positive Nebenwirkungen angestrebt werden. Gesundheit, Widerstandsfähigkeit und Kontrolle müssen priorisiert werden, das Ganze im Sinne einer optimalen Funktion (Physis).

Die Erklärung des Therapeuten, wie man Schmerzen, Verletzungen und Probleme überwinden kann, ist von entscheidender Bedeutung. Hierfür gelangen wir zu einem wichtigen Punkt der sich in fünf Phasen erklären lässt. Diese Phasen sind notwendig um schwierige Erlebnisse jeglicher Art zunächst psychologisch zu überwinden: [19]

1. Offen sein → hierfür benötigt man zunächst die Analyse der Faktoren welche den Patienten hindern, offen für eine Lösung zu sein. Was sind die Bedenken des Patienten über die Lösungsansätze?

2. Verstehen → unterschiedliche Medien der Informationsweitergabe wie Hand-outs, Videos, 1 zu 1 Gespräche oder Gruppentherapie können an die Lernmethoden der Personen angepasst werden.

3. Wollen → hat der Therapeut alle Fähigkeiten übertragen die benötigt werden, um eine Verbesserung zu erreichen? Können diese dann auch selbstständig verwaltet und umgesetzt werden? Fähigkeiten wie Belastungsmanagement, Wissen über Probleme und Schmerzphysiologie sowie Copingverhalten.

4. Tun → werden erlerntes Wissen und Fähigkeiten ausreichend trainiert und angewendet? Falls nicht, müssen die vorhergehenden Schritte erneut analysiert werden, um Gründe für die Fehlorientierung zu identifizieren.

5. Tun beibehalten – auch nach dem Abschluss der Therapie Bedarf die Verhaltensänderung weiterer Arbeit seitens des Patienten. Bei Problemen mit der Durchführung und Einhaltung des besprochenen Lösungsansatzes gilt es, alle Schritte erneut zu überprüfen und bei Behinderung zu beseitigen.

An oberster Stelle versuchen wir herauszufinden, wie die Hauptbedenken des Patienten zusammengesetzt sind und wie sie sich gegen den anzustrebenden Prozess zur Rückeroberung der Belastbarkeit und der Selbstkontrolle lehnen. Insbesondere hier sollte der Hinweis auf positive Erfahrungen gelegt werden. Es ist ein schmaler Grat der beachtet werden muss, um einerseits die Erwartungen des Patienten auf die jeweils kurzfristigen Therapieziele zu verwirklichen und andererseits den sinnvollen Rahmen nicht zu verlassen. Das Problem bei dem oft unzureichenden Erfolg von Langzeiteffekten und dem dazu notwendigen Management ist das mangelhafte spezifische Wissen über die Auslöser der Missstände. Vor allem wenn Perioden der Verschlechterung auftreten eignen sich solche Kenntnisse als Erklärungsmodell. Neben allen positiven Erkenntnissen bezüglich der Copingstrategie sind auch hier Rückfälle möglich. Die Forschung bemüht sich aktuell um eine Optimierung.

4.2 Literaturnachweise: Coping

1 Folkman S, Lazarus RS (1980) An analysis of coping in a middle-aged community sample. Journal of health and social behavior 21:219–239.

2 Dekker J, Boot B, van der Woude LH, Bijlsma JW (1992) Pain and disability in osteoarthritis: a review of biobehavioral mechanisms. Journal of behavioral medicine 15:189–214.

3 van Baar ME, Assendelft WJ, Dekker J, Oostendorp RA, Bijlsma JW (1999) Effectiveness of exercise therapy in patients with osteoarthritis of the hip or knee: a systematic review of randomized clinical trials. Arthritis and rheumatism 42:1361–1369.

4 Hopman-Rock M (1997) Living with arthritic pain in the hip or knee. TNO Preventie en Gezondheid, Divisie Collectieve Preventie, Leiden.

5 Vlaeyen JW, Kole-Snijders AM, Boeren RG, van Eek H (1995) Fear of movement/(re)injury in chronic low back pain and its relation to behavioral performance. Pain 62:363–372.

6 Hopman-Rock M, Kraaimaat FW, Odding E, Bijlsma JW (1998) Coping with pain in the hip or knee in relation to physical disability in community-living elderly people. Arthritis care and research : the official journal of the Arthritis Health Professions Association 11:243–252.

7 Crombez G, Eccleston C, Baeyens F, Eelen P (1998) When somatic information threatens, catastrophic thinking enhances attentional interference. Pain 75:187–198.

8 Peters ML, Vlaeyen JWS, Weber WEJ (2005) The joint contribution of physical pathology, pain-related fear and catastrophizing to chronic back pain disability. Pain 113:45–50.

9 Sullivan MJL, Lynch ME, Clark AJ (2005) Dimensions of catastrophic thinking associated with pain experience and disability in patients with neuropathic pain conditions. Pain 113:310–315.

10 Hochberg MC (1991) Epidemiologic considerations in the primary prevention of osteoarthritis. The Journal of rheumatology 18:1438–1440.

11 Dekker J, Mulder PH, Bijlsma JW, Oostendorp RA (1993) Exercise therapy in patients with rheumatoid arthritis and osteoarthritis. Advances in Behaviour Research and Therapy 15:211–238.

12 Panush RS, Inzinna JD (1994) Recreational activities and degenerative joint disease. Sports medicine (Auckland, N.Z.) 17:1–5.

13 Seminowicz DA, Davis KD (2007) Interactions of pain intensity and cognitive load: the brain stays on task. Cerebral cortex 17:1412–1422.

14 Vlaeyen JW, Kole-Snijders AM, Rotteveel AM, Ruesink R, Heuts PH (1995) The role of fear of movement/(re)injury in pain disability. Journal of occupational rehabilitation 5:235–252.

15 Jensen MP, Turner JA, Romano JM, Karoly P (1991) Coping with chronic pain: a critical review of the literature. Pain 47:249–283.

16 Härkäpää K, Järvikoski A, Vakkari T (1996) Associations of locus of control beliefs with pain coping strategies and other pain-related cognitions in back pain patients. British Journal of Health Psychology 1:51–63.

17 Atkins CJ, Kaplan RM, Timms RM, Reinsch S, Lofback K (1984) Behavioral exercise programs in the management of chronic obstructive pulmonary disease. Journal of consulting and clinical psychology 52:591–603.

18 Blok BMJ de, Greef MHG de, Hacken NHT ten, Sprenger SR, Postema K, Wempe JB (2006) The effects of a lifestyle physical activity counseling program with feedback of a pedometer during pulmonary rehabilitation in patients with COPD: a pilot study. Patient education and counseling 61:48–55.

19 van der Burgt M (1996) Doen en blijven doen. Bohn Stafleu Van Loghum, Houten.

4.3 Zielsetzungstheorie in der Physiotherapie

4.3.1 Zielsetzungstheorie Grundlagen

Bei der „Zielsetzungstheorie" (Goal-Setting-Theory) handelt es sich um eine Interventionsstrategie, innerhalb dieser zielorientierten Aufgaben definiert und umgesetzt werden sollen - „Goal-Setting". Unabdingbare Voraussetzung dafür ist die SMARTe Zieldefinition beruht. Sie wurde bereits im Jahr 1984 von den Psychologen Edwin Locke und Gary Latham wissenschaftlich evaluiert. [1] Zunehmendes Wissen um die Notwendigkeit der psychosozialen Orientierung in der Physiotherapie führte zu einer dortigen Einbindung des Goal-Settings als Therapieoption. Das Motivieren eines Patienten der v.a. unter chronischen gesundheitlichen Missständen leidet (z.B. kardiovaskulär, Low Back Pain, Arthrose, Nackenschmerzen, Multipler Sklerose etc.) nimmt hierbei obersten Stellenwert ein. [2] Die Motivation beeinflusst die Belastbarkeit und die Fähigkeit alltäglich relevante Handlungsmuster-/Bereiche durch vorherige Zieldefinition zu optimieren. Dementsprechend erwirken spezifische Ziele aufgrund ihrer Beeinflussung auf die Anstrengung, die Richtung, die Ausdauer und die (lösungsorientierte-) Strategie die motorische und psychologische Belastbarkeit und Leistungsfähigkeit. Es konnte schon im Jahr 1984 durch eine langjährig Angelegte Metaanalyse von AJ Mento et al nachgewiesen werden, dass eine hohe Korrelation (Zusammenhang) zwischen der Leistungsfähigkeit und der Schwierigkeit von Zielen (je schwerer zu erreichen, desto besser) und des Grades der Spezifizierung (je spezifischer, desto besser) besteht. [2] Das bedeutet also für die physiotherapeutische Anwendung, die Information n den Patienten die Ziele möglichst genau zu definieren (SMART). Grundlegender Baustein für das Goal-Setting ist die Kommunikation und die damit zu innervierende Beziehung, sowie das Vertrauen zwischen Patient und Therapeut (siehe Kapitel: Entwicklungsverfahren).

Die Evaluation der Ziele die der Patient äussert und mit dem Therapeuten bespricht, können über fünf Kriterien erfolgen:

1. Zielbindung → ein Ziel erreichen, egal wie schwer es ist!

2. Aufgabenkomplexität / Schulung) → die Quantität und Notwendigkeit von Regeln bei Zielen;

3. Feedback → Vergleich der Ergebnisse des Feedbacks in Kombination mit der Zielsetzung und der Zielsetzung allein → stärkerer Effekt bei schwierigen als bei einfachen Zielen;

4. Partizipation → Einbezug der Mitsprache von Patienten bei Entscheidungen die z. B. ein nächsthöheres Ziel betreffen;

5. Eigenambition → Reflektion über die persönliche Kompetenz des Patienten, um die notwendigen Schritte (Aufgaben) einzuleiten und zu verfolgen;

4.3.2 SMARTe Zieldefinition

S = specific (spezifisch),

M = measurable (messbar),

A = attainable (erreichbar),

R = relevant (relevant),

T = time-bound (zeitlich terminiert);

4.3.3 Beispiel Goal-Setting aus der Physiotherapie

Eine Untersuchung von Gardner et al (2016) erfolgte nach folgendem Schema: [4]

Einheit I:

Anamnese durch einen Physiotherapeuten → Information der SMARTen Zieldefinition → Definition der Ziele → Aufgabenerläuterung (dabei Einbezug des Patienten): YouTube Video (understanding pain) anschauen und verstehen;

Einheit II:

Erörterung des Sensibilisierungsmodells für chronische Schmerzen (youtube Video) → Schulung → Reflektion (Rückblick auf Ziele und Hindernisse);

Einheit III und IV:

Feedback →Spezifizierung neuer Strategien zur Zielerreichung;

Follow up nach drei und vier Monaten: Rückblick auf Progression, Ziele und Barrieren;

Ziel	Strategie
„Socken wieder anziehen können"	spezifische Dehnung (nach Zeitplan),
„Verbesserung der Arbeitsfähigkeit"	ergonomisches Assessment, regelmäßige Pausen (jede Stunde), Homeoffice jeden zweiten Tag, Wechsel zwischen Stand-und Sitzphasen, Haltungskontrolle, Benutzung von Spracherkennungssoftware;
„Schmerzen akzeptieren und nachvollziehen können"	YouTube Video - Schulungsmaterial
Outcome	signifikante Effekte (Schmerzreduktion) von VAS 6,4 (Beginn) auf 3,4 nach 2 bzw. 4 Monaten → komplett Verhaltensorientierter Ansatz
Kritik	keine Kontrollgruppen

4.4 Literaturnachweise: Zielsetzungstheorie in der Physiotherapie

1 Locke EA, Frederick E, Lee C, Bobko P (1984) Effect of self-efficacy, goals, and task strategies on task performance. Journal of Applied Psychology 69:241–251.

2 Casey B, Coote S, Shirazipour C, Hannigan A, Motl R, Martin Ginis K, Latimer-Cheung A (2017) Modifiable Psychosocial Constructs Associated With Physical Activity Participation in People With Multiple Sclerosis: A Systematic Review and Meta-Analysis. Archives of physical medicine and rehabilitation.

3 Mento AJ, Steel RP, Karren RJ (1987) A meta-analytic study of the effects of goal setting on task performance. Organizational Behavior and Human Decision Processes 39:52–83.

4 Gardner T, Refshauge K, McAuley J, Goodall S, Hubscher M, Smith L (2016) Patient-led Goal Setting: A Pilot Study Investigating a Promising Approach for the Management of Chronic Low Back Pain. Spine 41:1405–1413.

4.5 Graded-Programme

4.5.1 Grundlage der Graded-Programme

Nach der umfassenden Vermittlung über die Notwendigkeit und den Stellenwert der Bewältigung als elementare Säule der Therapie, stellt sich nun berechtigt die Frage:

„Wie soll man im praktischen Alltag vorgehen"?

Hierfür möchten wir als tragenden Aspekt die Nutzung der „graded-Programme" besprechen. Aufgrund ihrer brückenbauenden Eigenschaften empfinden wir sie als besonders erwähnenswert. Hier handelt es sich um bewegungsgeprägte Therapieeinheiten, deren Inhalt und Auslegung auf der psychosozialen Diagnostik aufbaut. Die Verbindung und die klinische Relevanz der Psychologie sowie der Motorik definieren das Bild der modernen, evidenzbasierten, wirtschaftlich vorteilhaften und medizinisch sinnvollen Physiotherapie.

Einleitend sollte vermerkt werden, dass der Misserfolg der „Graded–Programme" i.d.R. nicht von einer Ineffizienz der Methodik geprägt wird, sondern oftmals von einer falschen Herangehensweise ausgelöst ist. Die Programme durchliefen lange Testverfahren und entsprechen in ihrer Wirksamkeit dem aktuellen Goldstandard. Das Risiko des Misserfolgs erhöht sich dann, wenn grundlegende Anweisungen und Richtlinien der Strategien missachtet werden. Ein weiterer Problemfaktor ist die Konditionierung des Patienten durch die therapeutischen Anweisungen aber auch der Therapeuten selbst aufgrund unzureichender, fachspezifischer Kenntnisse. Jeder Therapeut hat Anspruch auf den Goldstandard und sollte diesen auf professioneller Ebene abrufen wollen. So wie früher die Patienten in Richtung Struktur konditioniert wurden, so sollten dies heute auf der biopsychosozial basierenden Ebene geschehen, um somit eine Chronifizierung zu umgehen.

Lassen Sie sich von den teilweise kompliziert klingenden Begriffen zum Thema „Graded-Programme" nicht verunsichern! Im Wesentlichen bauen Sie alle auf ähnlichen Erkenntnissen und Mechanismen auf. „Graded activity" ist das erste und elementarste dieser Reihe. Alle anderen lassen sind davon ableiten. Die vermeintliche Einfachheit solcher Programme schmälert keinesfalls ihre Effektivität und ihre klinische Relevanz.

4.5.2 Nutzungskriterien der Graded-Programme

Wichtige allgemeine Kriterien zur Nutzung der Graded-Programme sind:

➢ Neurowissenschaften und Schmerzforschung im Hintergrund,

➢ Angstvermeidung,

➢ Motivation,

➢ Konfrontation,

➢ Steigerung des Selbstbewusstseins,

➢ stufenweise Orientierung (Aufgaben die bewältigt werden sollen, progressiv angehen),

➢ Erfolgserlebnisse unter Konfrontation abspeichern und Nervensystem neu organisieren (siehe Kapitel. Schmerzphysiologie, predictive coding),

➢ Variabilität zwischen schmerzlindernden und funktionssteigernden Ausprägungen;

4.5.3 Graded activity

Das Ziel von graded activity lässt sich im Hinblick auf die Steigerung der Zeit, die mit der Durchführung von ADL (activities of daily living) definiert ist, erklären. Die psychosoziale (Glaube, Einstellung, Disstress, Krankheitsstrategie) Orientierung zeigt die Verbindung von muskuloskelettalen Beschwerden, Behinderungen und der Lösung durch graded activity auf. Umgesetzt wird es durch die operante Konditionierung (Denkweisen der Lernpsychologie zur Erlernung von Reiz-und Rektionsmustern), mit dem Inhalt einer positiven Bestärkung zur Vermeidung von Aufmerksamkeit auf den Schmerz. Zusammenfassend heißt das: Steigerung der Aktivität, bei geringer Aufmerksamkeit auf den Schmerz! [1-6]

Graded activity (GA) besteht aus vier Teilen: [3]

➢ Messung der Kapazität,

➢ Arbeitsplatz Besichtigung,

➢ Rückenschule,

➢ Trainingsprogramm mit gradueller Progression;

Bei der Planung der Parameter, die bei der Durchführung des Programms eine Rolle spielen, sollten einige Dinge beachtet werden. Die Intensität sollte zu Beginn niedrig gewählt werden. Intensive Zustände wie Erschöpfung, das Auftreten von Symptome und Probleme sind zu vermeiden. Im Zuge der Progression wird sich eine positive Entwicklung einstellen. Weiterhin ist auf eine strikte Einhaltung des Trainingsplans zu achten. Abweichungen zu mehr oder weniger sind nicht vorgesehen und können den Erfolg schnell limitieren. Bei einer Symptomverschlechterung trotz exakter Einhaltung des Plans empfehlen wir diesen dennoch einzuhalten. Ihre Assessments (z.B. Oswestry disability index für LBP) und diagnostischen Maßnahmen im Vorfeld, werden Sie optimal unterstützen (siehe Kapitel: Physiotherapeutische Diagnostik). [7]

Im Falle einer Schmerzzunahme nach dem Übungsprogramm sollten Sie dem Patienten zur Schmerzmodulation informieren. Erklären Sie ihm den Schutzmechanismus des Gehirns im Sinne der Schmerzentstehung. Er entspricht keiner Verletzung sondern einem fehlregulierten Nervensystem (siehe Kapitel: Schmerzphysiologie, kortikale Schutzfunktion). Vermitteln Sie dem Patienten Sicherheit. Das Gefühl von Sicherheit reduziert Schmerz! [8-9] Die wichtigste Regel ergibt sich aus der Tatsache, dass Schmerz lediglich ein Symptom für eine interpretierte den Körper betreffende Gefahr ist. [9]

Einmal mehr wird verdeutlicht, wie wichtig die Information bei solchen Schmerzentstehungen ist. Schmerzzustände sind nach der Therapie möglich. Rückschläge sind einzukalkulieren, eine sofortige Reduktion nicht immer möglich. Die dazu nötigen Kenntnisse werden im Kapitel Schmerzphysiologie genau vermittelt. Gerade deshalb ist die homogene Ausprägung der Aussagen (inter-und intradisziplinär) von enormer Relevanz. Jeder Therapeut muss auf fachlicher Ebene gleiche Aussagen treffen, um den Patienten nicht zusätzlich zu verunsichern! Die Kompetenz wird aus den Erkenntnissen der Forschung gebildet bzw. stellen diesen Anspruch. Ein solches Vorgehen steigert nicht nur zwingend die Qualität der Therapie sondern fördert die gesamte Wertigkeit der Physiotherapie als relevante medizinische Disziplin (siehe Kapitel: Wissenschaft, Wirtschaft im Zusammenhang mit Wissenschaft)! [9]

4.5.4 Graded balance

Graded balance ist eine Ableitung des graded activity Programms. Der Unterschied zu graded activity besteht in der genaueren Wahrnehmung von Schmerz als Mittel zur Belastungssteuerung. Ab einem spezifischen Grenzwert werden die Schmerzverarbeitung und die damit verbundene Funktionalität negativ beeinflusst. Zu Beginn werden Machbarkeiten auf einer Skala von Null bzw. keine Schwierigkeiten bis 10 bzw. unmöglich abgefragt. Diese sind auf die visuelle/verbale analog Skala (VAS) bezogen und sollen helfen eine realistische Einschätzung der Durchführbarkeit einer Handlung zu evaluieren.

Die subjektive Bewertung des Patienten von VAS „3" sollte zu Beginn nicht überschritten werden. Pausieren Sie wenn der Schmerz, der mit „3" dargestellt wird, erreicht ist. Starten Sie erneut, wenn der Schmerz entweder auf ein vorher, festgelegtes Niveau nachgelassen hat oder definieren Sie eine realistische Zeiteinheit innerhalb dieser sich der Schmerz ausreichend reduziert und die Funktion wieder aufgenommen werden kann.

VAS: 0 = Keine Schmerzen bis 10 = größtmöglich vorstellbare Schmerzen;

Beispiel:

> Festgelegte Schmerzgrenze im Vorfeld: Machbarkeit 2 (= Fenster putzen),

> vier Fenster sollen insgesamt geputzt werden,

➢ Beim Erreichen von VAS 5 sollte eine Pause eingelegt werden, bis der Schmerz auf VAS 2 gesunken ist; dann geht es mit dem nächsten Fenster weiter;

4.5.5 Fear Avoidance

Eine spezifische Herangehensweise im Rahmen der Coping–Strategie stellen die „Fear–Avoidance-Modelle" dar (Abb. 3). Prinzipiell handelt es sich um ein spezifisches Tool der Graded-Programme. Sinnhaft übersetzt bedeutet dies „die Dramatisierung durch Angstvermeidung" zu senken.

Eine weitere bekannte Bezeichnung ist das „Avoidance-Endurance Programm". Damit soll die Aktivität pro Zeit erhöht werden. Je länger man aktiv handeln und damit seine für das Ziel im Sinne der ADL's zusammenhängenden Handlungen bewerkstelligen kann, desto gesünder wird man. Deshalb teilt man neben dem „Fear-Avoidance Verhalten" auch in sog. „Endurance-Verhalten" ein. Damit ist das Verhalten gemeint, das trotz Schmerzen mit keiner Änderung von Seiten des Patienten einhergeht. Dies
bedeutet: Ein Läufer der immer mit einem besonderen Paar Schuhe Beschwerden bekommt wechselt diese normalerweise. Das Endurance-Verhalten beschreibt innerhalb des Beispiels die weitere Verwendung des schmerzauslösenden Schuhwerks. Auch in Bezug zur Aktivität lässt sich das Modell übertragen. So wird eine Aktivität, die Schmerzen auslöst, meist automatisch verändert oder vermieden. Bei Personen die ein „Avoidance-Endurance Verhalten" zeigen, wird wieder und wieder ohne Änderung die entsprechende Aktivität ausgeführt. Ziel eines optimalen Verhaltens ist es, den Patienten Selbständigkeit zu vermitteln, wodurch er eigenständig entscheiden kann, ob Ruhe oder weitere Aktivität hilfreich sind (Punkt 4). [10]

Abb. 3) Schmerzvermeidung

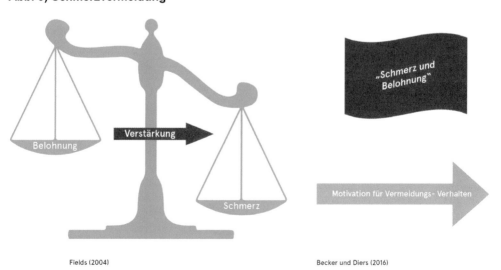

Fields (2004)   Becker und Diers (2016)

<u>Mögliche Richtungen bei der Anwendung des Avoidance-Endurance-Modell:</u>

1. Schmerz führt zu Angst und Depression, diese beiden Zustände bedingen die Vermeidungsstrategie, welche mit einer suboptimalen Belastung einhergeht, die dann wiederum ein längeres Schmerzbestehen verursachen. [11–20]

2. Schmerz besteht, wird therapiert und es kommt zur Unterdrückung der Gedanken mit der Folge von Ablenkungen. Das Verhalten bleibt unverändert. Es folgt suboptimale Belastung und dadurch länger bestehende Schmerzen. [21–28]

3. Schmerz sorgt für eine positive Grundstimmung weil er Therapie rechtfertigt, was mit unterschiedlichen Benefits einhergeht (z.B. soziale Interaktion mit dem Therapeuten). Das Verhalten in der belastenden Zeit verbessert sich zeitweise. Es kommt zu einer kurzfristigen aber nicht langfristigen Verbesserung. Die Schmerzen bleiben weiterhin langfristig bestehen. [27, 28]

4. Schmerz besteht, ein flexibler Umgang wird ermöglicht → Einschätzung des richtigen Copingverhaltens. Darauf aufbauend Fokussierung auf die Vermeidung und Endurance. Die Kombination rückt in den Vordergrund und bringt die optimale Erholung mit sich.

4.5.6 Graded exposure

Beim „graded exposure Programm" (GE) steht das stufenweise Wiedererlangen von Funktionalität im Vordergrund, ohne jedoch wie beim graded activity den Zeitfaktor spezifisch zu berücksichtigen. Die mit Angst als treibender Kraft ausgelösten motorischen Limitationen sollen schrittweise wiedererlangt werden, man entpackt/entblättert sie stufenartig (exposure).
Hierzu erstellt man zusammen mit dem Betroffenen eine hierarchisch strukturierte Liste mit angstinduzierenden Aktivitäten. Bei der darauffolgenden Umsetzung kann entweder mit der leichtesten oder der schwersten (Fluten) Aktivität begonnen werden. [27] Als geeignete Desensibilisierung empfiehlt sich Entspannung während der Konfrontation. GE deckt bewusst Situationen auf die mit Angst beim Betroffenen in Verbindung stehen und dadurch seine Funktion grundlegend limitieren. Darum wird die Konfrontation in einer kontrollierten Umgebung im Rahmen der Therapie durchgeführt.

GE hilft bei:

> ➤ Neuerlernen von angsteinflößenden Situationen,

> ➤ Selbstbestärkung,

> ➤ Selbstmanagement,

> ➤ Mentale Strategiewechsel;

Variationen von GE:

1. In Vivo: direkte Konfrontation mit der angstverursachenden Situation;

2. Vorstellung des Exposure durch graded motor imagery (GMI);

3. Virtuelle Realität Exposure (GMI);

4. Interozeptives Exposure: physische Auswirkungen nachstellen ohne die direkte angstverursachende Situation zu provozieren.

Beispiel: Angst lässt die Herzfrequenz steigen. Demnach nutzen Sie das Laufband um den gleichen Effekt zu erzielen (Herzfrequenz steigern) und dadurch die Auswirkungen zu simulieren, ohne einen negativen Bezug zur negativ gespeicherten Ursache zu provozieren.

4.5.7 Graded Motor Imagery (GMI)

GMI ist ein Werkzeug des GE und umfasst dessen Wirkmechanismus. Beim GMI werden neue Einstellungen der normalen motorischen Neurotags (Neuronen Netzwerke) vorgenommen. Interventionen, die sich an sekundäre Neurotags oder taktile Neurotags richten, verbessern das Beschwerdebild des chronischen Schmerzes. GMI und taktiles Diskriminanztraining sind die Methoden der Wahl. Grundlegende Beachtung erhält auch hier das Prinzip des stufenweisen Herantastens an die Funktionen, gekennzeichnet durch parallellaufende Schmerzabnahme. [30–33]

GMI Resultate sind deutlich schlechter wenn die Patienten weniger als sieben Einheiten pro Tag absolvieren. [30] GMI verlangt beim Therapeuten verstärkt die Fähigkeit des „coachings". [34] Überraschenderweise konnte durch Sport (Yoga) im Vergleich zu GMI keine Verbesserung der motor imagery erzielt werden. Taktiles Training dagegen steht im Zusammenhang mit der Schmerzreduktion. [31,35-37]

Die Reihenfolge der Intervention scheint zumindest bei dem complex-regional-pain-Syndrom (crps) wichtig zu sein. [38,39]

Graded Motor Imagery:

1. Unterscheidung links/rechts

2. Vorstellung von Bewegung

3. Spiegeltherapie

1. Teil des GMI:

➢ Unterscheidung rechts / links,

➢ Beurteilung rechts/links von Gesunden und Personen mit Schmerzen, [30,40,41]

➢ Intervention: Stimulation an einem Punkt und erfragen wo der Stimulus wahrgenommen wird; [31,33,37,42]

➢ Bilder von Körperteilen, z.B. Hand, Fuß, Arm, Rücken, Schulter werden gezeigt und evaluiert ob die richtige Körperseite benannt werden kann;

➢ Bilder von Körperteilen (Hand, Fuß, Arm, Rücken, Schulter) wohin (links / rechts) oder in welche Richtung bewegt sich das Körperteil?

➢ Beurteilung der implizierten MI (motor imagery) ist verringert, aber nicht von den nicht betroffenen Körperteilen;

➢ Bei LBP kommt eine schlechte Qualität der Unterscheidung rechts/links des Rumpfes zum Tragen, aber eine gute Unterscheidung bei der Hand, [30,43]

➢ CRPS: schlechte Beurteilung der betroffenen Stelle, aber normale Unterscheidung von nicht betroffenen Körperabschnitten (z.B. Knie), [44–46]

➢ Nackenschmerz, Kniearthrose und Beinschmerz fallen ebenso durch die unterschiedliche MI auf; [47–49]

Zur Anwendung dieser Aspekte gibt es das Assessment für implizite MI, mit dem Hauptaugenmerk auf die Analysefähigkeit zwischen linkem und rechtem Körperteil auf einem Bild. [40]

2. Teil des GMI:

> Vorstellung von Bewegung durch MI kann die Schmerzen auch steigern; [50-53]

> die Körperstellung die auf einem Bild zu sehen ist, mental nachstellen. Beim 2. Teil des GMI wird noch keine tatsächliche Bewegung durchgeführt;

> kognitive Illusionen konnten zeigen, dass ein virtuell suggeriertes und gekühltes Körperteil tatsächliche eine Ausschüttung von Histamin im realen Arm auslöst. Je realer diese Illusion erscheint desto grösser ist die Reaktion [54-56]

Vorstellung von Bewegung:

> Sichere und nicht schmerzhafte Bewegung (mit dem nicht betroffenen Körperteil beginnen);

> Vorstellungen von schmerzfreien Bewegungen (betroffenes Körperteil);

> Vorstellung von Bewegungen die Probleme verursachen (betroffenes Körperteil);

1. Teil GMI:

Spiegeltherapie [50,51,57,58]

Wichtig bei der Spiegeltherapie ist die Vermeidung von Verzerrungen des Spiegelbildes. Dieser Vorgang verstärkt den Schmerz. Beim pathologischen Armschmerz, wird der Arm durch eine Brille vergrößert oder verkleinert betrachtet. Daraufhin verändert sich der Schmerzzustand. Der unterschiedliche visuelle Eindruck verändert den Schmerz. [59] Wenn z.B. der gekühlte Arm die Körpermitte überschreitet, erwärmt er sich während der andere Arm dabei abkühlt. [48,60,61]

Es ergibt sich ein Zusammenhang zwischen:

> Körpergefühl: Schmerz, Schwellung, Lokalisation und Gefühl der Zugehörigkeit;

> Physiologische Reaktionen: Schwellung, Bewegung, Temperaturkontrolle und Entzündungsreaktion;

Phantomschmerzen:

➢ Somatosensorische Wahrnehmungstherapie durch die Stimulation des Stumpfes → GMI 1,2; [33]

➢ Eine andere ist ein „Virtual Reality Training" über die Bewegung des Stumpfes → GMI 3; [62]

➢ Allgemein zu beachten: Aufklärung bzw. über den Grund der Schmerzen im Sinne der Schmerzphysiologie;

4.5.8 Unterscheidungen der Graded-Programme

➢ Graded activity: positive Verstärkung → Fokus richtet sich auf die Aktivität pro Zeit;

➢ Graded exposure: Betroffene in Situationen versetzen, die Angst verursachen;

➢ Graded balance: Fokus liegt auf der Aktivität bis zur Schmerztoleranz, dann Pause und Wiederholung;

4.6 Literaturnachweise: Graded-Programme

1 Veenhof C, Koke AJA, Dekker J, Oostendorp RA, Bijlsma JWJ, van Tulder MW, van den Ende CHM (2006) Effectiveness of behavioral Graded activity in patients with osteoarthritis of the hip and/or knee: A randomized clinical trial. Arthritis and rheumatism 55:925–934.

2 Fordyce WE, Fowler RSJR, Lehmann JF, Delateur BJ, Sand PL, Trieschmann RB (1973) Operant conditioning in the treatment of chronic pain. Archives of physical medicine and rehabilitation 54:399–408.

3 Lindstrom I, Ohlund C, Eek C, Wallin L, Peterson LE, Fordyce WE, Nachemson AL (1992) The effect of Graded activity on patients with subacute low back pain: a randomized prospective clinical study with an operant-conditioning behavioral approach. Physical therapy 72:279-90; discussion 291-3.

4 van Tulder MW, Ostelo R, Vlaeyen JW, Linton SJ, Morley SJ, Assendelft WJ (2001) Behavioral treatment for chronic low back pain: a systematic review within the framework of the Cochrane Back Review Group. Spine 26:270–281.

5 Main CJ, Keefe FJ, Jensen MP, Vlaeyen JWS, Vowles KE, Fordyce WE (2015) Fordyce's behavioral methods for chronic pain and illness. Wolters Kluwer Health, Philadelphia

6 Macedo LG, Smeets RJEM, Maher CG, Latimer J, McAuley JH (2010) Graded activity and Graded exposure for persistent nonspecific low back pain: a systematic review. Physical therapy 90:860–879.

7 Marques MM, Gucht V de, Gouveia MJ, Leal I, Maes S (2015) Differential effects of behavioral interventions with a Graded physical activity component in patients suffering from Chronic Fatigue (Syndrome): An updated systematic review and meta-analysis. Clinical psychology review 40:123–137.

8 Lotze M, Moseley GL (2015) Theoretical Considerations for Chronic Pain Rehabilitation. Physical therapy 95:1316–1320.

9 Butler DS, Moseley GL (2016) Schmerzen verstehen. Springer Berlin Heidelberg, Berlin, Heidelberg, s.l.

10 Vlaeyen JWS, Linton SJ (2000) Fear-avoidance and its consequences in chronic musculoskeletal pain: a state of the art. Pain 85:317–332.

11 Hodges PW, Smeets RJ (2015) Interaction between pain, movement, and physical activity: short-term benefits, long-term consequences, and targets for treatment. The Clinical journal of pain 31:97–107.

12 Hasenbring M (1993) Durchhaltestrategien-ein in Schmerzforschung und Therapie vernachlassigtes Phanomen? Schmerz 7:304–313.

13 Hasenbring MI, Hallner D, Klasen B, Streitlein-Bohme I, Willburger R, Rusche H (2012) Pain-related avoidance versus endurance in primary care patients with subacute back pain: psychological characteristics and outcome at a 6-month follow-up. Pain 153:211–217.

14 Asmundson GJ, Parkerson HA, Petter M, Noel M (2012) What is the role of fear and escape/avoidance in chronic pain? Models, structural analysis and future directions. Pain management 2:295–303.

15 Philips HC (1987) Avoidance behaviour and its role in sustaining chronic pain. Behaviour research and therapy 25:273–279.

16 Lethem J, Slade PD, Troup JD, Bentley G (1983) Outline of a Fear-Avoidance Model of exaggerated pain perception--I. Behaviour research and therapy 21:401–408.

17 Crombez G, Eccleston C, van Damme S, Vlaeyen JWS, Karoly P (2012) Fear-avoidance model of chronic pain: the next generation. The Clinical journal of pain 28:475–483.

18 Wideman TH, Asmundson GGJ, Smeets RJEM, Zautra AJ, Simmonds MJ, Sullivan MJL, Haythornthwaite JA, Edwards RR (2013) Rethinking the fear avoidance model: toward a multidimensional framework of pain-related disability. Pain 154:2262–2265.

19 Vlaeyen JWS, Linton SJ (2012) Fear-avoidance model of chronic musculoskeletal pain: 12 years on. Pain 153:1144–1147.

20 Asmundson GJ, Vlaeyen JWS, Crombez G (2007) Understanding and treating the fear of pain Oxford Univ. Press, Oxford

21 Eccleston C, Crombez G (1999) Pain demands attention: a cognitive-affective model of the interruptive function of pain. Psychological bulletin 125:356–366.

22 Wegner DM, Schneider DJ, Carter SR, White TL (1987) Paradoxical effects of thought suppression. Journal of personality and social psychology 53:5–13.

23 Campbell CM, Witmer K, Simango M, Carteret A, Loggia ML, Campbell JN, Haythornthwaite JA, Edwards RR (2010) Catastrophizing delays the analgesic effect of distraction. Pain 149:202–207.

24 Cioffi D, Holloway J (1993) Delayed costs of suppressed pain. Journal of personality and social psychology 64:274–282.

25 Masedo AI, Rosa Esteve M (2007) Effects of suppression, acceptance and spontaneous coping on pain tolerance, pain intensity and distress. Behaviour research and therapy 45:199–209.

26 van Damme S, Crombez G, van Nieuwenborgh-De Wever K, Goubert L (2008) Is distraction less effective when pain is threatening? An experimental investigation with the cold pressor task. European journal of pain (London, England) 12:60–67.

27 Hasenbring M, Hallner D, Klasen B (2001) Psychologische Mechanismen in Prozess der Schmerzchronifizierung - Unter- oder uberbewertet? Schmerz 15:442–447.

28 Hasenbring MI, Verbunt JA (2010) Fear-avoidance and endurance-related responses to pain: new models of behavior and their consequences for clinical practice. The Clinical journal of pain 26:747–753.

29 Leeuw M, Goossens MEJB, van Breukelen GJP, Jong JR de, Heuts PHTG, Smeets RJEM, Koke AJA, Vlaeyen JWS (2008) Exposure in vivo versus operant Graded activity in chronic low back pain patients: results of a randomized controlled trial. Pain 138:192–207.

30 Bowering KJ, Butler DS, Fulton IJ, Moseley GL (2014) Motor imagery in people with a history of back pain, current back pain, both, or neither. The Clinical journal of pain 30:1070–1075.

31 Moseley GL, Wiech K (2009) The effect of tactile discrimination training is enhanced when patients watch the reflected image of their unaffected limb during training. Pain 144:314–319.

32 Flor H (2002) The modification of cortical reorganization and chronic pain by sensory feedback. Applied psychophysiology and biofeedback 27:215–227.

33 Flor H, Denke C, Schaefer M, Grusser S (2001) Effect of sensory discrimination training on cortical reorganisation and phantom limb pain. Lancet 357:1763–1764.

34 van Berg Fd, Arendt-Nielsen L (2008) Schmerzen verstehen und beeinflussen. Thieme, Stuttgart.

35 Dey A, Barnsley N, Mohan R, McCormick M, McAuley JH, Moseley GL (2012) Are children who play a sport or a musical instrument better at motor imagery than children who do not? British journal of sports medicine 46:923–926.

36 Wallwork SB, Butler DS, Wilson DJ, Moseley GL (2015) Are people who do yoga any better at a motor imagery task than those who do not? British journal of sports medicine 49:123–127.

37 Moseley GL, Zalucki NM, Wiech K (2008) Tactile discrimination, but not tactile stimulation alone, reduces chronic limb pain. Pain 137:600–608.

38 Moseley GL (2005) Is successful rehabilitation of complex regional pain syndrome due to sustained attention to the affected limb? A randomised clinical trial. Pain 114:54–61.

39 Moseley GL (2012) The Graded motor imagery handbook. Noigroup Publ, Adelaide.

40 Parsons LM (1987) Imagined spatial transformations of one's hands and feet. Cognitive psychology 19:178–241.

41 Wallwork SB, Butler DS, Fulton I, Stewart H, Darmawan I, Moseley GL (2013) Left/right neck rotation judgments are affected by age, gender, handedness and image rotation. Manual therapy 18:225–230.

42 Wand BM, Abbaszadeh S, Smith AJ, Catley MJ, Moseley GL (2013) Acupuncture applied as a sensory discrimination training tool decreases movement-related pain in patients with chronic low back pain more than acupuncture alone: a randomised cross-over experiment. British journal of sports medicine 47:1085–1089.

43 Bray H, Moseley GL (2011) Disrupted working body schema of the trunk in people with back pain. British journal of sports medicine 45:168–173.

44 Schwoebel J, Coslett HB, Bradt J, Friedman R, Dileo C (2002) Pain and the body schema: effects of pain severity on mental representations of movement. Neurology 59:775–777.

45 Schwoebel J, Friedman R, Duda N, Coslett HB (2001) Pain and the body schema: evidence for peripheral effects on mental representations of movement. Brain : a journal of neurology 124:2098–2104.

46 Moseley GL (2004) Why do people with complex regional pain syndrome take longer to recognize their affected hand? Neurology 62:2182–2186.

47 Elsig S, Luomajoki H, Sattelmayer M, Taeymans J, Tal-Akabi A, Hilfiker R (2014) Sensorimotor tests, such as movement control and laterality judgment accuracy, in persons with recurrent neck pain and controls. A case-control study. Manual therapy 19:555–561.

48 Stanton TR, Lin C-WC, Smeets RJEM, Taylor D, Law R, Moseley GL (2012) Spatially defined disruption of motor imagery performance in people with osteoarthritis. Rheumatology 51:1455–1464.

49 Coslett HB, Medina J, Kliot D, Burkey A (2010) Mental motor imagery and chronic pain: the foot laterality task. Journal of the International Neuropsychological Society : JINS 16:603–612.

50 Brodie EE, Whyte A, Niven CA (2007) Analgesia through the looking-glass? A randomized controlled trial investigating the effect of viewing a 'virtual' limb upon phantom limb pain, sensation and movement. European journal of pain 11:428–436.

51 Moseley GL, Gallace A, Spence C (2008) Is mirror therapy all it is cracked up to be? Current evidence and future directions. Pain 138:7–10.

52 Moseley GL, Zalucki N, Birklein F, Marinus J, van Hilten JJ, Luomajoki H (2008) Thinking about movement hurts: the effect of motor imagery on pain and swelling in people with chronic arm pain. Arthritis and rheumatism 59:623–631.

53 Gustin SM, Wrigley PJ, Gandevia SC, Middleton JW, Henderson LA, Siddall PJ (2008) Movement imagery increases pain in people with neuropathic pain following complete thoracic spinal cord injury. Pain 137:237–244.

54 Moseley GL, Olthof N, Venema A, Don S, Wijers M, Gallace A, Spence C (2008) Psychologically induced cooling of a specific body part caused by the illusory ownership of an artificial counterpart. Proceedings of the National Academy of Sciences of the United States of America 105:13169–13173.

55 Barnsley N, McAuley JH, Mohan R, Dey A, Thomas P, Moseley GL (2011) The rubber hand illusion increases histamine reactivity in the real arm. Current biology : 1:945-6.

56 Kammers MPM, Rose K, Haggard P (2011) Feeling numb: temperature, but not thermal pain, modulates feeling of body ownership. Neuropsychologia 49:1316–1321.

57 Foell J, Bekrater-Bodmann R, Diers M, Flor H (2014) Mirror therapy for phantom limb pain: brain changes and the role of body representation. European journal of pain (London, England) 18:729–739.

58 Kraft E (2015) Spiegeltherapie zur Behandlung chronischer Schmerzen. neuroreha 07:37–39.

59 Moseley GL, Parsons TJ, Spence C (2008) Visual distortion of a limb modulates the pain and swelling evoked by movement. Current biology 18:1047-8.

60 Moseley GL, Gallace A, Spence C (2009) Space-based, but not arm-based, shift in tactile processing in complex regional pain syndrome and its relationship to cooling of the affected limb. Brain : a journal of neurology 132:3142–3151.

61 Moseley GL, Gallace A, Iannetti GD (2012) Spatially defined modulation of skin temperature and hand ownership of both hands in patients with unilateral complex regional pain syndrome. Brain : a journal of neurology 135:3676–3686.

62 Ortiz-Catalan M, Sander N, Kristoffersen MB, Hakansson B, Branemark R (2014) Treatment of phantom limb pain (PLP) based on augmented reality and gaming controlled by myoelectric pattern recognition: a case study of a chronic PLP patient. Frontiers in neuroscience 8:24.

4.7 Stressmanagement in der Physiotherapie

4.7.1 Grundlagen Stressmanagement

Zur allgemeinen Erläuterung eignet es sich, im Zusammenhang mit der Stressentstehung, auf die dementsprechenden Mechanismen zur Ursache hinzuweisen. Stress entsteht nach dem Modell der Transaktion als erfahrene Diskrepanz von Kompetenz und Anforderung. [1] Ein Missverhältnis zwischen psychischer - wie physischer Belastung (Anforderung) und Belastbarkeit (Kompetenz) (siehe Kapitel: Physiotherapeutische Diagnostik, MDBB) besteht in diesem Fall. Im Grunde handelt es sich um dieselben Wahrnehmungsfehler die auch in der Schmerzentstehung zum Tragen kommen (siehe Kapitel: Schmerzphysiologie). Eine häufig durchlaufene Situation wie eine sich wiederholende spezifische berufliche Tätigkeit wird wahrgenommen und psychologisch bewertet. Diese hängt in ihrer Ausprägung in bedenklicher oder unbedenklicher Richtung vom Selbstvertrauen und der Motivation des Patienten ab. [2]

Offensichtlich ist heutzutage die im Zuge des wirtschaftlich geprägten Verlangens nach Wachstum und den damit verbundenen administrativen Aufwänden die Zunahme von Arbeitsstress zu beobachten. Die monotonen geistigen Anforderungen nehmen so erheblich zu, der Faktor „Stress" scheint allgegenwärtig Überhand zu gewinnen. Der Appell an die Stressresistenz nimmt immer stärkere Formen an und lässt vermeintlich auf das Anstreben der Stressvermeidung schliessen. Hierbei darf nicht verwechselt werden, dass die Fähigkeit der Stressbewältigung nicht mit dem Zustand von völliger Stressabstinenz einhergeht. Wir leben in einer Gesellschaft, deren bloße Existenzgrundlage auf einer dominanten Einseitigkeit aufgebaut ist. Sinnvolle weil dem menschlichen Organismus unverzichtbare Kompensationsmöglichkeiten gibt es im normalen Arbeitsalltag kaum mehr. Diesbezüglich weiß man um die aufwändige Notwendigkeit längere Stressperioden und Intensitäten zu tolerieren, damit maladaptive Folgen vermieden werden.

4.7.2 Relevanz der Physiotherapie in Stresssituationen

Hier kommt die Notwendigkeit der modernen Physiotherapie zum Tragen. Betroffenen soll im Sinne der Stressresistenz geholfen werden ihre Regenerationsfähigkeit zu beschleunigen. Sie müssen das Ziel verfolgen mit weniger Hilfe zu einer adaptiven Stresssituation zu gelangen und das Risiko einer schlecht angepassten (maladaptiven) Stressverarbeitung zu minimieren. Damit zusammenhängend wird die moderne Stresstherapie ersichtlich. Unter anderem erkannten und entwickelten die Psychologen und Hirnforscher Richard S. Lazarus und Albert Ellis die durch Stress induzierten Vorgänge und Kognitionen schon seit dem Jahr 1966. Ihre Arbeit ist unter dem Namen „kognitive Wende" bekannt. Sie erzeugte den Wechsel vom sog. „Behaviorismus" zum „Kognitivismus" innerhalb der psychologischen Disziplin. Die Grundlagen daraus werden bis heute für die Therapien verwendet. [1]

Aus der kognitiven Wende geht die Notwendigkeit der individuellen Stressbewältigung im Rahmen der „Coping–Strategie" hervor (siehe Kapitel: Therapiestrategien, Coping). Sie hilft die destruktive Wirkung der Stressoren zu beeinflussen und Klarheit über die Eigenverantwortung der eigenen Reaktionen zu verschaffen. Charakteristisch hierfür ist die Bezeichnung: „Ich lasse mich stressen" und nicht: „es stresst mich".

Die Mechanismen zur Stressbewältigung müssen genauso trainiert werden wie ein Muskel. Hierfür eignet sich das kognitiv–affektive Stressmanagement.

4.7.3 Kognitiv–affektives Stressmanagement [3]

Es handelt sich dabei um ein Training zur Stressbewältigung und basiert auf zusammenhängenden Faktoren:

> ➢ Physiologisches (i.d.F. emotionales Arousal)

Dieses kooperiert mit der kognitiven Bewertung von:

> ➢ Anforderungen (primär),

> ➢ Ressourcen (sekundär),

> ➢ Möglichen Konsequenzen und der

> ➢ individuellen Wertschätzung der Konsequenzen;

Somatische (körperbezogene) Copingstrategien, wie z.B. somatische Entspannungsverfahren (Bauchatmung), regulieren das physiologische Arousal. Kognitive Copingstrategien wie ein Selbstmanagement-Training, im Sinne kognitiver Umstrukturierung, dagegen die kognitiven Bewertungen.

Beide Copingstrategien benötigen zur erfolgreichen Umsetzung die:

> ➢ Selbstgesteuerter Desensibilisierung,

> ➢ Akzeptanz,

> ➢ Ablenkung,

> ➢ Meditation,

➢ Defusion (bezeichnet eine bestimmte Haltung gegenüber von Gedanken, die nicht mehr automatisch als einzige und richtige Wahrheit angenommen werden, sondern mit Distanz. Beispiel: „Wir sind mehr als unsere Gedanken.");

Eine aktuell erfolgsversprechende Anwendungsmöglichkeit zum Stressmanagement in der Physiotherapie zeigt die „Stressampel" von Gert Kaluza aus dem Jahre 2011 (Abb. 4).

Abb. 4) Stressampel

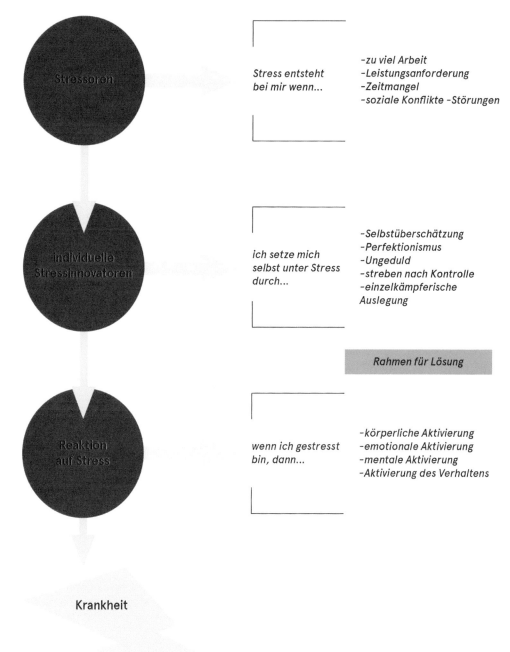

Stress entsteht
bei mir wenn...

-zu viel Arbeit
-Leistungsanforderung
-Zeitmangel
-soziale Konflikte -Störungen

ich setze mich
selbst unter Stress
durch...

-Selbstüberschätzung
-Perfektionismus
-Ungeduld
-streben nach Kontrolle
-einzelkämpferische
Auslegung

Rahmen für Lösung

wenn ich gestresst
bin, dann...

-körperliche Aktivierung
-emotionale Aktivierung
-mentale Aktivierung
-Aktivierung des Verhaltens

Krankheit

Erschöpfung

4.8 Literaturnachweise: Stressmanagement

1 Lazarus RS (2006) Stress and emotion. Springer, New York.

2 Hansel A, Kanel R von (2008) The ventro-medial prefrontal cortex: a major link between the autonomic nervous system, regulation of emotion, and stress reactivity? BioPsychoSocial medicine 2:21.

3 Smith RE (2016) Promoting Emotional Resilience. Guilford Publication

Kapitel V

„Wissenschaft"

Kapitel „Wissenschaft" Zusammenfassung

Die Wissenschaft bildet die Basis jeglichen Erkenntnisgewinns. Alltägliche Beispiele veranschaulichen dies und werfen die Frage auf, warum die Akzeptanz objektiver und sachlicher Fakten besonders in der Physiotherapie schwerfallen. Oft suggeriert uns unsere Erfahrung oder Intuition, welche Handlungsrichtung wir einschlagen sollen. Aber insbesondere die moderne Welt benötigt im Zuge des Fortschritts und der immer höher werdenden qualitativen Ansprüche eine objektive Überprüfungen solcher Eindrücke. Die Wissenschaft gewährleistet der Physiotherapie neue Möglichkeiten und eine Steigerung ihrer Effektivität, Kosteneffizienz und Professionalität. Ihre Durchführung führt mittels objektiver Recherche und Evaluation von Daten und Fakten zur Nutzbarkeit qualitativ hochwertiger Methoden. Ohne die Evaluation im Einklang mit wissenschaftlichen Qualitätskriterien sind Interventionen jeglicher Art meist mit kognitiven Verzerrungen behaftet (BIAS). Die statistische Analyse ist der Schlüssel zur Reduktion entsprechender Störfaktoren. Die Auseinandersetzung mit Studienergebnissen und deren Interpretation liefert den Therapeuten schlussendlich die Grundlage zur Verwendungen bestmöglicher diagnostischer Tests und Behandlungen.

5.1 Grundlagen der Wissenschaft

Das Thema „Wissenschaft“ erzeugt bei vielen Menschen in unterschiedlichen Disziplinen und Situationen oftmals eine negative Interpretation. Es ist erstrebenswert und notwendig für die Physiotherapie im Allgemeinen Sachverhalte, Wirkungen, Prozesse und Gegenstände klar definieren zu können. Eine solch genaue Definition wird durch die Wissenschaft ermöglicht. Das Verständnis für die Relevanz einer möglichst klar definierten Situation oder eines dazu beitragenden Bestandteils hebt eine Disziplin sowie deren beteiligte Akteure auf eine neue Ebene. Exakt ergründete Definitionen ermöglichen klare wissenschaftliche Grundlagen zu den jeweiligen Themengebieten. Der Wegbegleiter der modernen Wissenschaft, Francis Bacon (22. Jan. 1561 – 09. April 1629), äusserte den Gedanken: „Wissen ist Macht“! Das bezog er damals auf die harten Lebensumstände der Menschen, denen mit Hilfe des Wissens über die Naturgesetze eine Erleichterung der Arbeit und Lebenssituation ermöglicht werden konnte. Ein durchweg einleuchtender Ausspruch.

Nahezu jede Person in unserer Gesellschaft handelt nach wissenschaftlichen Kriterien und mehr noch nach deren Erkenntnissen. Wie viele Menschen in Ihrem Umfeld beispielsweise kennen Sie, die kein Smartphone, keine Armbanduhr oder kein Auto benutzen und denen der Verzicht darauf leicht von der Hand ginge? Dreißig Prozent des weltweiten industriellen Umsatzes basiert heutzutage auf Quantenmechanik – einer Premiumdisziplin der Wissenschaft. Wie viele Personen nehmen das Angebot zu medizinischen Vorsorgeuntersuchungen wahr, welche die Wahrscheinlichkeit schwerer gesundheitlicher Leiden schmälert?

Es scheint allgemein bekannt zu sein, dass die Wirkung aus Energie, Beschleunigung, Geschwindigkeit, Sicherheit und Wiederholbarkeit einen definitiven Vorteil darstellt, den sie auch genauestens definieren können. Einige davon wären z.B. Zeitersparnis, deutlich höhere Anzahl von erfolgreichen Anwendungen, Kosteneffizienz und vieles mehr. Die Nutzung der Erkenntnisse und zusammenhängender Vorteile bedeutet das Distanzieren von qualitativen Einbußen. Die Verwendung wirkungsvoller Medikamente, wie z.B. Insulin beim Diabetiker des Typs I oder Narkotika bei Operationen, zeigt unbestrittene Vorteile im Vergleich zu früheren Alternativen. Niemand der Betroffenen würde den qualitativen Fortschritt ignorieren. Der Griff nach dem Effektiveren und Überprüften wird Jedem leicht fallen.

Die Begriffe der Validität, Reliabilität, Kausalität, Korrelation, kausaler Rückkopplung, analytischer Reduktion und Signifikanz sind bewusst oder unbewusst ständige Wegbegleiter im alltäglichen Leben. Was aber genau bedeuten sie und wieso stellt die damit verbundene wissenschaftliche Betrachtungsweise für die Physiotherapie v.a. in Deutschland so ein Hindernis dar? Wissenschaft ist von Experimenten und Evaluationen geprägt. Ein vergleichsweise ehrliches Urteil der Ergebnisse für daran anknüpfende Orientierungen ist nirgendwo sonst in solch einem Ausmaß gegeben.

Sie generiert damit bei korrekter Durchführung das optimale Verständnis über das Falsche. Das heisst: Ein Wissenschaftler kann niemals herausfinden was der absoluten Wahrheit entspricht. Stattdessen kann er aber signifikante (deutliche, reproduzierbare, objektive) Indizien finden die Fehlerhaftes belegen. Er wird sich in diesem Sinne immer motivieren das Gegenteil seiner „Komforthypothese" (Ergebnis das der Wissenschaftler im Vorfeld annimmt oder der Auftraggeber, Sponsor gerne hätte → nicht emotional behaftet) beweisen zu wollen. Die sog. „Alternativhypothese" stellt das Gegenteil zur Aussage der Komforthypothese dar. Der Erfahrung nach reagieren Menschen ohne wissenschaftliche Kenntnisse oft emotional gesteuert, wenn es um solche wissenschaftliche Artikel geht. Teilweise drängen sich auch in wissenschaftlichen Arbeiten, die mit viel Aufwand versehen sind, emotionale Tendenzen der Autoren auf. Solche emotionsgeleiteten Ergebnisse gilt es bestmöglich zu unterbinden.

Die Resultate aus dergleichen Arbeiten beziehen sich zunächst auf die analysierte Stichprobe - eine Hochrechnung auf die „Grundgesamtheit", die eine ganze Zielgruppe Zielpopulation definieren kann. Sie wird erst durch das Vorhandensein großer Metaanalysen oder Reviews (siehe unten) ermöglicht und erlaubt. Bis dorthin, müssen einzelne jeweils hochqualitative Untersuchungen von Experten in den jeweiligen, wissenschaftlichen Disziplinen begutachtet und klassifiziert werden. Das geschieht unter ethischen Gesichtspunkten sowie der Einhaltung klarer wissenschaftlicher Regeln. Forschung benötigt also nebst dem Wissen zu Methodik und entsprechenden Hintergründen auch die Ausbildung moralisch-ethischer Grundlagen und Unterrichtung in der Logik. Für viele ist es schwer einen eingetretenen Pfad, eine Komfortzone, die über Jahrzehnte hinweg unsere Disziplin prägte und zeigte wo die Qualität in der Praxis liegt, zu verlassen. Meinungen und Erfahrungen der Therapeuten nehmen weiterhin einen zu großen Teil der Qualität innerhalb der Physiotherapie ein. Auch wenn diese u.a. durch BIAS, sehr einfach und intensiv manipuliert werden können. Hierzu innerviert die Wissenschaft in jedem Feld und aktuell insbesondere in der Physiotherapie.

5.1.1 Kognitive Typen nach Kahneman (Tab. 1)

Typ I

Die allgemeine Problematik, etwas Vertrautes zu bevorzugen und zu verteidigen, entspricht dem Typ I Denker nach (Daniel Kahneman, Nobelpreisgewinner 2002). [1] Jede Art der Kognition (geistige Wahrnehmung, Interpretation, Problemlösung) war in der Vergangenheit im Sinne des Typ I, evolutionär einige Zeit von grosser und sinnvoller Bedeutung. Auch gegenwärtig wird dies häufig angewendet, weil es immer noch den ökonomisch vorteilhaften und effizienten Lösungsweg annehmen lässt. Allerdings leidet dabei die Objektivität. Die evolutionären Vorteile des emotional behafteten Denkens und Urteilens sind:

➢ Wenig Energiebedarf,

➢ Ablauf ohne bewusste Kontrolle, weswegen kognitive Kapazitäten für anderes zur Verfügung stehen,

➢ Schnellere Handlungsableitung;

Folgendes Beispiel dazu aus der entfernten Vergangenheit, lässt sich wie folgt ableiten:

Ein Sammler befindet sich im Wald, um Beeren aufzulesen. Dabei bemerkt er plötzlich ein Rascheln im Gebüsch hinter ihm. Das System I meldet „Gefahr" als Interpretation des Raschelns nahezu ohne Verzögerung und löst einen Fluchtreflex aus. Das geschieht ohne eine bewusste, gedankliche Auseinandersetzung mit der Situation. Mögliche Ursachen dieser Geräusche wären beispielsweise ein lauernder Tiger, oder ein Vogel beim Nestbau.

Hieran wird der Mehrwert einer Fluchtreaktion deutlich ersichtlich. Die bewusste gedankliche Auseinandersetzung mit dem Geräusch, wie weit es entfernt ist und andere kognitive Aufwände, die wiederum (Reaktions-) Zeit benötigen, sind im Kontext der Lebenserhaltung nicht immer sinnvoll. Das System I stellt in solchen Fällen den sinnvolleren Prozess dar, auch wenn die wahrscheinliche Ursache des Raschelns auf einen Vogel hinweist.

Typ II

Der Typ II Denkprozess ist besonders an der wissenschaftlichen Denkweise orientiert. Dabei wird eine bewusste Kontrolle über Gedankengänge erzielt, die sachlichen Ergebnissen dienlich sind. Die klare Analyse der Informationen denen keine direkte, zerstörerische oder „lebensbedrohende" Konsequenz gegenübersteht, ist aufgrund der überlegenen, objektiven Wertigkeit der Ergebnisse vorzuziehen. Das System II hat im Vergleich ebenfalls einige Vorteile:

➢ korrektere Ergebnisse, geringere Fehlerquote,

➢ ist zeitgemäss,

➢ höhere Wahrscheinlichkeit der Umgehung von BIAS,

➢ deutlich höhere Wahrscheinlichkeit für Fortschritt,

➢ schnelle Erkenntnis von Effektivität;

Als Beispiel lässt sich das obige erneut aufgreifen:

Denken wir an einen Vogelbeobachter, der sich innerhalb der mitteleuropäischen Wälder befindet und ebenfalls ein Rascheln wahrnimmt. Er wird sich eher fragen, welcher Vogel im Gebüsch raschelt, welche Stimmfarbe oder welchen Vogellaut er aus dem Gebüsch hören könnte. Ein kognitives Verarbeiten der identischen Laute lässt ihn auf den Schluss kommen es handelt sich um einen Vogel, ein ggf. besonders seltenes Exemplar einer bedrohten Art. Dieser Prozess ist in diesem Kontext optimal. Die Überlegung, welche Vogelgeräusche zu einer speziellen Art gehören, findet unter deutlich höherem geistigem Energieaufwand statt als das System I es erlauben würde. Auch die Dauer bis zu einem Ergebnis ist hier größer, wobei das Ergebnis durch seine Richtigkeit direkt für weitere Schritte verwendet werden kann.

Vergleich zwischen der Denkweise des Typ I mit der des Typ II (Tab 1.):

Tab. 1)

Typ I	Typ II
schnell	langsam
energieschonend	energieaufwändig
ungenau und subjektiv	genau und sachlich
unterbewusst	bewusst ablaufend
wenig Wissen pro Zeit	mehr Wissen in mehr Zeit

Verwendung des Denkens nach Typ II in der Physiotherapie

In der Therapie ist es vorteilhaft die Denkweise II zu nutzen, um möglichst hochwertige Ergebnisse bezüglich Diagnostik und Behandlung zu erzielen.

Beispiel zur Verdeutlichung:

Als gängiges Indiz der Qualität wird, die Anzahl der Dauerpatienten einer Praxis angesehen. Diese sind mit der Einrichtung und Behandlung zufrieden und kommen deshalb kontinuierlich zur Behandlung. Das lässt sich nur intuitiv (Denkweise nach Typ I) mit einer hohen Qualität der Praxis rechtfertigen. Schaltet man jedoch zusätzlich das wissenschaftliche Denkmodell (Typ II) ein, so sind die intuitiv getroffenen Aussagen sachlich doch sehr ungenau. Aus Sicht des aufwändigeren Systems II entsteht möglicherweise folgendes Ergebnis: ein Dauerpatient spricht für die nicht ausreichende Qualität der Therapie aufgrund der eigentlichen Erfolglosigkeit seine Beschwerden beseitigen oder selbstständig kontrollieren zu können. So kommt das kritsche System II unter Nutzung objektiver Messkriterien zu einer deutlich konträren Auswertung des gleichen Sachverhaltes.

Ein weiteres Beispiel ergibt sich aus der folgenden Darstellung:

In Deutschland wird seit einiger Zeit verstärkt vom drohenden Fachkräftemangel innerhalb der Physiotherapie gesprochen. Dies mag anhand der rückläufigen Zahlen von Absolventen an physiotherapeutischen Berufsfachschulen auch so wirken. Die Physiotherapie sieht sich tatsächlich mit einer großen Nachfrage konfrontiert (bis dorthin Typ I). Weiterhin zeigen Fakten eine klare Dominanz an Therapeuten und Ausbildungsstätten im Verhältnis zur Einwohnerzahl zwischen Deutschland und den meisten anderen Ländern, was einem Mangel an Fachkräften (Physiotherapeuten gemessen an ihrer Häufigkeit pro Land und damit auf die Einwohner bezogen) widerspricht. In Deutschland arbeiten die meisten Physiotherapeuten im Verhältnis zur Bevölkerungszahl (Tab. 2).

Tab. 2)

Land	Einwohnerzahl	Anzahl Ausbildungsstätten	Qualität des Abschlusses
Deutschland	ca. 83 Mio.	ca. 265	Berufsfachschul-abschluss
USA	ca. 340 Mio.	ca. 225	M.Sc / PHD
Australien	ca. 23 Mio.	ca. 10	M.Sc / PHD
Großbritannien	ca. 65 Mio.	ca. 35	M.Sc / PHD
Kanada	ca. 35 Mio.	ca. 25	M.Sc / PHD
Schweiz	ca. 8,4 Mio.	ca. 7	M.Sc / PHD
Niederlande	ca. 17 Mio.	ca. 8	M.Sc / PHD

Die Annahme, in Deutschland würde ein Fachkräftemangel in der Physiotherapie drohen, zeigt sich nach faktenorientierter Recherche als fraglich (Typ II).

5.1.2 Verunsicherung durch wissenschaftliche Erkenntnisse

Sorgen und existenzielle Bedenken in der Physiotherapie sind gerechtfertigt, gerade wenn eine komplett neue Orientierung für die in der Profession Arbeitenden nahegelegt wird. Viele der bisher geltenden Kenntnisse wurden in der zurückliegenden Zeit revidiert oder neu ausgerichtet. Der Aufwand und die Schwierigkeit sich dafür objektiv zu öffnen ist unbestritten. Früher oder später offenbaren sich die Vorteile objektiver Erkenntnisse und stoßen Türen zu neuen erfolgreichen Möglichkeiten auf. Andere Anwendungsbereiche, fachliche Alleinstellungen und Rechtfertigungsqualitäten machen sich so erkennbar. Es erfordert dennoch Mut diesen Schritt mit allen daraus folgenden Konsequenzen zu gehen. Mit Blick auf andere Länder, die den Schritt aktuell durchlaufen oder schon gegangen sind, lassen sich die Chancen und Risiken für die Physiotherapie gut einschätzen. Fortschritt und qualitative Optimierung in sämtlichen Richtungen (Kosteneffizienz, Wirtschaftlichkeit, Effektivität, Alleinstellung), lassen sich besonders gut durch eine Verbesserung mit Hilfe der wissenschaftlichen Faktenlage schaffen. Heutzutage wächst der Erfolgs-und ökonomische Druck immer mehr. Demnach ergeben sich nicht nur in der Physiotherapie aus den vielen neu entstehenden Erkenntnissen vielversprechende Orientierungen. Ihnen zu folgen bedeutet, auch in Zukunft wettbewerbsfähig zu bleiben. Um den physiotherapeutischen Stellenwert zu erhalten oder sogar zu verbessern ist demnach das Nutzen evidenzbasierter Handlungsweisen ein erstrebenswertes Vorgehen.

Eine weitere Notwendigkeit für den evidenzbasierten Einzug im physiotherapeutischen Ausbildungs-und Handlungsfeld stellt ausserdem die wirtschaftliche Relevanz dar (siehe Kapitel: Wirtschaft im Zusammenhang mit Wissenschaft). Keine Angst vor Kritik! Kritik ist die Basis der Wissenschaft und ein Segen für jede Disziplin, sogar jedes einzelnen Menschen. Sie erzeugt Reflexion und Weiterentwicklung. Keine Angst vor Neuerungen! Sie sind das Resultat des Wissens und Wissen ist wichtiger als Glaube, denn beim Glauben riskiert man nach dem Fallen, nicht mehr aufstehen zu können. Nichts ist unumstößlich richtig, aber das Falsche sollte bekannt sein und bekannt werden! Subjektive Fragen sollten mit Stolz objektiv beantwortet werden können. Das generiert erstrebenswerte, qualitative Weiterentwicklung!

Wesentliche Kriterien der Wissenschaft:

➢ Keine Angst vor Kritik,

➢ Plausibilität und Nutzen,

➢ Kritik ist die Basis einer jeden Entwicklung,

➢ Kritik erzeugt Reflexion und damit Grundlage zur Weiterentwicklung,

➢ Keine Angst vor der Änderung des eigenen Standpunktes;

5.1.3 Einleitung wissenschaftlicher Grundbegriffe: [2,3]

➢ Beobachtung,

➢ Experiment,

➢ Statistik,

➢ Hypothese;

Was ist Wissenschaft?

Unter Wissenschaft versteht man kurz zusammengefasst: „die Vorgehensweise, mit der man einen bestimmten Sachverhalt (Beobachtung, Experiment) mit objektiven Methoden systematisch beschreibt, untersucht und vergleicht".

Beobachtung:

Eine Beobachtung soll systematische Erfassungen, Dokumentationen und Deutungen von Ereignissen darstellen. Einer wissenschaftlichen Evaluation muss immer ein Zweck vorangeschaltet sein. Die Beobachtung muss geplant sein und die Planung dokumentiert werden. Schon von der Planung hängt die spätere Qualität ab. Wenn sie nicht stimmig erscheint, ist der Fortgang meist nicht tragbar. Weiterhin fordert Sie Überprüfbarkeit ein, die effizient durch Dokumentation gewährleistet wird.

Merkmale eines Experiments:

Ein Experiment erweist sich als sinnvoll wenn es zielorientiert ist. Dadurch stellt das Messen eines Sachverhaltes ein essentielles Kriterium dar. Gerade in soziologischen, psychologischen, medizinischen und speziell physiotherapeutischen sowie sportwissenschaftlichen Untersuchungen ist die Randomisierung in der Untersuchung unumgänglich. Im Einklang mit den qualitativen Gütekriterien ist die zufällige Anordnung von Gruppen und deren Mitgliedern innerhalb einer Untersuchung ausschlaggebend. Genauso bedarf es damit einhergehend eines kontrollierten Stimulus. D.h. eine Intervention muss im Zuge einer wissenschaftlichen Untersuchung mit möglichst wenig unkontrollierbaren Einflussgrößen einhergehen (Variablen). Das ist in weiten Teilen im Themengebiet der Physiotherapie ein häufiges „lack of evidence", also ungenügende, wissenschaftliche Rechtfertigung.

Ablauf eines Experiments

Die Reihenfolge einer experimentellen Untersuchung ist im Wesentlichen mit einem breiten Einstieg über einen spezifischen Höhepunkt zu einem wiederum breiter formulierten Abschluss gekennzeichnet. Vorteilhaft wäre folgender Ablauf:

- ➢ Frage,
- ➢ Hypothese,
- ➢ Operationalisierung,
- ➢ Versuchsplan,
- ➢ Neutralisierung der Störvariablen,
- ➢ Stichprobe,
- ➢ Vorhersage und statistische Hypothese,
- ➢ Durchführung des Experiments,
- ➢ Datenauswertung,
- ➢ Schlussfolgerung; ggf. Rückkopplung einbauen;

Bei einer nicht-experimentellen wissenschaftlichen Arbeit hingegen wird auf das Geschehen nicht unmittelbar Einfluss genommen. Ein grundlegendes Experiment muss sich zunächst mit der genauen Analyse des Sachverhaltes und der analytischen Reduktion begnügen. Dies ermöglicht eine klare Rechtfertigung für die erstellten Arbeitshypothesen.

5.1.4 Hypothese

Die Hypothese ist die erste wissenschaftlich relevante und spezifische Ausgangsposition. Es handelt sich um eine Vermutung über zukünftige Ereignisse die bereits anhand der Recherche von themenbezogenen Hintergrundinformationen gebildet wurde. Sie richtet sich auf die Beziehung zwischen mindestens zwei Variablen. Beim Schreiben einer wissenschaftlichen Arbeit ist das oberste Gebot über einen bestimmten Sachverhalt oder Gegenstand etwas Neues zu erforschen bzw. auszusagen. Dazu sollte sie so exakt formuliert sein, dass sie auch für nichtbeteiligte Personen verständlich ist. Sie muss alle Angaben enthalten, die eine Überprüfung möglich machen. Dazu später mehr.

5.2 Literaturnachweise: Grundlagen der Wissenschaft

1 Kahneman D, Schmidt T (2012) Schnelles Denken, langsames Denken. Siedler, München.

2 Hoffmann U, Orthmann P (2009) Schnellkurs Statistik. Sportverlag Strauß, Köln.

3 Bortz J, Döring N (2006) Forschungsmethoden und Evaluation. Springer-Medizin-Verl., Heidelberg.

5.3 Statistik [1]

Die Statistik ist das Herzstück einer wissenschaftlichen Evaluation (Abb. 2). Wer sie versteht, versteht auch die Gütekriterien zur Wertedarstellung einer Untersuchung. Ohne Kausalität, Reliabilität, Validität und Objektivität ist keine hochwertige Statistik möglich. Sie ist Auswertungswerkzeug einer erhobenen Datenmenge. Mit ihrer Hilfe werden aus den begrenzten Zahlen einer Untersuchung (Stichprobe aus einer Grundgesamtheit) rechnerische Schlüsse auf eben diese Grundgesamtheit ermittelt. Ausserdem ist die Statistik das Mittel zur Datenbeschreibung, Datenreduktion, Identifikation und Analyse von essentiellen Unterschieden oder Zusammenhängen zwischen Parametern.

5.3.1 Merkmale und Merkmalstypen

Jeder Datensatz lässt sich durch die Merkmalsausprägung in unterschiedliche Gruppen einordnen. Die Merkmalsausprägung beschreibt die Genauigkeit und Art eines Datensatzes.

Beispiel: ordinal gegen metrisch ausgeprägte Daten:

 ➢ ordinal: subjektiv geprägte Turnnoten

 ➢ metrisch: objektive Körpergröße

Ein wesentlicher Bestandteil der statistischen Anwendung ist das Signifikanz-bzw. Alphaniveau. Es beschreibt das Risiko, das man bereit ist zu akzeptieren, eine falsche Entscheidung zu treffen. Dieses Risiko bezieht sich dann auf die jeweilige Ausprägung der Hypothese. Je grösser die Auswirkung einer falschen Entscheidung ist, desto genauer und dementsprechend kleiner muss das Alphaniveau gewählt werden. In einigen Disziplinen ist die Vermeidung einer falschen Annahme noch relevanter als in anderen. Deshalb muss das Alphaniveau in diesen Gebieten auch besonders klein gesetzt werden. Der Vergleich zwischen dem Alphaniveau einer sportwissenschaftlichen Untersuchung zur Leistungssteigerung und einem Experiment innerhalb der Krebsforschung, zeigt den Anspruch der unterschiedlichen Genauigkeit deutlich auf. Was allerdings von vielen Parteien bestritten wird, um ihren vermeintlichen wissenschaftlichen Status zu rechtfertigen, der aber immer einer grundsätzlichen Qualitätsprüfung ausgesetzt werden müsste. Wissenschaft sollte nicht als Werbemittel vorangeschaltet werden. In den meisten Disziplinen „muss" das Alphaniveau (Irrtumswahrscheinilichkeit) sogar sehr gering sein, denn die Folgen eines zu groß gewählten Signifikanzniveaus können schlimme Ergebnisse erzeugen.
Eine Genauigkeit der Signifikanzen von bis zu 18 Nachkommastellen findet man z.B. in der Physik.

Erstaunlicherweise ist das Niveau dennoch zunächst einmal frei wählbar. In der Physiotherapie wählt man daher meist 5 - 10%. Das liegt zum einen an der relativ grossen Zahl an unkontrollierbaren Variablen, die sich z.B. auf die geistigen und körperlichen Eigenschaften der Probanden beziehen, aber eben auch an oft detektierten Verzerrungen. Solche geben nicht selten Hinweise auf unethische Motivationen, um damit werbewirksamen Nutzen zu erlangen. Diese Unterstellung ergibt sich aus der Tatsache, dass eine Vielzahl v.a. der strukturell bezogenen und mit psychosozial verglichenen Interventionen keinen Vorteil hervorbrachten.

Es gilt zu beachten, die Signifikanz nicht mit der Relevanz zu verwechseln!

Beispiel:

Eine Evaluation von Schmerzen ergibt eine Verbesserung der VAS von 7,3 auf 7,1 Punkte. So ein Ergebnis kann durchaus einen signifikanten Unterschied zwischen den Gruppen einer Forschungsarbeit darstellen. Nach Erkennung des statistisch signifikanten Unterschieds muss die Hürde der klinischen Relevanz genommen werden. Macht der Unterscheid von 0,2 Punkte tatsächlich eine Verbesserung des Zustandes aus, um die Intervention vorzuziehen? Bei der VAS spricht man von einer klinischen Relevanz bei einer Verbesserung von mindestens 30 % zum Ausgangswert [3]. Im beschriebenen Bespiel ist das nicht der Fall (minimum Verbesserung um 2,2 Punkte). Somit besteht zwar ein signifikantes jedoch klinisch nicht relevantes Ergebnis!

Folgende Erläuterung zeigt den Umgang mit dem Signifikanzniveau:

> ➢ **P< 5%** (p< 0.05) die Wahrscheinlichkeit das dieses Ergebnis auf einem Zufall beruht entspricht dem P – Wert (p = englisch für probability);

> ➢ Beispiel p=0.03 = 3% Irrtum bei Annahme der Alternativhypothese, die Irrtumswahrscheinlichkeit liegt bei 3%, die Wahrscheinlichkeit, dass dieses Ergebnis auf einen Zufall beruht;

> ➢ **P> 5%**(p>0.05) ist ein nicht signifikantes Ergebnis (ns);

> ➢ Beispiel p=0.34, die Irrtumswahrscheinlichkeit liegt mit 34% über dem Signifikanzniveau von 5%, die Nullhypothese ist anzunehmen, da der Fehler einer Annahme der Alternativhypothese deutlich zu hoch ist;

In der folgenden Abbildung (Abb. 1) sind Beispiele von statisitischen Berechnungen erläutert, wie sie in Programmen wie SPSS verwendet werden:

Beschreibung der Abbildung 1:

Links → Vergleich der Daten (NRS-Schmerzskala) von Gruppe eins und zwei (Gr.1 und Gr.2) zwischen der sechsten und zehnten Woche.

Die Zeile Asymp. Sig. (2-seitig):

> ➢ Gr. 1, p=0,041;

> ➢ Gr. 2, p=0,086

Die Ergebnisse der Gruppe 1 zeigen einen signifikanten Unterschied zwischen den beiden Messzeitpunkten. Die Irrtumswahrscheinlichkeit beträgt 4,1%. Jene Ergebnisse der Gruppe 2 zeigen keinen signifikanten Unterschied zwischen den Messzeitpunkten.

Rechts → Hier wird der Vergleich zwischen den beiden Gruppen statistisch berechnet. Im Utnerschied zur vorhergehenden Berechnung die nur innerhalb der Gruppe erfolgte.

Die Zeile Asymp. Sig. (2-seitig):

> ➢ Gruppenvergleich zwischen Gr. 1 und Gr2., p=0,062

Der Gruppenvergleich ergibt keinen signifikatnen Unterschied zwischen den Gruppen. Die Irrtumswahrscheinlichkeit liegt über den festgelegten 5%, somit muss die Alternativhypothese verworfen und die Nullhypothese angenommen werden.

Statistische Auswertung mit SPSS: Abb. 1

Abb. 35	Gr1_NRS_10 - Gr1_NRS_6	Gr2_NRS_10 - Gr2_NRS_6
U	$-2,041^b$	$-1,715^b$
Asymp. Sig. (2-seitig)	,041	,086

a. Wilcoxon-Test

b. Basierend auf positiven Rängen.

Abb. 22 Gruppenvergleich der ODI Nullmessung	ODI_0
Mann-Whitney-U-Test	31,000
Wilcoxon-W	86,000
U	-1,868
Asymp. Sig. (2-seitig)	,062
Exakte Sig. [2*(1-seitige Sig.)]	$,099^b$

a. Gruppierungsvariable: Gruppenzugehörigkeit

b. Nicht für Bindungen korrigiert.

5.3.2 Skalenniveaus

➢ Intervallskala: konventioneller Nullpunkt (Temperatur in Grad Celsius) → metrische Erhebung der Daten;

➢ Rangskala: Schulnoten → ordinale Datenerhebung;

➢ Nominalskala: keine eindeutige Ordnung möglich (Farben) → dichotome oder politome Erhebung der Daten;

➢ Verhältnisskala: absoluter Nullpunkt (Geschwindigkeit) → metrische Erhebung der Daten;

Das Skalenniveau (=Messniveau oder Skalendignität) ist in der systematischen Sammlung von Daten ein wichtiges Qualitätskriterium von Variablen (Daten). Das Skalenniveau definiert u.a. die Berechenbarkeit der entsprechend möglichen Variablen. Es gibt Auskunft über die Diskretion einer Variablen (stetig oder diskret). Eine Variable die unbegrenzt viele Werte zwischen zwei Punkten annehmen kann wird als stetig bezeichnet (Körpergröße, Temperatur). Eine begrenzte Zahl der möglichen Werte zwischen solchen Punkten wird als diskret beschrieben (Anzahl von Augen, Füßen, Autos). [3] Man kann allerdings nur bei nominal skalierten Variablen mit Bestimmtheit festhalten, dass das Merkmal diskret und nicht stetig ist. Nominale Merkmale sind ausschließlich diskret. [4]

5.3.3 Alpha-Fehler

Der Alpha–Fehler (= Fehler 1. Art) und noch mehr der Beta-Fehler (= Fehler 2. Art) scheinen in vielen Fällen der physiotherapeutischen Wissenschaft einen sehr großen Stellenwert eingenommen zu haben, was den Anlass begründet ihn genauer zu erläutern. Zunächst ist der Alpha–Fehler ein Teil der Statistik. Genauer gesagt stellt er eine mathematische Methode dar, den sog. „Hypothesentest". Hypothesen sind für eine wissenschaftliche Evaluation der unbedingt notwendige Eingangsteil. Diese Fragestellung hat mindestens zwei Ausprägungen:

1. wenn die Frage mit „ja" beantwortet werden kann und

2. wenn sie mit „nein" beantwortet werden sollte;

Beim Test einer solchen Hypothese, liegt ein Alpha–Fehler vor, wenn die Nullhypothese (H0) abgelehnt wird, obwohl eigentlich die Alternativhypothese stattdessen abgelehnt werden müsste, weil in Wirklichkeit die Nullhypothese (auch Komfort- oder Ersthypothese) zutrifft. Das kann passieren, wenn das Ergebnis auf falsch-positiven Ergebnissen aufbaut. Die H0 wird hier zur Annahme herangezogen, dass die Testsituation im Normalzustand liegt. Wenn der Normalzustand ignoriert wird, also obwohl er eigentlich existiert, entsteht der Alphafehler. Gründe für seine Entstehung ergeben sich vor allem durch den Aufbau einer ungenauen wissenschaftlichen Methodik (Design). Innerhalb wissenschaftlicher Arbeiten dagegen entsteht oftmals nicht der Fehler 1. sondern der Fehler 2. Art, da hier von emotional geprägten Vorahnungen und in gewisser Weise auch von komfortorientierten Motivationen gesprochen werden kann.

Der Fehler 2. Ordnung kommt dann zustande wenn eigentlich die Alternativhypothese H1 anzunehmen ist. Im praktischen Alltag würde man demnach leichter in die Schublade des Alpha–Fehlers fallen und im Rahmen der Wissenschaft, eher in die des Fehlers 2. Ordnung. Beide sind aber immer zu prüfen, wenn wissenschaftliches Arbeiten angestrebt wird.

Beispiel:

Ein typisches, an den Alpha-Fehler angelehntes Beispiel zur praxisnahen Erläuterung ist ein Patient, der als strukturell krank angesehen wird, obwohl er in Wirklichkeit ein Verarbeitungsproblem hat und in struktureller Hinsicht keine Einschränkungen erwarten dürfte.

Je kleiner die Wahrscheinlichkeit ist und je geringer sie innerhalb einer Untersuchung festgelegt werden kann, desto hochwertiger ist diese. Man nennt diese Fehler–Risikowahrscheinlichkeit auch „Signifikanzniveau", welches im Gegensatz zu anderen Disziplinen in der Physiotherapie meist zwischen 5% und 10% festgesetzt wird. In der Pharmazie z.B. liegt das Niveau bei weit unter (<)1% gegen < 0,2%. So gering wäre also das Risiko anzunehmen die Nullhypothese abzulehnen, obwohl sie eigentlich anzunehmen ist.

5.3.4 Intention to treat

Die Intention to treat ist ein Analyseverfahren von Daten, welches bei randomisierten kontrollierten klinischen Untersuchungen zum Tragen kommt. Das Verfahren eignet sich um bei einer spezifisch angewandten Therapie einen Vergleich der Wirkung zwischen der angegebenen Therapie und einem möglichen Placebo zu ermitteln. Alle in solchen Untersuchungen beteiligten Probanden, die im Vorfeld in die Placebogruppe eingeteilt wurden, werden auch am Ende und bei den angegebenen Follow ups berücksichtigt. Der Vorteil dieser Methode besteht in der Erkenntnis von wirkungslosen Therapien und dementsprechendem Fortschritt.

In der gesamten Physiotherapie sollte die Evaluation der Intention to treat, also der Placebobehandlung, beachtet werden. Es wäre zum einen eine qualitative Optimierung des Studiendesigns und zum anderen eine weitere Überprüfung. Die Durchführung einer solchen Optimierung sollte Voraussetzung sein für die klinische und wirtschaftliche Optimierung in der Zukunft. Ebenfalls ist für diese Qualitätssteigerung die Überprüfung mit anderen Therapien essentiell.

Abb. 2) Statistische Vorgehensweise [5-8]

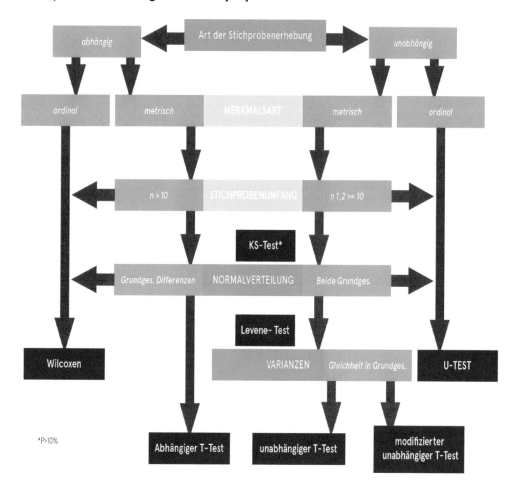

5.4 Literaturnachweise: Statistik

1 Hoffmann U, Orthmann P (2009) Schnellkurs Statistik. Sportverlag Strauß, Köln.

2 Tutz G (2000) Die Analyse kategorialer Daten. Oldenbourg, München.

3 Williamson A, Hoggart B (2005) Pain: a review of three commonly used pain rating scales. Journal of clinical nursing 14:798–804.
4 Fahrmeir L (1996) Multivariate statistische Verfahren. De Gruyter, s.l.

5 Bosch K (2007) Statistik für Nichtstatistiker. R. Oldenbourg Verlag, Munich.

6 Coggon D (2007) Statistik für Gesundheitsberufe. Huber, Bern.

7 Rasch B, Friese M, Hofmann W, Naumann E (2010) [Deskriptive Statistik, Inferenzstatistik, t-Test, Korrelationstechniken, Regressionsanalyse, Formelsammlung, Glossar, Verteilungstabellen]. Springer, Berlin.

8 Kockelkorn U (2012) Statistik für Anwender. Springer Spektrum, Berlin.

5.5 Gütekriterien wissenschaftlicher Untersuchungen [1]

Die Gütekriterien wissenschaftlicher Untersuchungen stellen das Grundgerüst der wissenschaftseigenen und erstrebenswerten Genauigkeit dar. Auf solch einem wissenschaftlichen Grundgerüst entsteht der Aufbau wertvoller Methoden für einen hilfreichen Erkenntnisgewinn. Aus den Gütekriterien ergeben sich weitere, deren Fehlen sich wiederum zu Lasten der Qualität von Untersuchungen bemerkbar machen.

Gütekriterien von wissenschaftlichen Untersuchungen:

> **Objektivität**: Die Daten müssen so wenig wie möglich durch den Untersucher, den Innovator und der Situation beeinflusst sein; jede mögliche subjektive Beeinflussung sollte vermieden werden.

> Beispiel: Beim olympischen Weitsprung stellt eine objektive Messung der gesprungenen Distanz mit einem Maßband im Vergleich zur Abschätzung der Weite per Auge, die objektivere Messvariante dar.

> **Validität:** Sie zeigt auf, mit welcher Genauigkeit eine Messmethode das misst, was sie zu messen vorgibt;

> Beispiel: Die Messung von Schmerz kann nicht durch einen Beweglichkeitstest erfolgen. Dies würde keiner validen Messung entsprechen. Dieser Umstand klingt zunächst trivial, das stellt bei einigen Faktoren allerdings eine nicht zu unterschätzende schwierigkeit dar (z.B. Lebensqualität).

> **Reliabilität:** Wie weit sind die Ergebnisse und die Wege dorthin auf exakt gleichem Wege reproduzierbar? Unter Reliabilität versteht man die Verlässlichkeit eines Messinstrumentes, bei mehrfach durchgeführten Messungen. Es kann nicht an der Intervention des Therapeuten liegen, wenn eine zweite Messung direkt im Anschluss an eine erste vorgenommen wird und eine Verbesserung verschiedener Parameter vorliegt. Wenn der erste Test allerdings von dem Ergebnis des zweiten Tests abweicht, so spricht man von einer schlechten Reliabilität.

> Beispiel: Wenn einzelne Messungen innerhalb eines Assessments (z.B. VISA Score bei der Vermung auf Jumper's knee) oder eines Provokationstests (z.B. zur Untersuchung des Meniskus am Knie) bei mehrfacher Durchführung gleichwertige Ergebnisse liefern, spricht man von einer guten Reliabilität.

➢ **Plausibilität:** Existiert eine sinnvolle, stimmige und einleuchtende Vorgehensweise?

Beispiel I: Wie nun bekannt ist, steht der chronische Schmerz nicht in Verbindung zu Verletzungen des Gewebes. Eine nicht plausible Intervention würde der einer strukturellen Vorgehensweise entsprechen, da die Fakten nicht von einer strukturellen Veränderung sprechen. Die plausbile Vorgehensweise umfasst das gesamte Spektrum des biopsychosozialen Modells.

Beispiel II: Bei dem Wissen um die Strukturformel und die biochemischen Wirkmechanismen von Kortisol, braucht keine Untersuchungen erfolgen, die sich durch Vergleiche von Interventionen mit Kortisol vs. Interventionen mit Bewegung auf „long term follow ups" hinsichtlich einer Entündungssituation beziehen. Die Wirkungsdauer von Kortisol spielt dabei eine zentrale Rolle, da sie faktisch zu kurz ist, was aus dem Wissen über die betreffende Biochemie im Vorfeld bekannt sein sollte.

➢ **Intertester-Reliabilität:** Eine niedrige Intertester-Reliabilität entsteht dann, wenn bei einer Messung zwei oder mehrere Untersucher zu unterschiedlichen Ergebnissen kommen. Von einer hohen Intertester-Reliabilität spricht man bei annähernd gleichen Ergebnissen. Man erfasst die Korrelation beider Ergebnisse zueinander, um hierzu eine Aussage treffen zu können. Bei Palpationsbefunden kann das Ergebnis z.B. sehr stark von der individuellen Herangehensweise es Untersuchers abhängig sein. Somit zählt eine Palpation nicht als reliables Messinstrument.

➢ **Intratester-Reliabilität:** Wenn direkt hintereinander abgenommene Messergebnisse bei zweimaliger Messung deutlich Abweichungen voneinander zeigen, liegt eine schlechte Intratester-Reliabilität vor. Im Optimalfall sollten beide Messergebnisse annähernd gleiche Werte aufzeigen.

➢ **Sensitivität:** Sie verdeutlicht die prozentuale Wahrscheinlichkeit, mit der etwas Betroffenes auch als betroffen erkannt wird.

Beispiel: Ein positives Messergebnis wurde verursacht, wenn die Testungen eines Therapeuten eine Meniskusläsion ergeben, bei der auch tatsächlich eine Läsion vorliegt.

➢ **Spezifität:** Das Gegenstück zur Sensitivität bildet die Spezifität. Sie bildet die prozentuale Wahrscheinlichkeit, etwas Gesundes auch als gesund zu erkennen.

Beispiel: Verdacht auf Meniskusschaden besteht bei einer untersuchten Person. Weil sie in Wirklichkeit keinen Meniskusschaden hat, zeigt der Test auch ein negatives Ergbenis an.

> **Likelihood Quotient–/Likelihood Ratio (LR):** Die Wahrscheinlichkeit des Auftretens eines positiven Testergebnisses bei Erkrankten zeigt ein positives Likelihood Ratio (LR+). Ein LR+ über 1 bedeutet einen positiven Test, der mit dem Vorhandensein einer Problematik einhergeht. Ein LR+ über 3 ist vertretbar und ein LR+ über 10 bedeutet einen guten Wert. Die Wahrscheinlichkeit, bei einer positiven Messung diese Problematik zu erkennen, erhöht ein positives Likelihood Ratio (LR+) das bei 3,2 liegt, um das 3,2-Fache. Ein negatives Likelihood Ratio (LR-) definiert, wie wahrscheinlich ein negatives Testresultat bei Gesunden ist. Ein LR- unter 0,3 ist akzeptabel und ein LR- unter 0,1 steht für ein hohes Mass an Qualität.

> **Kausalität:** ist die Beziehung zwischen Ursache und Wirkung, im Hinblick auf ein vorher (in der/den Hypothese/n) festgelegtes Ziel. Der folgende Zusammenhang zwischen einer solchen themengebundenen Beziehung zwischen Ursache und Wirkung muss eine klare Verbindung (Kausalität) aufweisen. Um eine Kausalität nachweis zu können, muss vorher die Korrelation nachgewiesen werden. Berechnet wird die Korrelation, mit dem Korrelationskoeffizienten. Prinzipien der Logik sowie die kausale Rückkopplung, sind weitere Punkte die bei der Überprüfung einer Kausalität helfen. Wenn ein auf die Nullhypothese (Komforthypothese → wünschenswert) bezogener Effekt als positiv angenommen wird, er aber umgekehrt bei einer Prüfung der Beziehung zwischen Ursache und Wirkung keinen eindeutigen Effekt auf diese Intervention ersichtlich macht, ist das ein Zeichen für eine weitere notwendige Überprüfung.

Beispiel I: Wenn man anstatt einer Intervention ein Placebo setzt, in der Evaluation der beiden Gruppen/Behandlungsarten jedoch nicht signifikant unterschiedliche Ergebnisse auf die Frage der Hypothese erhält, sollte man zumindest damit beginnen den Wert dieser Untersuchung zu hinterfragen (siehe auch Intention to treat → Placebogruppen).

Beispiel II: Eine spezifisch applizierte manuelle Therapietechnik zur Schmerzlinderung einer bestimmten Patientengruppe, die nur darauf geprüfte Spezialisten durchführen können, verläuft positiv bis zu einem oder mehreren bestimmten Messzeitpunkten.

Beispiel III: Es besteht eine Verbindung zur Anzahl an Priaten und der Erwärmung der Weltmeere. Diese zwei Variablen stehen in hoher Korrelation zueinander. Allerdings existiert keine plausible Logik um einen Kausalen Zusammenhang zu erkennen.

➢ **Korrelation:** der Zusammenhang zwischen zwei Variablen, wird mit dem sog. "Korrelationskoeffizienten" angegeben bzw. Zwischen Indiaktion – Zielsetzung – Intervention – Wirkmechanismus – Outcome. Der Koeffizient wird mit einem "r" angegeben und beschreibt den Zusammenhang zwischen Variablen innerhalb einer Spannweite von (-1/0/+1). [1]

➢ **Analytische Reduktion:** die Hierarchie der Erkenntisebenen vom Grossen zum Kleinen (Descartes). Wissenschaftliche Ergebnisse müssen innerhalb spezifischer Themen immer genauer erforscht werden, um der „absoluten" Erkenntnis (zumindest) stetig näher zu kommen. Beim Unverständnis der oberflächlicheren Ebene macht es keinen Sinn, sich mit einer noch spezifischeren zu beschäftigen.

Beispiel: Der Mensch ist Bestandteil der Biologie und gibt Anlass, seine Bewegungen und Handlungsmuster zu erforschen. Sein Körper wird von der Haut umgeben, er besteht aus Gewebe. Das Gewebe ist aus unterschiedlichen Organen zusammengesetzt, die Organe bestehen wiederum aus Zellen usw. Jede einzelne Ebene (Bewegung allgemein, Körper, Haut, Gewebe, Organe, Zellen usw.) gibt Anlass zur genauen Erforschung um das nächst-kleinere System zu verstehen. Ein möglichst gesamtes Verständnis wird nur dann annähernd gewährleistet, wenn jede vorherige Ebene erforscht wurde.

5.5.1 Gold-criterion Standard

Er bildet den Vergleichswert von medizinischen Interventionen auf höchstem Niveau. Wissenschaftliche Signifikanzen aus vielen Untersuchungen zum selben Thema unterstreichen ihn. Der „Gold- oder criterion-Standard" stellt den höchsten Wert, die höchste Effektivität und die empfehlenswerteste Maßnahme der Therapie oder Diagnostik dar, den es aktuell gibt. [2,3,4]

5.6 Literaturnachweise: Gütekriterien von wissenschaftlichen Untersuchungen

1 Hoffmann U, Orthmann P (2009) Schnellkurs Statistik. Sportverlag Strauß, Köln.

2 Duggan PF (1992) Time to abolish "gold standard". BMJ 304:1568–1569.

3 Huang X, Lin J, Demner-Fushman D (2006) Evaluation of PICO as a knowledge representation for clinical questions. AMIA ... Annual Symposium proceedings. AMIA Symposium:359–363.

4 Versi E (1992) "Gold standard" is an appropriate term. BMJ (Clinical research ed.) 305:187

5.7 Validitäten gängiger, physiotherapeutischer Strukturtests

Die Genauigkeit, Durchführbarkeit, Zuverlässigkeit, Notwendigkeit sowie der Kostenaufwand diagnostischer Testverfahren sollte stets kritisch hinterfragt werden. Eine Vielzahl populärer Struktur-oder Provokationstests aus dem orthopädischen aber auch dem neurologischen Gebiet, die in der Physiotherapie angewendet werden, zeugen von einer eher geringen Validität (Genauigkeit). Gebildet aus der „Spezifität" und „Sensitivität" müsste der Prozentsatz beider möglichst hoch ausfallen, um den Test daraufhin als „valide" und damit nützlich zu bezeichnen. Die klinische Relevanz eines Tests ergibt sich aus der Höhe der Validität und der Notwendigkeit einer Messung durch diesen, hinsichtlich des angenommenen Schweregrades einer Verletzung. Er kann durch ein vorher angesetztes Screening und CR evaluiert werden (siehe Kapitel: Physiotherapeutische Diagnostik, Clinical Reasoning, Screening). Weiterhin ergibt sich die Frage, inwiefern eine strukturelle Untersuchung zum Ausschluss von Verletzungen notwendig und sinnvoll ist, wenngleich der Erstkontakt in Deutschland nicht verfügbar ist (siehe Kapitel: Schlussfolgerung und Zukunftsaussicht, Direct Access). Patienten mit ausschlaggebenden strukturellen Schäden oder Verletzungen werden dahingehend i.d.R. mit weitaus valideren Methoden im Vorfeld untersucht. Bildgebende oder maschinelle Diagnostiken (z.B. Messung der Nervenleitgeschwindigkeit mittels Elektroneurografie) der Ärzte stehen für spezifische strukturelle Hinweise auf eine Schädigung meist an erster Stelle und übertreffen mit ihrer Genauigkeit nahezu alle anderen Methoden. Anders ist im Rahmen der Diagnostik die Analyse von nicht-strukturbezogenen Hinweisen gesundheitlicher Beschwerden zu betrachten. Dafür eignen sich psychosoziale Untersuchungsverfahren wie z.B. spezielle Assessments (siehe Kapitel: Physiotherapeutische Diagnostik, ICF, MDBB, Flaggensystem, STarT-Back-Screening-Tool). Der Fokus auf konservative Provokationstests müsste innerhalb der physiotherapeutischen Aus-und Weiterbildungen weitestgehend durch psychosozialorientierte Testverfahren und Screening-Tools ersetzt werden. Eine vermeintlich spezifische Schulterproblematik (z.B. Form des Impingements), ist daher nicht mehr mittels spezifischer Strukturtests zu untersuchen wie dem Neer-, O`Brien- oder Hawkins-Kennedy Test, sondern effizienter mittels Assessments wie dem DASH-Fragebogen. Er bezieht sich auf die biopsychosoziale Untersuchung von Schulter-Arm-Problemen.

Die Validitäten der genannten Strukturtests erreichen keine qualitative Vergleichbarkeit mit einer MRI-Aufnahme und sind im Sinne der Kosteneffizienz nicht als klinisch relevant zu deuten, da die Spezifität zudem nicht konstant (Intertester-Reliabilität, LR) gewährleistet wird.

Im Folgenden werden die häufigsten, populären, strukturbezogenen Provokationstests hinsichtlich ihrer Genauigkeit erläutert.

5.7.1 Validität: Hüft–Tests (Tab. 3):

Tab. 3)

Hüft-Tests	Untersuchte Problematik	Sensitivität [%]	Spezifität [%]	LR+/-
Trendelenburg sign [1,2,3,4]	Hüft Arthrose Gluteal Tendinopathie	55 61	70 92	LR+ 1,83; LR- 0,82 LR+ 6,83; LR- 0,25
Resisted external derotation Test [1]	Gluteal Tendinopathie	88	97	LR+ 32,6; LR- 0,12
FADDIR Test [1,5,6]	Hüft Impingement	94 –99	7 -8	LR+ 1,02 – 1,06; LR- 0,15 – 0,48
Flexion-Internal rotation Test [1,7-9]	Hüft Impingement	96	17	LR+1,12; LR- 0,27
Thomas Test [10]	Hüft Impingement	89	92	LR+ 11,1; LR- 0,12
Patellar-pubic percussion Test [1,11-13]	Hüft-Fraktur	95	86	LR+ 6,11; LR- 0,07
Fulcrum Test [29,30]	Hüft-Fraktur	88 – 93	13 – 75	LR+ 1,0 - 3,7; LR- 0,09 – 0,92
Single adductor Test [16]	Chronische Leistenschmerzen	30	91	LR+ 3,3; LR- 0,66
Squeeze Test [16]	Chronische Leistenschmerzen	43	91	LR+ 4,8; LR- 0,63
Bilateral adductor Test [16]	Chronische Leistenschmerzen	54	93	LR+ 7,7; LR- 0,49

5.7.2 Validität: Knie – Tests (Tab. 4):

Tab. 4)

Knie-Tests	Untersuchte Problematik	Sensitivität [%]	Spezifität [%]
Vordere Schublade [17-23]	Vorderes Kreuzband (ACL)	22 - 95(Akut) 54 - 95(Chronisch) 80 - 92(Anästhesie)	>97 (Akut/Chronisch)
Lachmann Test [18-23]	Vorderes Kreuzband (ACL)	80 – 87(Akut) 94 – 99(Chronisch) 85 - 99(Anästhesie)	95 (Anästhesie)
Pivot-shift [18,21,24]	Vorderes Kreuzband (ACL)	35 – 98 98(Anästhesie)	>98
Hintere Schublade [23,25-29]	Hinteres Kreuzband (PCL)	51 – 100	99
Gravitiy-sign [26]	Hinteres Kreuzband (PCL)	79	100
Valgus-stress [17,30]	Mediale Bandstrukturen	86 – 96	Nicht angegeben
Varus-stress [17]	Laterale Bandstrukturen	25	Nicht angegeben
Apprehension Test [31]	Patellofemorale Struktur	39	Nicht angegeben
McMurray-Test [32-35]	Meniskus	16 – 58	77 – 98
Apley grind Test [32,33]	Meniskus	13 – 16	80 – 90

5.7.3 Validität: Schulter–Tests (Tab. 5 – 30):

Tab. 5)

Schulter-Tests	Untersuchte Problematik	Sensitivität [%]	Spezifität [%]
O'Brien Test [36-43]	SLAP	59 – 94	14 – 92
	SLAP (Typ 2)	63	53
	Bizeps Tendinopathie	38 – 68	46 – 61
	Labrum Läsion	55 – 63	18 – 84
	ACG Arthrose	41 - 72	85 – 95
Apprehension anterior Test [37,38,43]	SLAP	29	70
	SLAP (Typ 2)	62	42
	Anterior Instabilität	72	96
	Glenohumerale Instabilität	58	96
Apprehension posterior Test [38]	Posteriore Instabilität	19	99
Bear Hug [36]	Bizeps Tendinopathie	79	60
	Labrum Läsion	37	32
Belly off [44]	Subscapularis Tendinopathie	86	91
Passive Abduktion [45]	Subacromial Impingement (Schmerz)	74	10
Belly Press [36]	Bizeps Tendinopathie	31	85
	Labrum Läsion:	15	75
Biceps load 2 [42,43]	SLAP	55	53
	SLAP (Typ 2)	30	78
Drop-arm [38,46,47]	Supraspinatus Tendinopathie	24	93
	Rotatorenmanschetten Tendinopathie	74	66
	Supraspinatus Ruptur	41	83
Empty can [47-49]	Supraspinatus Ruptur: Schmerz	78	40
	Schwäche	87	43
	Schmerz oder Schwäche	19 - 76	39 - 100
Empty can [46,48, 50-53]	Supraspinatus Tendinopathie: Schmerz oder Schwäche	31 – 90	37 – 83
Empty can [45,54]	Subacromiales Impingement: Schmerz	52	33
	Schwäche	52	67
	Schmerz und Schwäche	74	30
Empty can [55]	Rotatorenmanschettenruptur:		
	Schmerz	94	46
	Schwäche	76	71
	Schmerz oder Schwäche	99	43
	Schmerz und Schwäche	71	74
Full can [49]	Supraspinatus Ruptur: Schmerz	80	50
	Schwäche	83	53
Full can [46]	Supraspinatus Tendinopathie: Schmerz oder Schwäche	75	68
Full can [54]	Subacromiales Impingement: Schmerz	35	25
	Schwäche	45	75
Full can [55]	Rotatorenmanschetten Ruptur:		
	Schmerz	71	32
	Schwäche	77	32
	Schmerz oder Schwäche	90	54
	Schmerz und Schwäche	59	82

Tab. 6)

Schulter-Tests	Untersuchte Problematik	Sensitivität [%]	Spezifität [%]
Passive Compression [56]	SLAP	82	86
Yocum [45,50]	Subacromiales Impingement	70 – 79	70 - 87
Bizeps Palpation [43,57]	Bizeps Tendinopathie	57	74
	Teilruptur Bizeps	53	54
	SLAP (Typ 2)	27	66
Hawkins-Kennedy [37,38,45-47,50,52,54,58]	Supraspinatus Tendinopathie	87	32
	Rotatorenmanschetten Tendinopathie	58	72
	Supraspinatus Ruptur	77	26
	ACG Arthrose	47	45
	Subacromiales Impingement	64 – 74	40 – 89
	Bizeps Tendinopathie	55	38
Passive Distraction [40]	SLAP	53	94
Neer [38,45-47,50,54,58]	Supraspinatus Tendinopathie	64	61
	Supraspinatus Ruptur	60	35
	ACG Arthrose	57	41
	Subacromiales Impingement	54 – 81	10 – 95
	Bizeps Tendinopathie	64	41
Painful Arc [46,47,50,54,58]	Supraspinatus Tendinopathie	71	81
	Supraspinatus Ruptur	96	4
	Subacromiales Impingement	49 – 67%	33 – 80%
Yergason [36,43,51,59]	SLAP (Typ 2)	12	87
	Bizeps Tendinopathie	14 – 75	78 – 89
	Labrum Läsion	26	70
Speed Test [36,38,41-43,52,57,59,60]	SLAP	28 - 60	38 - 76
	SLAP (Typ 2)	32	66
	Bizeps Tendinopathie	49 – 71	60 – 85
	Labrum Läsion	29	69
	Bizeps Teilruptur	50	67
Adduction Stress [60]	ACG Arthrose	57	96
Crank Test [39]	Labrum Läsion	61	55
Shoulder shurg [38,61]	Glenohumerale Arthrose	91	57
	Adhesive Capsulitis	95	50
	Rotatorenmanschetten Tendinopathie	96	53
	Rotatorenmanschetten Ruptur	75	50
Supine Flexion Resistance [41]	SLAP	80	69

Tab. 7)

Schulter-Tests	Untersuchte Problematik	Sensitivität [%]	Spezifität [%]
Lift off [37,38,44,45,48, 51,52,57]	Bizeps Tendinopathie	28	89
	Bizeps Teilruptur	28	89
	Subscapularis Tendinopathie	6 – 69	23 – 84
	Rotatorenmanschetten Tendinopathie	10 – 19	79 – 90
	Glenohumerale Arthrose	29	90
Resisted Lift off [49]	Subscapularis Ruptur Schmerz	46	69
Resisted Lift off [49]	Subscapularis Ruptur Schwäche	79	59
Patte [41,45,48,55]	Subacromiales Impingement	58	60
	Infraspinatus Tendinopathie	62 - 71	73 – 90
	Infraspinatus Ruptur	36	95
Resisted Abduktion [54]	Subacromiales Impingement:		75
	Schmerz	55	20 – 50
	Schwäche	38 – 58	
Whipple [38,43]	SLAP (Typ 2)	65	42
	Rotatorenmanschetten Tendinopathie	80	33
	RotatorenManschetten Ruptur	100	26
ACG-Resisted Extension [38]	Acromioclaviculare Arthrose	72	85
Resisted external roation [49,54,58,60]	Subacromiales Impingement:		87 - 90
	Schmerz	33 – 56	54
	Infraspinatus Ruptur Schmerz	46	100
	Infraspinatus Tendinopathie Schmerz	50	
Resisted external roation [49,54,58,60]	Infraspinatus Ruptur Schwäche	84	53
	Subacromiales Impingement Schwäche	55	25
Relocation [37,43]	SLAP (Type 2)	44	54
	Bankart Läsion	79	87
	Hill Sachs Läsion	81	81
Anterior Slide [36,38-40,43]	Bizeps Tendinopathie	24 – 50	62 – 82
	Labrum Läsion	43 – 48	82
	SLAP	21	98
	SLAP (Typ 2)	21	70
Dynamic labral shear modifiziert [36,49]	Labrum Läsion	72	98
	Bizeps Tendinopathie	18	53
Palpation coracoid [53]	Adhesive Capsulitis	96	87
Upper cut [36]	Bizeps Tendinopathie	73	78
	Labrum Läsion	22	56
Belly Press (Modifiziert) [44]	Subscapluaris Tendinopathie	80	88
Lateral Jobe [62]	Rotatorenmanschetten Ruptur	81	89
Belly Press (Wiederstand) [60]	Subscapluaris Tendinopathie	75	97

Tab. 8)

Schulter-Tests	Untersuchte Problematik	Sensitivität [%]	Spezifität [%]
Bony Apprehension [63]	Knöcherne Instabilität	94	84
Labral Tension [42]	SLAP	28	76
Internal rotation lag sign [44,47,64]	Subscapluaris Tendinopathie	71	60
	Subscapluaris Ruptur	100	84
	Supraspinatus Ruptur	31	87
Cross body [38,46]	Supraspinatus Tendinopathie	75	61
	Rotatorenmanschetten Tendinopathie	22	75
	Acromiclaviculare Arthrose	77	79
Drop sign [47,64]	Supraspinatus Ruptur	45	70
	Infraspinatus Ruptur	73	77
Dynamic labral shear [42]	SLAP	89	30
External rotation lag sign [38,47,64,65]	Supraspinatus Ruptur	45 – 56	91 – 98
	Rotatorenmanschetten Tendinopathie	7	84
	Rotatorenmanschetten Ruptur	35	89
	Infraspinatus Ruptur	46 – 97	93 – 94
	Teres minor Ruptur	100	93

Tab. 9)

Pathologie	Grundtest	Vergleichstest	LR+	LR-
Subacromiales Impingement [58]	Arthroskopie	Hawkins-kennedy	1,63	0,61
		Neer	1,76	0,35
		Painful arc	2,25	0,38
		Empty can	3,90	0,57
		Resisted external rotation	4,39	0,50
3 oder mehr Tests Positiv			2,93	0,34

Tab. 10)

Pathologie	Grundtest	Vergleichstest	LR+	LR-
Supraspinatus Ruptur [64]	Ultraschall	External rotation lag sign	7,2	0,60
		Drop sign	3,2	0,30
		Internal rotation lag sign	6,2	0,00

Tab. 11)

Pathologie	Grundtest	Vergleichstest	LR+	LR-
Superiore Labrum Läsion [56]	Arthroskopie	Passive compression test	5,9	0,20

Tab. 12)

Pathologie	Grundtest	Vergleichstest	LR+	LR-
Subacromiales Impingement [50]	Ultraschall	Hawkins-kennedy	6,50	0,31
		Neer	10,8	0,48
		Painful arc	3,40	0,41
		Yocum	8,80	0,33
4 Tests			1,70	0,03

Tab. 13)

Pathologie	Grundtest	Vergleichstest	LR+	LR-
Knöcherne Verletzungen [63]	Arthroskopie	Bony apprehension test für instabilität	7,14	0,00

Tab. 14)

Pathologie	Grundtest	Vergleichstest	LR+	LR-
Subacromiales Impingement [45]	MRT	Hawkins-kennedy	1,23	0,65
		Neer	0,98	1,10
		Yocum	1,32	0,53
		Jobe	1,06	0,87
		Patte	1,50	0,67
		Gerber	1,36	0,64
		Resisted Abduktion	0,73	2,10

Tab. 15)

Pathologie	Grundtest	Vergleichstest	LR+	LR-
Supraspinatus Pathologien [46]	Ultraschall	Hawkins-kennedy	1,30	0,40
		Neer	1,60	0,60
		Painful arc	3,70	0,40
		Empty can	1,60	0,30
		Full can	2,40	0,40
		Drop Arm	3,30	0,80
		Cross body adduction	1,90	0,40

Tab. 16)

Pathologie	Grundtest	Vergleichstest	LR+	LR-
Supraspinatus Ruptur [47]	Ultraschall	Hawkins-kennedy	1,04	0,88
		Neer	0,92	1,14
		Painful arc	1,00	1,00
		Jobe	1,25	0,62
		Drop arm	2,41	0,71
		External rotation lag sign	5,00	0,60
		Internal rotation lag sign	2,38	0,79

Tab. 17)

Pathologie	Grundtest	Vergleichstest	LR+	LR-
Subscapluaris Ruptur [44]	Arthroskopie	Internal rotation lag sign	1,30	0,64
		Lift off	1,90	0,76
		Belly of sign	9,67	0,14
		Modified belly press	2,75	0,85

Tab. 18)

Pathologie	Grundtest	Vergleichstest	LR+	LR-
Bizeps Verletzungen [36]	Arthroskopie	Belly Press	2,10	0,81
		Yergason	1,94	0,74
		Bear Hug	1,95	0,36
		Upper cut	3,38	0,34
		Speed	2,77	1,03
		O'Brien	0,96	1,02
		Anterior slide	0,64	1,22

Tab. 19)

Pathologie	Grundtest	Vergleichstest	LR+	LR-
SLAP [36,38]	Arthroskopie	Belly Press	0,61	1,13
		Yergason	0,88	1,05
		Bear Hug	0,54	1,98
		Upper cut	0,49	1,40
		Speed	0,93	1,03
		O'Brien	3,83	0,47
		Anterior slide	2,63	0,64
		Active compression	1,26	0,81

Tab. 20)

Pathologie	Grundtest	Vergleichstest		LR+	LR-
Bizeps Tendinopathie [59]	Ultraschall	Bizeps sulcus Palpation		2,04	0,60
		Yergason		1,47	0,87
		Speed		1,55	0,63

Tab. 21)

Pathologie	Grundtest	Vergleichstest		LR+	LR-
Bizeps Tendinopathie [38]	Arthroskopie	Active compression		1,26	0,70
		Hawkins Kennedy		0,89	1,18
		Lift off		2,55	0,81
		Neer		1,08	0,88
		Speed		1,52	0,75

Tab. 22)

Pathologie	Grundtest	Vergleichstest		LR+	LR-
Rotatorenmanschetten Tendinopathie [38]	Arthroskopie	Cross body		0,88	1,04
		External rotation lag sign		0,44	1,11
		Lift off		0,48	1,14
		Whipple		1,19	0,61

Tab. 23)

Pathologie	Grundtest	Vergleichstest		LR+	LR-
Anteriore Instabilität [38]	Arthroskopie	Anterior Apprehension		18,00	0,29

Tab. 24)

Pathologie	Grundtest	Vergleichstest		LR+	LR-
Posteriore Instabilität [38]	Arthroskopie	Posterior Apprehension		19,00	0,82

Tab. 25)

Pathologie	Grundtest	Vergleichstest		LR+	LR-
Acromioclaviculare Arthrose [38]	Arthroskopie	Active compression		8,20	0,62
		Cross body		3,67	0,29
		Hawkins Kennedy		0,85	1,18
		Neer		0,97	1,05

Tab. 26)

Pathologie	Grundtest	Vergleichstest	LR+	LR-
Rotatorenmanschetten Ruptur [38]	Arthroskopie	External rotation lag sign	3,18	0,73
		Whipple	1,35	0,00
		Hawkins Kennedy	0,85	1,18
		Neer	0,97	1,05

Tab. 27)

Pathologie	Grundtest	Vergleichstest	LR+	LR-
Glenohumerale Instabilität [38]	Arthroskopie	Anterior Apprehension	14,50	0,44

Tab. 28)

Pathologie	Grundtest	Vergleichstest	LR+	LR-
Glenohumerale Arthrose [38]	Arthroskopie	Lift off	2,90	0,79

Tab. 29)

Pathologie	Grundtest	Vergleichstest	LR+	LR-
Rotatorenmanschetten Ruptur [51]	Ultraschall	Empty can	0,64	1,34
		Lift off	0,81	4,67
		Yergason	4,03	0,31

Tab. 30)

Pathologie	Grundtest	Vergleichstest	LR+	LR-
Labrum Läsion [39]	Arthroskopie	Active compression	0,67	2,5
		Anterior slide	2,38	0,69
		Crank	1,35	0,71

5.7.4 Empfohlene Testkombinationen für Pathologien der Schulter (Tab. 31 – 39):

Tab. 31)

Pathologie	Test	LR+	LR-	Sensitivität	Spezifität
SLAP [40]	Active compression und Passive Distraction	7,00	0,11	70%	90%

Tab. 32)

Pathologie	Test	LR+	LR-	Sensitivität	Spezifität
SLAP (Type 2) [43]	Compression rotation, Apprehension und Speed	3,13	0,82	25%	92%

Tab. 33)

Pathologie	Test	LR+	LR-	Sensitivität	Spezifität
Labrum Läsion [66]	Apprehension und Relocation	5,43	0,67	38%	93%

Tab. 34)

Pathologie	Test	LR+	LR-	Sensitivität	Spezifität
Supraspinatus Tendinopathie [46]	Alte>39, Painful arc, Klickgeräsusch	32,20	0,63	38%	99%

Tab. 35)

Pathologie	Test	LR+	LR-	Sensitivität	Spezifität
Rotatorenmanschetten Ruptur [67]	Alte>65, Schwäche in External rotation und Nachtschmerz	9,84	0,54	49%	95%

Tab. 36)

Pathologie	Test	LR+	LR-	Sensitivität	Spezifität
Subacromiales Impingement [58]	Hawkins Kennedy, Neer, Painful arc, Empty can, Resisted External roation	2,93	0,34	75%	74%

Tab. 37)

Pathologie	Test	LR+	LR-	Sensitivität	Spezifität
Subscapularis Tendinopathie [48]	Lift off und Resisted Internal rotation	3,13	0,60	50%	84%

Tab. 38)

Pathologie	Test	LR+	LR-	Sensitivität	Spezifität
Subscapularis Ruptur [48]	Lift off und Resisted Internal rotation	10,0	0,53	50%	95%

Tab. 39)

Pathologie	Test	LR+	LR-	Sensitivität	Spezifität
Anteriore Instabilität [68]	Aprehension und Relocation	39,68	0,19	81%	98%

5.7.5 Validität neurodynamischer Tests (Tab. 40)

Tab. 40)

Test	LR+	LR-	Sensitivität [%]	Spezifität [%]
ULTT [69,70]	3,2 - 3,5	0,35 - 0,58	35 – 60	40 - 86

5.8 Literaturnachweise: Testvaliditäten gängiger, physiotherapeutischer Strukturtests

1 Reiman MP, Goode AP, Hegedus EJ, Cook CE, Wright AA (2013) Diagnostic accuracy of clinical tests of the hip: a systematic review with meta-analysis. British journal of sports medicine 47:893–902.

2 Lequesne M, Mathieu P, Vuillemin-Bodaghi V, Bard H, Djian P (2008) Gluteal tendinopathy in refractory greater trochanter pain syndrome: diagnostic value of two clinical tests. Arthritis and rheumatism 59:241–246.

3 Bird PA, Oakley SP, Shnier R, Kirkham BW (2001) Prospective evaluation of magnetic resonance imaging and physical examination findings in patients with greater trochanteric pain syndrome. Arthritis and rheumatism 44:2138–2145.

4 Woodley SJ, Nicholson HD, Livingstone V, Doyle TC, Meikle GR, Macintosh JE, Mercer SR (2008) Lateral hip pain: findings from magnetic resonance imaging and clinical examination. The Journal of orthopaedic and sports physical therapy 38:313–328.

5 Leunig M, Werlen S, Ungersbock A, Ito K, Ganz R (1997) Evaluation of the acetabular labrum by MR arthrography. The Journal of bone and joint surgery. British volume 79:230–234.

6 Keeney JA, Peelle MW, Jackson J, Rubin D, Maloney WJ, Clohisy JC (2004) Magnetic resonance arthrography versus arthroscopy in the evaluation of articular hip pathology. Clinical orthopaedics and related research:163–169.

7 Chan Y-S, Lien L-C, Hsu H-L, Wan Y-L, Lee MSS, Hsu K-Y, Shih C-H (2005) Evaluating hip labral tears using magnetic resonance arthrography: a prospective study comparing hip arthroscopy and magnetic resonance arthrography diagnosis. Arthroscopy : the journal of arthroscopic & related surgery : official publication of the Arthroscopy Association of North America and the International Arthroscopy Association 21:1250.

8 Hase T, Ueo T (1999) Acetabular labral tear: arthroscopic diagnosis and treatment. Arthroscopy : the journal of arthroscopic & related surgery : official publication of the Arthroscopy Association of North America and the International Arthroscopy Association 15:138–141.

9 Petersilge CA, Haque MA, Petersilge WJ, Lewin JS, Lieberman JM, Buly R (1996) Acetabular labral tears: evaluation with MR arthrography. Radiology 200:231–235.

10 McCarthy JC, Busconi B (1995) The role of hip arthroscopy in the diagnosis and treatment of hip disease. Orthopedics 18:753–756.

11 Adams SL, Yarnold PR (1997) Clinical use of the patellar-pubic percussion sign in hip trauma. The American journal of emergency medicine 15:173–175.

12 Bache JB, Cross AB (1984) The Barford test. A useful diagnostic sign in fractures of the femoral neck. The Practitioner 228:305–308.

13 Tiru M, Goh SH, Low BY (2002) Use of percussion as a screening tool in the diagnosis of occult hip fractures. Singapore medical journal 43:467–469.

14 Johnson AW, Weiss CBJR, Wheeler DL (1994) Stress fractures of the femoral shaft in athletes--more common than expected. A new clinical test. The American journal of sports medicine 22:248–256.

15 Kang L, Belcher D, Hulstyn MJ (2005) Stress fractures of the femoral shaft in women's college lacrosse: a report of seven cases and a review of the literature. British journal of sports medicine 39:902–906.

16 Verrall GM, Slavotinek JP, Barnes PG, Fon GT (2005) Description of pain provocation tests used for the diagnosis of sports-related chronic groin pain: relationship of tests to defined clinical (pain and tenderness) and MRI (pubic bone marrow oedema) criteria. Scandinavian journal of medicine & science in sports 15:36–42.

17 Harilainen A (1987) Evaluation of knee instability in acute ligamentous injuries. Annales chirurgiae et gynaecologiae 76:269–273.

18 Katz JW, Fingeroth RJ (1986) The diagnostic accuracy of ruptures of the anterior cruciate ligament comparing the Lachman test, the anterior drawer sign, and the pivot shift test in acute and chronic knee injuries. The American journal of sports medicine 14:88–91.

19 Kim SJ, Kim HK (1995) Reliability of the anterior drawer test, the pivot shift test, and the Lachman test. Clinical orthopaedics and related research:237–242.

20 Jonsson T, Althoff B, Peterson L, Renstrom P (1982) Clinical diagnosis of ruptures of the anterior cruciate ligament: a comparative study of the Lachman test and the anterior drawer sign. The American journal of sports medicine 10:100–102.

21 Donaldson WF, Warren RF, Wickiewicz T (1985) A comparison of acute anterior cruciate ligament examinations. Initial versus examination under anesthesia. The American journal of sports medicine 13:5–10.

22 Mitsou A, Vallianatos P (1988) Clinical diagnosis of ruptures of the anterior cruciate ligament: a comparison between the Lachman test and the anterior drawer sign. Injury 19:427–428.

23 Torg JS, Conrad W, Kalen V (1976) Clinical diagnosis of anterior cruciate ligament instability in the athlete. The American journal of sports medicine 4:84–93.

24 Lucie RS, Wiedel JD, Messner DG (1984) The acute pivot shift: clinical correlation. The American journal of sports medicine 12:189–191.

25 Loos WC, Fox JM, Blazina ME, Del Pizzo W, Friedman MJ (1981) Acute posterior cruciate ligament injuries. The American journal of sports medicine 9:86–92.

26 Rubinstein RAJR, Shelbourne KD, McCarroll JR, VanMeter CD, Rettig AC (1994) The accuracy of the clinical examination in the setting of posterior cruciate ligament injuries. The American journal of sports medicine 22:550–557.

27 Clendenin MB, DeLee JC, Heckman JD (1980) Interstitial tears of the posterior cruciate ligament of the knee. Orthopedics 3:764–772.

28 Moore HA, Larson RL (1980) Posterior cruciate ligament injuries. Results of early surgical repair. The American journal of sports medicine 8:68–78.

29 Hughston JC, Andrews JR, Cross MJ, Moschi A (1976) Classification of knee ligament instabilities. Part II. The lateral compartment. The Journal of bone and joint surgery. American volume 58:173–179.

30 Garvin GJ, Munk PL, Vellet AD (1993) Tears of the medial collateral ligament: magnetic resonance imaging findings and associated injuries. Canadian Association of Radiologists journal 44:199–204.

31 Sallay PI, Poggi J, Speer KP, Garrett WE (1996) Acute dislocation of the patella. A correlative pathoanatomic study. The American journal of sports medicine 24:52–60.

32 Kurosaka M, Yagi M, Yoshiya S, Muratsu H, Mizuno K (1999) Efficacy of the axially loaded pivot shift test for the diagnosis of a meniscal tear. International orthopaedics 23:271–274.

33 Fowler PJ, Lubliner JA (1989) The predictive value of five clinical signs in the evaluation of meniscal pathology. Arthroscopy : the journal of arthroscopic & related surgery : official publication of the Arthroscopy Association of North America and the International Arthroscopy Association 5:184–186.

34 Evans PJ, Bell GD, Frank C (1993) Prospective evaluation of the McMurray test. The American journal of sports medicine 21:604–608.

35 Anderson AF, Lipscomb AB (1986) Clinical diagnosis of meniscal tears. Description of a new manipulative test. The American journal of sports medicine 14:291–293.

36 Ben Kibler W, Sciascia AD, Hester P, Dome D, Jacobs C (2009) Clinical utility of traditional and new tests in the diagnosis of biceps tendon injuries and superior labrum anterior and posterior lesions in the shoulder. The American journal of sports medicine 37:1840–1847.

37 Fowler EM, Horsley IG, Rolf CG (2010) Clinical and arthroscopic findings in recreationally active patients. Sports medicine, arthroscopy, rehabilitation, therapy & technology : SMARTT 2:2.

38 Jia X, Petersen SA, Khosravi AH, Almareddi V, Pannirselvam V, McFarland EG (2009) Examination of the shoulder: the past, the present, and the future. The Journal of bone and joint surgery. American volume 91 Suppl 6:10–18.

39 Walsworth MK, Doukas WC, Murphy KP, Mielcarek BJ, Michener LA (2008) Reliability and diagnostic accuracy of history and physical examination for diagnosing glenoid labral tears. The American journal of sports medicine 36:162–168.

40 Schlechter JA, Summa S, Rubin BD (2009) The passive distraction test: a new diagnostic aid for clinically significant superior labral pathology. Arthroscopy : the journal of arthroscopic & related surgery : official publication of the Arthroscopy Association of North America and the International Arthroscopy Association 25:1374–1379.

41 Ebinger N, Magosch P, Lichtenberg S, Habermeyer P (2008) A new SLAP test: the supine flexion resistance test. Arthroscopy : the journal of arthroscopic & related surgery : official publication of the Arthroscopy Association of North America and the International Arthroscopy Association 24:500–505.

42 Cook C, Beaty S, Kissenberth MJ, Siffri P, Pill SG, Hawkins RJ (2012) Diagnostic accuracy of five orthopedic clinical tests for diagnosis of superior labrum anterior posterior (SLAP) lesions. Journal of shoulder and elbow surgery 21:13–22.

43 Oh JH, Kim JY, Kim WS, Gong HS, Lee JH (2008) The evaluation of various physical examinations for the diagnosis of type II superior labrum anterior and posterior lesion. The American journal of sports medicine 36:353–359.

44 Bartsch M, Greiner S, Haas NP, Scheibel M (2010) Diagnostic values of clinical tests for subscapularis lesions. Knee surgery, sports traumatology, arthroscopy : official journal of the ESSKA 18:1712–1717.

45 Silva L, Andreu JL, Munoz P, Pastrana M, Millan I, Sanz J, Barbadillo C, Fernandez-Castro M (2008) Accuracy of physical examination in subacromial impingement syndrome. Rheumatology 47:679–683.

46 Chew K, Pua YH, Chin J (2010) Clinical predictors for the diagnosis of supraspinatus pathology. Physiotherapy Singapore 13:12–17.

47 Bak K, Sorensen AKB, Jorgensen U, Nygaard M, Krarup AL, Thune C, Sloth C, Pedersen ST (2010) The value of clinical tests in acute full-thickness tears of the supraspinatus tendon: does a subacromial lidocaine injection help in the clinical diagnosis? A prospective study. Arthroscopy : the journal of arthroscopic & related surgery : official publication of the Arthroscopy Association of North America and the International Arthroscopy Association 26:734–742.

48 Naredo E, Aguado P, Miguel E de, Uson J, Mayordomo L, Gijon-Banos J, Martin-Mola E (2002) Painful shoulder: comparison of physical examination and ultrasonographic findings. Annals of the rheumatic diseases 61:132–136.

49 Itoi E, Minagawa H, Yamamoto N, Seki N, Abe H (2006) Are pain location and physical examinations useful in locating a tear site of the rotator cuff? The American journal of sports medicine 34:256–264.

50 Fodor D, Poanta L, Felea I, Rednic S, Bolosiu H (2009) Shoulder impingement syndrome: correlations between clinical tests and ultrasonographic findings. Ortopedia, traumatologia, rehabilitacja 11:120–126.

51 Kim HA, Kim SH, Seo Y-I (2007) Ultrasonographic findings of painful shoulders and correlation between physical examination and ultrasonographic rotator cuff tear. Modern rheumatology 17:213–219.

52 Salaffi F, Ciapetti A, Carotti M, Gasparini S, Filippucci E, Grassi W (2010) Clinical value of single versus composite provocative clinical tests in the assessment of painful shoulder. Journal of clinical rheumatology : practical reports on rheumatic & musculoskeletal diseases 16:105–108.

53 Carbone S, Gumina S, Vestri AR, Postacchini R (2010) Coracoid pain test: a new clinical sign of shoulder adhesive capsulitis. International orthopaedics 34:385–388.

54 Kelly SM, Brittle N, Allen GM (2010) The value of physical tests for subacromial impingement syndrome: a study of diagnostic accuracy. Clinical rehabilitation 24:149–158.

55 Kim E, Jeong HJ, Lee KW, Song JS (2006) Interpreting positive signs of the supraspinatus test in screening for torn rotator cuff. Acta medica Okayama 60:223–228.

56 Kim Y-S, Kim J-M, Ha K-Y, Choy S, Joo M-W, Chung Y-G (2007) The passive compression test: a new clinical test for superior labral tears of the shoulder. The American journal of sports medicine 35:1489–1494.

57 Gill HS, El Rassi G, Bahk MS, Castillo RC, McFarland EG (2007) Physical examination for partial tears of the biceps tendon. The American journal of sports medicine 35:1334–1340.

58 Michener LA, Walsworth MK, Doukas WC, Murphy KP (2009) Reliability and diagnostic accuracy of 5 physical examination tests and combination of tests for subacromial impingement. Archives of physical medicine and rehabilitation 90:1898–1903.

59 Chen H-S, Lin S-H, Hsu Y-H, Chen S-C, Kang J-H (2011) A comparison of physical examinations with musculoskeletal ultrasound in the diagnosis of biceps long head tendinitis. Ultrasound in medicine & biology 37:1392–1398.

60 Goyal P, Hemal U, Kumar R (2010) High resolution sonographic evaluation of painful shoulder. Internet Journal of Radiology 12:22.

61 Jia X, Ji J-H, Petersen SA, Keefer J, McFarland EG (2008) Clinical evaluation of the shoulder shrug sign. Clinical orthopaedics and related research 466:2813–2819.

62 Gillooly JJ, Chidambaram R, Mok D (2010) The lateral Jobe test: A more reliable method of diagnosing rotator cuff tears. International journal of shoulder surgery 4:41–43.

63 Bushnell BD, Creighton RA, Herring MM (2008) The bony apprehension test for instability of the shoulder: a prospective pilot analysis. Arthroscopy : the journal of arthroscopic & related surgery : official publication of the Arthroscopy Association of North America and the International Arthroscopy Association 24:974–982.

64 Miller CA, Forrester GA, Lewis JS (2008) The validity of the lag signs in diagnosing full-thickness tears of the rotator cuff: a preliminary investigation. Archives of physical medicine and rehabilitation 89:1162–1168.

65 Castoldi F, Blonna D, Hertel R (2009) External rotation lag sign revisited: accuracy for diagnosis of full thickness supraspinatus tear. Journal of shoulder and elbow surgery 18:529–534.

66 Guanche CA, Jones DC (2003) Clinical testing for tears of the glenoid labrum. Arthroscopy: the journal of arthroscopic & related surgery : official publication of the Arthroscopy Association of North America and the International Arthroscopy Association 19:517–523.

67 Litaker D, Pioro M, El Bilbeisi H, Brems J (2000) Returning to the bedside: using the history and physical examination to identify rotator cuff tears. Journal of the American Geriatrics Society 48:1633–1637.

68 Farber AJ, Castillo R, Clough M, Bahk M, McFarland EG (2006) Clinical assessment of three common tests for traumatic anterior shoulder instability. The Journal of bone and joint surgery. American volume 88:1467–1474.

69 Hartley A (1995) Practical joint assessment. Mosby, St. Louis.

70 Ghasemi M, Golabchi K, Mousavi SA, Asadi B, Rezvani M, Shaygannejad V, Salari M (2013) The value of provocative tests in diagnosis of cervical radiculopathy. Journal of research in medical sciences 18:S35-8.

5.9 Die Hierarchie wissenschaftlich relevanter Klassifizierung

1. Systematic Review (Zusammenfassung mehrerer – aber mindestens von fünf RCT s.u.);

2. Metaanalyse (Zusammenfassung mehrerer empirischer Daten aus früheren Untersuchungen);

3. Randomised controlled trial (RCT, beste Form einer einzelnen Untersuchung);

4. Cohort Studies Case control Studies, Case report, Ideen, Meinungen, Editorial, Tierversuch;

An dieser Stelle der Hinweis auf die Orientierung der drei Richtungen von David Sackett. Sie definieren sich wie folgt:

➤   Wissenschaft,

➤   Erfahrung des Mediziners (Therapeuten),

➤   Wünsche und Erwartungen des Patienten;

Diese drei Ebenen identifizierte Sackett als Grundlage für den optimalen medizinischen Erfolg. Dabei sollte allerdings nicht vergessen werden, dass der Wert der Ebene „Erfahrung" schwindet, wenn die Erfahrung auf nicht plausiblen und vernünftigen Grundlagen aufbaut. Gleiches gilt für Erwartungen und Wünsche des Patienten. Die „wissenschaftliche" Ebene ist die tragende Säule! (Abb. 3).

Abb. 3) Evidenz vs. Umsetzung

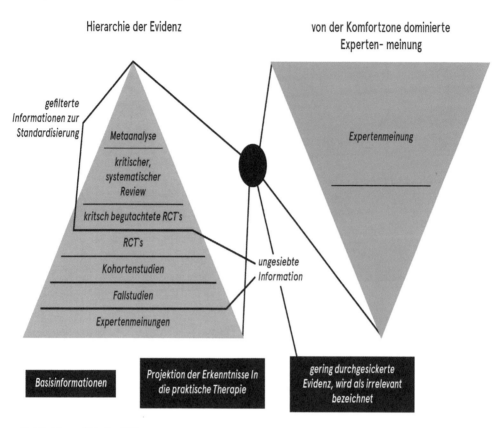

Hierarchie der Evidenz

von der Komfortzone dominierte
Experten- meinung

gefilterte
Informationen zur
Standardisierung

Metaanalyse

kritischer,
systematischer
Review

kritsch begutachtete RCT's

RCT's

Kohortenstudien

Fallstudien

Expertenmeinungen

Expertenmeinung

ungesiebte
Information

Basisinformationen

Projektion der Erkenntnisse In
die praktische Therapie

gering durchgesickerte
Evidenz, wird als irrelevant
bezeichnet

Nach Figglatham und Rajendarn (2016)

5.10 Wie liest man eine Studie?

Häufig wird in der Fitness-und Gesundheitsindustrie mit wissenschaftlicher Evidenz geworben. Wenn möglich sollten solche Marketingstrategien immer kritisch erfasst und die zugehörige Primärliteratur überprüft werden. Es ist nicht nur zur Überprüfung und Bewertung der Studienqualität unabdingbar, sondern v.a. auch, um im Dschungel der Fort-und Weiterbildungsindustrie den Überblick zu behalten und sein Geld für die Aneignung belastbarer, nachgewiesener Inhalte zu investieren und seinen eigenen Horizont zu erweitern. Die Fähigkeit eine Vielzahl von pseudowissenschaftlichen Aussagen von denen echter Wissenschaft zu unterscheiden, ist eine unabdingbare Fähigkeit in der professionellen Physiotherapie!

Die Kompetenz Untersuchungen einschätzen zu können, ermöglicht es dem Therapeuten zudem wirtschaftliche Vorteile gegenüber anderen von Institutionen (z.B. Krankenkassen) bezahlten Interventionen oder dem „Fangen von Kunden" zu nutzen. Kostenaufwendige Interventionen können so im Zusammenhang mit der Effektivität und der klinischen Relevanz miteinander verglichen und gezielt bevorzugt werden.

Für das vollständige Verständnis einer wissenschaftlichen Studie genügt es nicht nur die Zusammenfassung zu lesen. Aus eigener Erfahrung gibt es Studien, die bei genauerer Betrachtung komplett andere Schlüsse zulassen, als diejenigen aus der Zusammenfassung (Abstract). Aussagen innerhalb solcher Untersuchungen, die sich zu gut um wahr zu sein anhören, folgen in den allermeisten Fällen derselben Täuschung.

> **Zusammenfassung (Abstract):**

Sie bildet das Minimum an Informationen aus dem Inhalt einer Studie. Aufgrund der kurzen Fassung ist es unmöglich in der Zusammenfassung genauere Angaben zu machen. Somit kann die Qualität der Studie auch nur oberflächlich bewertet werden. Tiefgreifende und ernsthafte Schlüsse fehlen meist, da der Kontext, aus dem die Ergebnisse entstammen, fehlt. Die methodischen Qualitäten eines Experiments lassen sich dadurch ebenfalls nicht herausfiltern. Deshalb ist der Abstract nur als kurzer, motivierender Überblick gedacht, den gesamten Text zu lesen. Eine Diskussion oder Aussage die allein auf Grundlage des Abstracts entstand, muss sehr kritisch betrachtet werden!

> **Einleitung:**

Die Einleitung soll zur Hypothese und Fragestellung der Forscher hinleiten. In der Einleitung werden Hintergrundinformationen vermittelt, die den wissenschaftlichen Grundlagen des Themas entsprechen. Es wird erklärt, warum die vorliegende These bearbeitet wird und für welchen Mehrwert ihre Beantwortung und Erforschung spricht. Die in der Einleitung verwendeten Quellen sind der erste Schritt tiefer in die Materie einzudringen. Das Lesen und die damit einhergehende Quellenrecherche sind damit verbunden. Zudem gibt die Einleitung einen Überblick über die Arbeiten anderer Autoren, die sich ebenfalls mit ähnlichen Themenfeldern auseinandergesetzt haben.

> **Methode:**

Sie stellt das Herzstück einer Studie dar. Hier werden die Mittel und Werkzeuge der Datenerhebung fundiert wiedergegeben, was eine Einschätzung der Qualität der Untersuchung erst möglich macht. Dabei muss der Genauigkeit, mit der beschrieben wird, wie die Untersuchung aufgebaut wurde, der größte Raum gegeben werden. Oft lässt sich so die Wertigkeit einer Studie erkennen. Unbeantwortete Fragen zur Durchführung oder bezogen auf die Probanden weisen auf eine geringere Qualität hin. Der wichtigste Punkt den man für sich beantworten muss ist: „Habe ich alle notwendigen Informationen um diese Studie selbst wiederholen zu können"? Jeder Leser sollte durch die genaue Beschreibung die Möglichkeit haben, die Studie nachzustellen. Das konzentrierte Lesen der Methodik ist daher der wichtigste und informativste Teil der eigenen Bewertung.

Beispiele für Limitierungen durch Angaben der Methodik

Innerhalb des methodischen Vorgehens einer wissenschaftlichen Untersuchung, die eine ausschließliche Rekrutierung von (weiblichen) Probandinnen zeigt, ergeben sich für das Ergebnis einige Limitierungen. Solche Besonderheiten verändern oder verhindern die Übertragung auf die Grundgesamtheit. Studien, deren Probanden ausnahmslos an Hochschulen rekrutiert wurden, sollten ebenso mit Bedacht interpretiert werden. Beide Beispiele stellen spezielle Gruppen dar, die eine Projektion auf die Allgemeinheit nur schwer zulässt.

Neben den Inklusionskriterien müssen auch die Exklusionskriterien beschrieben werden, um die Probandengruppe möglichst genau zu definieren. Das Studiendesign ist ein weiterer essentieller Faktor für das Qualitätsniveau einer Studie. Der Goldstandard definiert das bestmögliche Design und weist auf die Randomisierung, die kontrollierte Vorgehensweise, die doppelt verblindete und über eine Placebo kontrollierte Art der Durchführung hin. Das bedeutet, dass die Teilnehmer zufällig in den Gruppen aufgeteilt werden. Forscher als auch Probanden wissen nicht in welcher Gruppe sie sich befinden. Zusätzlich gibt es eine Gruppe die mit einem Placebo versorgt wird, um Effekte über diesen Wert zu zeigen.

Gruppe1	Gruppe2	Gruppe3
Intervention A	Intervention B	Placebo-Intervention

Ausnahme von dieser Regel bilden nicht-experimentelle Untersuchungen die keinen direkten Einfluss auf die Probanden haben (Beobachtungsstudien). Solch ein Design wird benötigt, um beispielweise die Anzahl an arthrotisch veränderten Kniegelenken zu ermitteln. Dabei wird kein direkter Einfluss auf das Geschehen genommen. Bei einer nicht-experimentelle Studie lassen sich keine kausalen Zusammenhänge ermitteln, da keine Variablen verändert wurden.

Beispiel kausaler Zusammenhänge:

Variable I (durchschnittliche Temperatur) wird von Variable II (CO_2 Ausstoß) bestimmt.

➢ **Statistik:**

Das Ende der Methode wird meist von einer statistischen Vorschau der verwendeten Tests gebildet. Welche statistischen Tests verwendet werden bestimmen die Daten und deren Einteilung. So erfordert eine metrische Datenlage andere Tests als etwa eine ordinale oder nominale.

Die Messung der Schmerzstärke mittels VAS (Visuelle-Analoge-Skala, Schmerzskala) zeigt die zentrale Bedeutung einer genauen Datenanalyse. Mit ihr ist es möglich den geeigneten statistischen Test auszuwählen und somit auch ein entsprechendes Ergebnis zu berechnen. Die Messungen aus einem VAS-Test sind ordinal skalierte Datensätze. Solche Daten dürfen nicht mit einem Test, der als Voraussetzung die metrische-Datenlage angibt, analysiert werden. Dies würde zu fehlerhaften Ergebnissen und somit auch zu falschen Interpretationen der Daten führen.

Die Statistik ist ein Fachbereich der Außenstehenden oft Schwierigkeiten beim Zugang bereitet. Für die Einschätzung der Qualität einer Studie genügen grundlegende Fertigkeiten und Aufmerksamkeit. Hier gilt es wiederum die Analyse zu intensivieren, wenn sich Ergebnisse zu gut oder unrealistisch anhören. In der Wissenschaft sind die Zahlen Eins und Null diejenigen, bei denen man besonders aufmerksam werden sollte. Grundlage dafür ist die Irrtumswahrscheinlichkeit die niemals 100% oder 0% erreicht. Grundlegend muss man beim statistischen Teil, ähnlich wie bei der Methode, verstehen, welches Vorgehen erfolgt bzw. im Rahmen der Datenlage und Methodik notwendig ist.

Statistische Tests werden durchgeführt, um Ergebnisse hinsichtlich ihrer Genauigkeit zu überprüfen. Dabei werden Ergebnisse mit Wahrscheinlichkeiten angegeben. Eine Irrtumswahrscheinlichkeit in den therapeutischen Berufen wird meist mit 5% festgelegt ($p=0{,}05$). So ergibt sich eine Irrtumswahrscheinlichkeit von beispielweise 3,5% ($p=0{,}035$) oder von unter 2% ($p<0{,}02$). Diese Wahrscheinlichkeiten liegen alle innerhalb des Signifikanzniveas von max. 5%.

Es besteht allerdings die Möglichkeit eines signifikanten aber dennoch klinisch nicht relevanten Ergebnisses. Das Bedeutet, an einem Beispiel erläutert, dass eine Verbesserung der Schmerzen gemessen mit der VAS nicht zufällig geschehen ist. Trotzdem jedoch sind die Messergebnisse so gering ausgefallen, dass für den Patienten dadurch kein Mehrwert generiert werden kann. Bei der VAS legen klinisch-relevante Ergebnisse bei Verbesserungen zwischen 30-50% [1,2].

Versetzen Sie sich bei Ihrer Bewertung der Studie in die Lage des Forschers und überlegen Sie, welche Fehler man wie am unauffälligsten kaschieren könnte, um ein Ergebnis zu verändern!

> **Resultate:**

Im Abschnitt „Resultate" werden die Ergebnisse sachlich und ohne Interpretation beschrieben. Trotz der Verlockung diesen Teil zu überspringen stellen die hier definierten Inhalte den zweitwichtigsten Teil zur qualitativen Einschätzung der Untersuchung dar. Hier werden die Ergebnisse der statistischen Berechnungen wiedergegeben. Die direkte Verbindung von Forschungsergebnissen und Leserinteressen erfolgt in diesem Abschnitt. Man ist erst dazu befähigt die Interpretation der Forscher zu vergleichen und ggf. zu widersprechen, wenn man den gesamten Kontext kennt.

Die Vergleiche zwischen den Gruppen sollten einer Normalverteilung entsprechen. Das heisst, dass die Verteilung eines Merkmals bezüglich einer Gruppe annähernd einer Glockenkurve entspricht. Eine solche

Normalverteilung ist zur Einschätzung der Probanden und somit auch zur Übertragung auf die Grundgesamtheit von Vorteil. Die statistische Auswertung einer solchen Verteilung wird mit einer Irrtumswahrscheinlichkeit von 10% überprüft. Wenn die Normalverteilung nicht angenommen werden kann, sollte die Aussage auf die Grundgesamtheit mit Bedacht erfolgen bzw. ein Test gewählt worden sein, der die Normalverteilung nicht als Voraussetzung angibt.

Bei der Verwendung von Ergebnissen in der Praxis ist es interessant die Drop-outs bzw. Probanden einer Studie, welche nicht bis zum Ende teilnehmen konnten, zu vermerken. Wenn eine Gruppe deutlich mehr Drop-outs aufweist als die andere Gruppe, gilt es den Grund dafür herauszufinden. Möglicherweise liegen auffällige Drop-out-Quoten an einer besonders intensiven Intervention.

Ergebnisse der statistischen Untersuchung werden in den Resultaten oft in Form von Tabellen, Grafiken oder Diagrammen gezeigt. Hier sollten die x und y-Achse beschriftet sein und ein Nullpunkt bestehen, um keine optisch verzerrte Grafik abzubilden. Beginnt ein Diagramm nicht beim Nullpunkt können optische Unterschiede kleiner oder grösser erscheinen als sie tatsächlich sind.

Die Resultate und Diskussionen können weiterhin die Subgruppen von Frauen oder Männern über 60 Jahren gesondert überprüfend darstellen. Überprüft werden sollte dann im Kontext der gesamten Gruppe ob der Ein- und Ausschluss von Subgruppen am Ergebnis etwas ändert. Daten oder Ergebnisse sollten im Überblick zum gesamten Studieninhalt gesehen werden.

➢ **Konklusion/Diskussion:**

Die Schlussfolgerung oder Diskussion ist der Teil einer Studie, in dem die Ergebnisse mit denen anderer Forscher oder Forschergruppen verglichen werden. Der Vergleich gibt einen Gesamteindruck, der die gelesene Studie ins Verhältnis zu anderen Studien mit ähnlicher Thematik setzt. Wenn eine Studie im Vergleich zu allen vergleichbaren etwas generell Anderes aussagt, sollte man kritisch mit den Egebnissen umgehen. Fallen methodische Fehler auf, waren die Gruppen der Probanden nicht korrekt definiert oder lassen sich diese Unterschiede anderweitig erklären?

Bitte beachten Sie immer, dass eine Wahrscheinlichkeit von maximal 5% eines Irrtums besteht. Das bedeutet ebenfalls, dass es maximal 5% von Studienergebnissen geben muss, die dem allgemeinen Konsens widersprechen.

In der Diskussion und Konklusion erklären die Forscher den Wert ihrer Studie und beschreiben selbstständig die Limitierungen ihrer Arbeit. Das ist ein ganz besonders tragender Punkt, der den Wert von wissenschaftlichen Herangehensweisen einmal mehr unterstreicht! Auch ein Ausblick, welche Hypothesen für die Zukunft interessant für weitere Forschungsarbeiten sind, wird erwähnt.

Neben den Limitierungen der Studie an sich sollten Interessenskonflikte überprüft werden. Eine Studie die von einem Fortbildungsanbieter erstellt als auch durchgeführt wurde und positive Ergebnisse liefert, ist von vornherein verdächtig. Empfehlenswert ist dabei zu überprüfen, wie die Ergebnisse anderer Untersuchungen in diesem Rahmen ausfallen. Wenn Sie dem aktuellen Konsens widersprechen, scheint eine Übertragung in die Praxis zunächst schwierig.

Die überprüfte Methodik ermöglicht es an dieser Stelle eine Einschätzung mehrerer Arbeiten von unterschiedlichen Forschern zu vergleichen. Die dominierende Ausprägung der Ergebnisse kann dann auf die Grundgesamtheit projiziert werden.

➢ Weiteres Wissenswertes

Nur die Veröffentlichung einer Studie in einer Fachzeitschrift (Journal) schützt nicht vor mangelnder Qualität. Auch mehr oder weniger intensive „Peer-Review Verfahren" (objektive Überprüfungen der Gütekriterien durch externe Gutachter) garantieren keine hochwertigen Untersuchungsergebnisse. Heutzutage wird mit Wissenschaft nicht selten für die eigene Person oder Disziplin bzw. Branche geworben. Getreu dem Motto: „viel hilft viel"!

Also: je mehr Publikationen, desto höher steigt der eigene oder branchenbezogene Wert in Richtung bestimmter Zielsetzungen, z.B. mediales oder politisches Interesse. Das ist eine ungünstige Gratwanderung im Rahmen der derzeit immer stärker vorangetriebenen Akademisierung, die nur dann gerechtfertigt scheint, wenn sie von Erkenntnissen positiv begleitet wird. Stellt sich die dementsprechende Tätigkeit und Forschung zu häufig als sinnlos oder ineffektiv dar, ist das ein ungewolltes aber bedenkenswertes Argument zur Beendigung einer fachlichen Disziplin. Wirklich relevante Themen, die von Grund auf den wissenschaftlichen Kriterien entsprechen, wie z.B. die Nutzenfrage hinsichtlich der Effektivität oder Ineffektivität zu erforschender Themen, benötigen oft jahrzehntelange Forschung auf höchstem Niveau (siehe als eines der deutlichsten Beispiele Albert Einsteins „Relativitätstheorie").

5.11 Literaturnachweise: wie liest man eine Studie

1 Rowbotham MC (2001) What is a "clinically meaningful" reduction in pain? Pain 94:131–132.

2 Farrar JT, Young JPJR, LaMoreaux L, Werth JL, Poole RM (2001) Clinical importance of changes in chronic pain intensity measured on an 11-point numerical pain rating scale. Pain 94:149–158.

5.12 Pedro-Skala (Tab.39) [1-6]

Die Bewertung von Studien lässt sich neben der qualitativen Einschätzung auch durch quantitative Methoden ergänzen. Dabei kann die PEDro-Bewertung einen validen Beitrag leisten. Es handelt sich um ein Bewertungssystem bestehend aus einer Einordnung von elf verschiedenen Kriterien. Jedes Kriterium wird entweder mit „bestanden" oder „nicht-bestanden" bewertet. So wird am Ende eine Punktzahl erreicht, nach der man eine Studie beurteilen kann. Bei Unsicherheit der Bewertung sollte „nicht-bestanden" vergeben werden.

Die Einfachheit der Bewertung, die aus der Systematik der PEDro-Skalierung hervorgeht, hat jedoch ihre Tücken. Es können z.B. keine Reviews und Metaanalysen eingeschätzt werden sondern nur einzelne wissenschaftliche Experimente. Weitere Limitierungen sind die nur in Ausnahmefällen mögliche Verblindung von Probanden und Untersuchern bei Studien innerhalb der Physiotherapie. Solche Qualitäten können nur in äusserst seltenen Fällen erreicht werden. Ein Anwendungsfeld innerhalb dessen eine Verblindung von Therapeut und Proband möglich ist stellt z.B. die Elektrotherapie dar. Die PEDro-Bewertung besteht aus folgenden Punkten die jeweils mit „bestanden" oder „nicht-bestanden" bewertet werden:

Spezifizierung der Ein- und Ausschlusskriterien

Der Bewertungspunkt ist bestanden, wenn die Rekrutierung eines Probanden der in die Studie aufgenommen werden soll, genau definierten Kriterien entspricht. Die Kriterien wurden vorher im Hinblick auf die spezifische Gruppe beschrieben. Wenn er die entsprechenden Eigenschaften nicht erfüllt, kommt er für die Untersuchung nicht in Frage. Die Beurteilung der Ein- und Ausschlusskriterien wird in der PEDro-Bewertung nicht berücksichtigt!

Verblindung der Probanden

Unter Verblindung versteht man die Unwissenheit, welche Intervention man als Proband erhält. Es wird mit bestanden bewertet, wenn eine Verblindung der Probanden in der Studie vorzufinden ist.

Randomisierte Zuordnung der Gruppen

Eine Randomisierung bedeutet eine zufällige Zuordnung der Probanden zu den jeweiligen Gruppen. Dadurch soll das Ausbleiben einer unbewussten Verzerrung der Ergebnisse gewährleistet werden. Der Untersucher soll daran gehindert werden, Verzerrungen durch bewusste Einteilungen der Teilnehmer zu produzieren (siehe BIAS).

Ähnlichkeit bei Nullmessung

Ein Punkt erhält dieses Kriterium, wenn alle Gruppen zu Beginn der Studie eine gleichwertige Ausgangslage haben (siehe Normalverteilung). Das bezieht sich besonders auf die gemessenen Ergebnisse bzw. Outcomes.

Verblindung der Therapeuten

Ganz gleich wie Probanden nicht wissen sollen welche Intervention sie bekommen, ist die Verblindung der Therapeuten ein Bestandteil der positiven Bewertung.

Probandenzuordnung erfolgt verborgen

Im Unterschied zur Randomisierung bedeutet dieser Punkt eine zufällige und nicht einzusehende Zuordnung von Probanden in unterschiedliche Gruppen.

Statistische Auswertung mindestens eines Outcomes

Für mindestens ein Outcome wurde eine statistische Analyse mit Gruppenvergleich angegeben.

Angabe von statistischen Lage und Streuungsmaße

Für mindestens ein Outcome wurden Lage-und Streuungsmaße in der Studie beschrieben.

Verblindung der Untersucher

Der Person, die ein Outcome gemessen hat, ist nicht bekannt welcher Proband zu welcher Gruppe gehört.

85% Endevaluation

Bei mindestens 85% der ursprünglich vorhandenen Teilnehmer wurde am Ende ein Outcome evaluiert. Wenn weniger als 85% übrigbleiben, stellt das eine methodische Einbuße dar.

Interventionen wie zugeordnet erhalten oder Intention-to-treat

Probanden haben die Interventionen, die zugeordnet wurden erfolgreich erhalten. Wenn nicht wurde eine Intention-to-treat Analyse durchgeführt? Wenn eins der beiden Punkte zutrifft gilt dieses Kriterium als Bestanden.

Tab. 41) PEDro-Bewertung

Kriterien (10/10)	Beurteilung	
Spezifizierung der Ein-Ausschlusskriterien (Kein Einfluss auf die Beurteilung!)	Bestanden	Nicht-Bestanden
Verblindung der Probanden	Bestanden	Nicht-Bestanden
Randomisierte Zuordnung der Gruppen	Bestanden	Nicht-Bestanden
Ähnlichkeit bei Nullmessung	Bestanden	Nicht-Bestanden
Verblindung der Therapeuten	Bestanden	Nicht-Bestanden
Probandenzuordnung erfolgt verborgen	Bestanden	Nicht-Bestanden
Statistische Auswertung mindestens eines Outcomes	Bestanden	Nicht-Bestanden
Angabe von statistischen Lage-und Streuungsmaße	Bestanden	Nicht-Bestanden
Verblindung der Untersucher	Bestanden	Nicht-Bestanden
85% Endevaluation	Bestanden	Nicht-Bestanden
Interventionen wie zugeordnet erhalten oder Intention-to-treat	Bestanden	Nicht-Bestanden

5.13 Literaturnachweis PEDro-Skala

1 Morton NA de (2009) The PEDro scale is a valid measure of the methodological quality of clinical trials: a demographic study. The Australian journal of physiotherapy 55:129–133.

2 Armijo-Olivo S, da Costa BR, Cummings GG, Ha C, Fuentes J, Saltaji H, Egger M (2015) PEDro or Cochrane to Assess the Quality of Clinical Trials? A Meta-Epidemiological Study. PloS one 10:e0132634.

3 Elkins MR, Moseley AM, Sherrington C, Herbert RD, Maher CG (2013) Growth in the Physiotherapy Evidence Database (PEDro) and use of the PEDro scale. British journal of sports medicine 47:188–189.

4 Maher CG, Sherrington C, Herbert RD, Moseley AM, Elkins M (2003) Reliability of the PEDro scale for rating quality of randomized controlled trials. Physical therapy 83:713–721.

5 Moseley AM, Herbert R, Maher CG, Sherrington C, Elkins MR (2008) PEDro scale can only rate what papers report. The Australian journal of physiotherapy 54:288.

6 Yamato TP, Maher C, Koes B, Moseley A (2017) The PEDro scale had acceptably high convergent validity, construct validity, and interrater reliability in evaluating methodological quality of pharmaceutical trials. Journal of clinical epidemiology.

5.14 BIAS

5.14.1 Grundlagen BIAS

BIAS finden sich als Fehlerquellen in allen physiotherapeutischen Tätigkeitsfeldern wieder. Dazu gehören v.a. Wissenschaft und die Behandlung von Patienten. Solche Verzerrungen sollten möglichst geringgehalten werden, um objektive Ergebnisse zu erhalten und nicht nur vermeintliche. Eine geeignete Prüfung hierfür stellt eine Reduktion der Fehlerquelle dar.

Die hier zur intensiveren Erläuterung anstehenden Formen von BIAS beziehen sich allerdings auf die Wahrnehmungsfehler bei der menschlichen Interpretation von Einflüssen und Informationen. Die Verarbeitung solcher Einflüsse kann zur falschen Neigung beim Denken, Erinnern und sogar beim Urteilen führen. Die Problematik dabei entsteht vor allem durch die unbewusste Entscheidungsfindung, beeinflusst durch BIAS. Im Folgenden werden einige Arten von BIAS vorgestellt, mit dem Hinweis auf die Existenz von weitaus mehr solcher möglichen Verzerrungen.

BIAS – Beispiele:

➢ **Ankerheuristik (anchoring bias):**

„Anchoring" bedeutet in diesem Zusammenhang, an seiner vorher gefassten Meinung festzuhalten, auch wenn es neue, plausiblere Informationen gibt. Es wird an der Ausgangsmeinung festgehalten, auch wenn die neuen Informationen dieser widersprechen. [1] Anders ausgedrückt handelt es sich um eine fehlende Neuausrichtung trotz neuer Informationen. [2]

Beispiel:

Bei einer Preisverhandlung auf dem Basar bildet die erste Nennung eines Preises den „Anker", an dem sich alle weiteren Preisverhandlungen orientieren. Der Anker muss auf keiner sachlichen Information begründet sein. So ist der erzielte Preis bei einem ersten überhöhten Aufruf deutlich höher als bei einem realistisch genannten Erstpreis.

➢ **Bestätigungsfehler (confirmation bias):**

Hierbei handelt es sich um den tendenziellen Vorzug sich nur mit Informationen zu beschäftigen, welche die eigene Meinung unterstützen. Hier sei nochmal auf den gravierenden Unterschied zwischen Meinungen (Glaube) und Fakten (signifikante Erkenntnisse) hingewiesen. Die Tendenz kann durch Offenheit gegenüber neuen wertvollen Informationen reduziert werden. [2,3,4,5]

Beispiel:

Ein Meniskusschaden wird häufiger diagnostiziert, wenn die Probanden dem typischen Klientel entsprechen, die scheinbar typischerweise Probleme mit den Menisken haben. [6]

> **Blind spot bias:**

Ein sehr interessantes, weil häufig in ganz bestimmten Gruppen auftretendes Beispiel für die kognitive Verzerrung. Gerade unter an Informationen interessierten Personen stellt sich manchmal die Frage: „wie kann Jemand, der mit anderslautenden Fakten konfrontiert wird, trotzdem an der eigenen Meinung festhalten"? Das an sich könnte natürlich vielseitig beantwortet werden, aber eine Begründung sticht ganz besonders heraus: das eigene Empfinden. Die Selbsteinschätzung unbeeinflusst zu sein ist eines der Merkmale von kognitiven Verzerrungen und ist schwer zu vermeiden.

> **Emotionale Beweisführung:**

Eine Emotion als Beweis für eine Annahme zu verwenden, die sich als das Richtige anfühlt. Man bezeichnet diese Form auch „Rezeptbetrug". [1]

> **Status Quo bias:**

Die Folgen alter Diagnosen unmittelbar nach deren Kenntnisnahme bleiben bestehen, auch wenn neue, wahrscheinlichere Alternativen existieren. Der Status Quo wird gegenüber Veränderungen bevorzugt. [1] So lassen sich auch jahrelang gleichbleibende therapeutische Vorgehensweisen erklären, trotz zahlreicher neuer und besserer Erkenntnisse.

> **Framing Effekt:**

Die Art wie eine Information vermittelt wird bildet einen Einfluss auf die Meinung. Menschen entscheiden nicht nur rational. Das vernünftige Denken wird oft von Trieben und Emotionen mit unterschiedlicher Grundlage verzerrt und bestimmt. [1]

> **Attributionsfehler (correspondence bias):**

Darunter versteht man den Einfluss von Charaktereigenschaften auf Ergebnisse. Die Ergebnisse werden durch diesen Zusammenhang überschätzt, wenngleich neue Einflüsse unterschätzt werden.

Eine Studie die sich mit den spezifischen Effekten der craniosakralen Therapie befasst bringt keine signifikanten Ergebnisse, weil der Therapeut die Methodik nicht fachgerecht durchführen kann. Häufig werden auch die technischen Fertigkeiten des Therapeuten als Erklärungsmodell genannt, um eine Unwirksamkeit zu erklären. Dennoch wird die Korrektheit angenommen und die offensichtlichen Fehler werden ignoriert, manchmal sogar abgelehnt. [7]

> **Dunning–Kruger–Effekt:**

Zeigt die Tendenz zur Inkompetenz, das eigene Können zu überschätzen und die Kompetenz anderer zu unterschätzen. Er entsteht durch die Unwissenheit über ein Thema, der Unbewusstheit sich nicht bewusst zu sein (= unbewusste Inkompetenz) und dem Verhalten als sei man ein Experte. Der Dunning–Kruger–Effekt steht der Selbstüberschätzung nahe. [8,9,10]

> **Kontrollillusion (illusion of control):**

Entspricht der falschen Annahme zufällige Ereignisse durch eigenes Verhalten kontrollieren zu können. Das Problem dabei ist der Glaube, man könne zufällige, also nicht vorhersehbare Ereignisse kontrollieren, die jedoch nicht kontrollierbar sind. [2,11]

> **Impact bias:**

Entsteht durch die Annahme, ein Gefühl oder ein emotionaler Zustand hält bei negativen Ereignissen länger an als es in Wirklichkeit der Fall ist. Die Verzerrung liegt hier in der Überschätzung von Dauer und Intensität. [9]

> **Zwei–Faktoren–Theorie der Emotion:**

Darunter versteht man das Beziehen eigener Emotionen auf bestimmte Ereignisse, die keinen kausalen Zusammenhang haben.

Beispiel: Ein Patient der sich nach einem erfolgreich rehabilitierten Herzinfarkt im Sport leicht überlastet. Die Reaktion einer erhöhten Herzfrequenz wird als Indikation für einen erneuten Infarkt gedeutet, obwohl es sich dabei um einen gewöhnlichen Effekt beim Training handelt. [7,12]

> **Clustering-Illusion:**

Die falsche Annahme, es bestünden bestimmte Muster bei Datensätzen, die eigentlich zufällig sind. [13] Oft wird der Zufall als Bezug für Entscheidungen verwendet. Das kann eine Vielzahl von fehlerhaften Interpretationen zur Folge haben.

Nach diesen Aufzählungen möglicher Verzerrungen stellt sich nun die Frage, wie man diese vermeiden kann?

Die Aufklärungen und Veranschaulichung über BIAS sollen dabei helfen, das Bewusstsein für diese zu schärfen. [1] Die BIAS im statistischen Feld können durch das systematische und strukturierte Planen und Überprüfen der diesbezüglichen Interventionen reduziert werden. Hilfe leisten dabei auch Assessments und computerunterstützte Berechnungen. [1] Generell gilt es möglichst objektive Informationen zu gewinnen, um solche Verzerrungen gering zu halten.

5.15 Literaturnachweise BIAS

1 (2016) Anchoring Bias With Critical Implications. AORN Journal 6:658-31

2 Tversky A, Kahneman D (1974) Judgment under Uncertainty: Heuristics and Biases. Science (New York, N.Y.) 185:1124–1131.

3 Guimond ME (2014) Confronting confirmation bias about breast cancer screening with the four Cs. Nursing for women's health 18:28–37.

4 Doll BB, Waltz JA, Cockburn J, Brown JK, Frank MJ, Gold JM (2014) Reduced susceptibility to confirmation bias in schizophrenia. Cognitive, affective & behavioral neuroscience 14:715–728.

5 Kukucka J, Kassin SM (2014) Do confessions taint perceptions of handwriting evidence? An empirical test of the forensic confirmation bias. Law and human behavior 38:256–270.

6 Bashir MR, Sirlin CB, Reeder SB (2015) On confirmation bias in imaging research. Journal of magnetic resonance imaging: JMRI 41:1163–1164.

7 Aronson E, Wilson TD, Akert RM (2011) Sozialpsychologie. Pearson Studium, München.

8 Ehrlinger J, Johnson K, Banner M, Dunning D, Kruger J (2008) Why the Unskilled Are Unaware: Further Explorations of (Absent) Self-Insight Among the Incompetent. Organizational behavior and human decision processes 105:98–121.

9 Dunning D (2011) The Dunning-Kruger effect: On being ignorant of one's own ignorance. Advances inExperimental Social Psychology 44: 247–296.

10 Huang S (2013) When peers are not peers and don't know it: The Dunning-Kruger effect and self-fulfilling prophecy in peer-review. BioEssays : news and reviews in molecular, cellular and developmental biology 35:414–416.

11 Langer EJ (1975) The illusion of control. Journal of Personality and Social Psychology 32:311–328.

12 Berkowitz L (1986) Advances in experimental social psychology vol. 19. New York: Academic Press

13 Bocskocsky A, Ezekowitz J, Stein C (2014) The hot hand: A new approach to an old 'fallacy'. 8th Annual MIT Sloan Sports Analytics Conference. Harvard University, Cambridge

Kapitel VI

„Wirtschaft im Zusammenhang mit Wissenschaft"

Zusammenfassung Kapitel „Wirtschaft im Zusammenhang mit Wissenschaft"

Die Verwendung von wissenschaftlichen Ergebnissen ist die erstrebenswerte Grundlage zur Neuorientierung der Physiotherapie auch auf wirtschaftlicher Ebene. Diagnostische Methoden und hochwertige Behandlungsoptionen, die allen Anforderungen an die Gütekriterien genügen, führen zu Verbesserungen der Versorgung und Nachsorge sowie zu einer Entlastung der Kostenträger. Vergleiche im Zusammenhang mit der Frage, welche Intervention die effektivste ist und dementsprechend am wenigsten langfristige Kosten fordert, werden sichtbar gemacht. Dasselbe gilt für die Untersuchung des Krankheitsrisikos und die damit verbundenen Ausfallquoten, die mit enormen direkten und indirekten Kosten einhergehen. So können die eingesparten Gelder für die weitere Erhöhung der Versorgungsqualität, die ausführlichere Therapie notwendigerer Indikationen aber auch für die Steigerung der Vergütung herangezogen werden. Wirtschaftlichkeit ist neben der Wissenschaft und der klinischen Relevanz die dritte tragende Säule des Grundgerüsts der modernen Medizin und somit auch der Physiotherapie.

VI. Wirtschaft im Zusammenhang mit Wissenschaft

6.1 Grundlagen

Die aus einem wissenschaftlichen Ansatz heraus entstehenden Möglichkeiten für die Physiotherapie lassen sich im Hinblick auf den Wunsch aller Akteure für eine Optimierung der Wirtschaftlichkeit darstellen. Der Zusammenhang zwischen Wirtschaft und Wissenschaft stellt für die Physiotherapie eine enorme Relevanz dar. Die Optimierung von Genesungsprozessen führt durch passgenaue Strategien, im Sinne der Beschleunigung des Widereintritts ehemaliger Patienten, zu einer schnelleren Rückkehr in die Erwerbsfähigkeit. Die Folge der Chronifizierung von Patienten aufgrund nicht optimaler Therapieplanung ist ein ausschlaggebender Kostenverursacher, der im Verhältnis zu immer geringeren Kostenaufwänden (Vergütungen) pro Therapieeinheit führt.

„Je länger suboptimal behandelt wird, desto weniger Geld wird pro Therapiesitzung bezahlt werden".

Die aktuellen Zustände zur Entlohnung unterstreichen das deutlich. Der oben genannte Vorteil stellt nicht nur eine deutliche Grundlage dar, um den Status und die Professionalität der Physiotherapie zu steigern. Damit würde ein Gleichsetzen mit anderen medizinischen Disziplinen auf grundlegenden Ebenen greifbar (z.B. wissenschaftliche Qualität, fachliche Domäne, volkswirtschaftlich-/medizinischer Nutzen). Weiterhin sorgt er auch für eine volkswirtschaftliche Kostenersparnis (Tab. 1). Sie gewährt wiederum nicht nur eine solide finanzielle Einsparung für das Gesundheitssystem sondern ebenso eine Grundlage für eine berechtigte und auf Fakten beruhende Vergütungsdiskussion.

Zielverfolgende Therapien sind idealerweise dann zu beenden, wenn die vereinbarten Ziele erreicht sind, oder vom Patienten selbstständig erreicht werden können. Das sollte unbedingt unabhängig von der theoretisch maximalen Verordnungskapazität erfolgen. Die Gefahr der ungezielten Therapiefortsetzung nach dem objektiven Erreichen der Ziele, führt häufig zu Risiken, welche den Therapieerfolg letztendlich schmälern. Dazu zählen negative Einflüsse, wie evidenzlose und in bestimmten Fällen unnötige Zusatzanwendungen. Zum Beispiel:

> ➤ Durch andere Kollegen → ungünstige Einflüsse, die sich von den evidenzbasierten leitlinienentsprechenden Strategien ohne vernünftigen Anwendungsgrund abwenden;

> ➤ Normal kalkulierte Verschlechterungen die mit dem Belastungsanstieg und der biologischen Regenerationszeit einhergehen und bald wieder automatisch verschwinden → z.B. Muskelkater, kurzfristige Überlastungserscheinungen des stabilisierenden Weichteilgewebes usw.

➢ Utopische Erwartungen, welche wiederum als Auslöser für den nicht eingetretenen Therapieerfolg verantwortlich sein können;

Eine Systemänderung für bessere berufliche Bedingungen kann nur mit einem flächendeckenden Umdenken der gesamten Profession stattfinden. Hierfür wäre es notwendig die Ängste vor nicht ganz auszuschließenden wirtschaftlichen Einbußen in Bezug zu den sich daraus in der Zukunft ergebenden finanziellen Möglichkeiten zu betrachten (siehe Kapitel: Wissenschaft, Grundlagen). Die vermeintlichen Verluste am Beginn zu ignorieren gestaltet sich selbstredend zunächst schwierig und hemmt damit die Entwicklung. Ein Grund mehr für das Zusammenkommen möglichst vieler Therapeuten und Institutionen, die am gleichen Strang ziehen.

Je effizienter die Interventionen auch in Anbetracht der entstehenden Kosten erfolgen, desto höher steigt der Nutzenfaktor. Damit wachsen auch die Wahrscheinlichkeit der Konfrontation mit relevanteren Indikationen und der Verlust von eher nebensächlichen Aufgaben. Gleichwohl nehmen die Indikationen zu, die mit Physiotherapie nicht optimal versorgt werden können.

Eine umfangreiche Untersuchung von Hahne, AJ et al. von 2017 evaluierte folgende Frage:

„Who Benefits most from individualized Physiotherapy or advice for Low Back Disorders (Wer profitiert am meisten von der individuellen Physiotherapie bei Rückenschmerzen)"? [1]

Hieraus gewonnene Erkenntnisse veranschaulichen das Thema aus der Praxis betrachtet ganz deutlich. In Anlehnung an das in der Studie verwendete Messinstrument (Örebro-Score, als Ausdruck verstärkter psychosozialer Risikofaktoren), erhielt man bei Patienten mit hohem Örebro-Score signifikante Hinweise einer besseren Versorgung durch individualisierte Physiotherapie.

Die individualisierte Therapie gilt als die kostenaufwendigere Behandlung und unterscheidet sich in Ihrer Ausführung grundlegend von derjenigen, welche für Patienten mit einem niedrigen Örebro-Score am geeignetsten zu sein scheint. Für sie spricht die zeitlich und finanziell günstigere Schulungstherapie (Beratung, Information, Aufklärung) mit deutlich geringerem Aufwand. Der ebenfalls in der Untersuchung verwendete „Coping-Score" (Analyse der Umsetzungsfähigkeit von Bewältigungs- und-/oder Selbst-Management-Programmen) schnitt bei der zweitgenannten Gruppe ebenfalls besser ab.

Das Studienbeispiel verdeutlicht die zukünftige Herangehensweise nicht nur praxisnah, sondern bezogen auf die zudem dringend notwendigen Änderungen der physiotherapeutischen Standards (Verordnungsmenge, Kategorisierung von Patientenfällen und den daraus folgenden Behandlungsansätzen). Insbesondere gesundheitlich angeschlagene Personen die im Hinblick auf das „STarT-Back-Screening-Tool" mit niedrigen mittleren oder hohen Risiko gekoppelt sind, werden für die zukünftigen Veränderungen interessant. Demnach sind die Resultate aus vielen vergleichbaren Untersuchungen Wegweiser in Richtung digitaler Revolution. Fachbezogen liegt dabei das Augenmerk insbesondere auf die Anwendung von „E-Health" und seiner steigenden Relevanz (siehe: Schlusswort).

Wissenschaftliche Erkenntnisse und Kostenkalkulationen machen zunächst eine Klassifizierung des Fachbereichs möglich und stellen in deren Zusammenhang notwendige und passende, weil wirkungsvoll therapierbare Beschwerdegruppen dar. Die allgemeine Argumentationsgrundlage in folgende Richtungen wird grundlegend verbessert:

> medizinische Richtung. Wer kommt für eine erfolgreiche Therapie in Frage, welche Risikogruppe eignet sich für diese medizinische Betreuung (niedrigen, mittleren oder hohen Risikos)?

> Statusorientierte Richtung. Wie viel Menschen können ihre Missstände reduzieren, wie sehr würde bei einer langfristigen Verbesserung die Anerkennung der Fachrichtung steigen?

> Wirtschaftliche Richtung. Wie viel Geld lässt sich pro Indikation in diesem Fachbereich pro Jahr einsparen? (Tab. 1)

Tab. 1) Kostenoptimierung aufgrund wissenschaftlicher Erkenntnisse

Gesamtkosten Physiotherapie Bayern (2013) GKV Beispielrechnung	
Gesamtkosten Physiotherapie in Bayern (1.000 Versicherte)	528.385.000 € (50.255 €)
	45,8% aller Rezepte ICD WS
Gesamtkosten (WS ICD)	242.000.000 €
Unspezifische LBP	**217.800.000 €**
Reduktion der Behandlungen 3/Rezept (Ersparnis)	**108.900.000 €**
Gesamtkosten 1.000 Versicherter (WS ICD)	23.016 €
Unspezifischer LBP 1.000 Versicherter	20.715 €
Reduktion der Behandlungen 3/Rezept (Ersparnis) 1.000 Versicherter	**10.358 €**

Die Kosten durch die optimierte (evidenzbasierte) Behandlung bei Low Back Pain können bei gleichzeitiger Verbesserung der Behandlungsqualität innerhalb der Physiotherapie deutlich reduziert werden.

Die Gesamtkosten hätten im Jahr 2014 in Bayern mit der hier erläuterten Optimierung und bei voller Ausschöpfung des Potentials, um 108.900.000 Euro reduziert werden können. Pro 1.000 Versicherter (50.255 Euro Stand 2014) hätten bayernweit bei ebenfalls voller Ausschöpfung, bis zu 10.358 Euro eingespart werden können. Diese Reduktion entspricht einer Kostenoptimierung von ca. 20,6 % bezogen auf die Gesamtkosten pro 1.000 Versicherter innerhalb der Physiotherapie bzw. für alle Heilmittel (gesamt 68.157 Euro) von 15,2%. Die absolute Realisierung dieser Möglichkeiten wird allerdings nur schwer umzusetzen sein. Die Gründe hierfür wurden im Kapitel: Wissenschaft, Grundlagen, BIAS; verdeutlicht.

6.2 PICO

Das folgende PICO-System (Patient–Intervention–Comparison–Outcome) soll als ein Instrument zur Veranschaulichung der Wirtschaftlichkeit durch Unterstützung der Wissenschaft dienen. Wissenschaftliche Untersuchungen sollten in der Physiotherapie durch das PICO-System analysiert werden, um die bestmögliche Behandlungsstrategie im Anschluss auswählen zu können. Studien sollten immer nach dem gleichen Schema aufgebaut sein. Darin enthalten sind Faktoren zur Zielgruppe (Indikation), zur Applikation (Intervention, Therapiemethode) und zum Ergebnis. Diese drei Faktoren müssen mindestens vorhanden sein und lassen dann einen Vergleich (PICO) mit anderen wissenschaftlichen Evaluationen zu. Wenn also eine Untersuchung mit einer anderen Methodik bei gleichermaßen klassifizierten Patienten und Indikationen aber mit einer anderen günstigeren Intervention (Therapiemethode) ebenso gute Ergebnisse liefert, ist sie der anderen logischer Weise vorzuziehen. Ein noch bedeutenderer Vorteil zur Wahl würde entstehen, wenn jene Therapiestrategie auf ein gemeinsames Ziel hin zusätzlich plausible Vorteile erkennen lässt.

Beispiel:

Zwei unterschiedliche Untersuchungen geben eine Linderung von chronischen Schmerzen (Low Back Pain) an. Die eine Intervention besteht aus passiven Maßnahmen (hands on) und die andere aus dem graded-activity-Programm.

Selbst wenn beide Evaluationen signifikant gleiche Werte zur Schmerzlinderung kurz-, mittel-und langfristig erkennbar machen so sollte die aktive Variante bevorzugt werden, da sie neben dem ihr zur Verfügung stehenden günstigeren Kostenfaktor eine darüber hinausgehende Chronifizierung vermeidet. (Tab. 1). [2,3]

6.3 Möglichkeiten für die Physiotherapie

In Anbetracht der wissenschaftlichen Hilfestellungen in Richtung Physiotherapie ergeben sich in der Zukunft auch neue Möglichkeiten, die den Anwendungsbereich dieser Disziplin erweitern. Zunächst bietet es sich dahingehend an die Frage nach der Vergütung etwas genauer zu spezifizieren. Für welchen Teil der physiotherapeutischen Praxis ist es sinnvoll, die höchste Entlohnung zukommen zu lassen? Die Frage ließe sich an der Betrachtung des Nutzens beantworten. Daraus geht hervor, dass der Screening-Prozess im Hinblick auf die Risikoklassifizierung und auch auf die folgende Festsetzung der therapeutischen Kriterien (Dauer, Art, Selbständigkeit, etc.) dort am sinnvollsten honoriert werden müsste. Im Rahmen der nachweisbar effektiven Therapie die auch im Spektrum der wirtschaftlichen Betrachtungsweise erstrebenswert ist, weiß man um die Notwendigkeit der grundlegenden Änderung von standardisierten Serienverordnungen. Sie sollten auf eine individuelle Inanspruchnahme, die je nach Risikowahrscheinlichkeit oft mit deutlich weniger Einheiten auskommt, geändert werden. Das Screening, die Diagnostik sowie die Zieldefinition und die Therapieplanung sollte daher am besten vergütet werden. Oftmals erwirken Gruppentherapien bei unterschiedlichen Indikationen ähnliche oder bessere Endergebnisse als in der Einzeltherapie (siehe Kapitel: Therapiestrategien, Graded-Programme). Das ist eine effiziente und einfache Lösung mit weitaus geringeren Kostenaufwänden pro involvierter Person, was eine Inanspruchnahme der höchsten Vergütung eher ablehnt.

Weiterhin ergeben sich vielversprechende Chancen im zukünftigen, beruflichen Anwendungsfeld, wie beispielsweise in der Leistungsdiagnostik. Durch Spiroergometrie, Laktatanalysen und hochwertige Untersuchungen der motorischen Fähigkeiten ließen sich dann weitere neue Wege beschreiten. Die Expertise des Physiotherapeuten als potentieller Bewegungsspezialist ist so speziell in der Zukunft von großem Interesse.

Auch das Thema „E-Health" gewinnt mehr und mehr an Bedeutung und ist durch die stetig, voranschreitende, digitale Revolution begründet. Neben dem elektronisch unterstützten Wissensmanagement für Krankheitsfragen und Situationen (Big-Data-Diagnostik) breiten sich auch die Sparten Selbstversorgung und Prävention (Vitaldatenüberwachung mit medizinischen Wearables, z.B. Activity Tracker) sowie die Telemedizin zunehmend aus. Die Telemedizin öffnete bereits vor einigen Jahren Türen für die moderne Physiotherapie mit einigen Erfolgen. Im weiteren Verlauf der IV. industriellen Revolution ist ihr Prozess in der Zukunft wohl nicht mehr aufzuhalten (siehe Kapitel: Schlussfolgerung und Zukunftsaussicht).

Insbesondere wird sich E-Health für die kommenden Kollegen und Kolleginnen zu einem sehr wichtigen Einflussfaktor etablieren können. Eine ständige Überprüfung der körperlichen und geistigen Zustände innerhalb präventiver oder rehabilitativer Prozesse, als auch die daran angepassten Therapiemöglichkeiten, prägen den nahezu uneingeschränkten Vorteil. Weiterhin erweist es sich als vergleichsweise kosteneffizient, da die Risiken der kostenverschlingenden Chronifizierung aufgrund des hohen Vermittlungsgrades von Selbstmanagement und aktuellem wissenschaftlichen Stand in den Vordergrund rücken. Zur Erstellung, Aufbereitung, Entwicklung, Verbesserung, Verbreitung und Spezifizierung solcher Programme wird Fachpersonal aus den entsprechenden Disziplinen wie der Physiotherapie dringend benötigt. [4-6]

6.4 Literaturnachweise Wirtschaft im Zusammenhang mit Wissenschaft

1 Hahne AJ, Ford JJ, Richards MC, Surkitt LD, Chan AY, Slater SL, Taylor NF (2017) Who Benefits Most from Individualized Physiotherapy or Advice for Low Back Disorders? A Pre-Planned Effect Modifier Analysis of a Randomized Controlled Trial. Spine.

2 Boudin F, Nie J-Y, Bartlett JC, Grad R, Pluye P, Dawes M (2010) Combining classifiers for robust PICO element detection. BMC Medical Informatics and Decision Making 10:16.

3 Huang X, Lin J, Demner-Fushman D (2006) Evaluation of PICO as a knowledge representation for clinical questions. AMIA ... Annual Symposium proceedings. AMIA Symposium:359–363.

4 Della Mea V (2001) What is e-health (2): the death of telemedicine? Journal of medical Internet research 3:E22.

5 Bauer JC (2000) Consumerism redefined ... the e-health imperative. Michigan health & hospitals 36:42.

6 Goldstein D (2000) The e-healthcare cybertsunami. Managed care quarterly 8:9–14

Kapitel VII

"Schlussfolgerung und Zukunfts-aussicht"

Zusammenfassung Kapitel: „Schlussfolgerung und Zukunftsaussicht"

D ie Zukunft der Physiotherapie wird in der Gegenwart entschieden. Sie kann zum Besseren entwickelt werden, indem zunächst grundlegende und dafür notwendige Schritte bewusst gemacht und eingeleitet werden. Dazu gehört in erster Linie der objektive, wissenschaftliche und nachweisbare Vergleich vorhandener Effekte klinisch relevanter Untersuchungsverfahren, Therapiestrategien und Risikoklassifizierungen. Die Folgen daraus wären wertvolle kompetenzerweiternde Möglichkeiten wie z.B. eine mögliche Einführung des Direktzugangs in Deutschland. Bestehende Denkweisen und Annahmen, die nicht von Studienergebnisse gestützt werden und vergleichsweise wenig Nutzen und unnötig große Kosten erzeugen, sind demnach nicht länger in der modernen Therapiegestaltung tragbar. Aus-, Fort-und Weiterbildungen müssen sich damit auseinander setzen und zeitnah an neue Gegebenheiten anpassen. Im weiteren Verlauf werden Fakten zum aktuellen Geschehen und Gedankengänge zur realistischen Umsetzung erfolgversprechender Ziele erläutert.

VII. Schlussfolgerung und Zukunftsaussicht

7.1 Wichtige Grundsätze

Der evidenzinformierende Ratschlag an die Praxis sieht das systematische klinische Management als Grundinhalt vor. Die Informationen aus der wissenschaftlichen Forschung helfen häufig effektivere Behandlungsergebnisse zu erreichen. Die Therapie sollte immer die spezifische Situation des Individuums im Kontext zur Umwelt berücksichtigen. [1] Wissenschaftlich orientierte Medizin, insbesondere die therapeutische, kann zudem das Clinical Reasoning nicht ersetzen, sondern es lediglich verbessern. Der Rahmen einer therapeutischen Vorgehensweise definiert sich durch die biopsychosozialen Patientenfaktoren und dem spezifischeren Inhalt aus den Bausteinen und Tools der besten verfügbaren Evidenz. [1] Woraus diese besteht sehen Sie folgend und in Abbildung 1.

> RCT`s

> systematic Reviews,

> Metaanalysen,

> Fallstudien,

> Multiple RCT`s

> Validität, Reliabilität,

> klinische Zielgenauigkeit (Effektivität)

Das bietet die Möglichkeit sinnvolle Tools aus den fachspezifischen Themengebieten zur adäquaten praktischen Umsetzung zu nutzen:

> Biomechanik,

> elektronische Diagnostik,

> sensomotorische Kontrolle,

> Pathologie,

> klinische Anatomie,

> Vorstellung (Zieldefinition),

> sensomotorisches Lernen und

➤ Pathophysiologie;

Wir möchten darauf hinweisen, dass die Physiotherapie der letzten Jahrzehnte dringend eine fundamentale Änderung benötigt! Wir wünschen demzufolge eine Anpassung der notwendigen Ausprägungen auch im deutschsprachigen Raum. Im Folgenden soll noch einmal zusammenfassend und veranschaulichend dargestellt werden, warum der Ist-Zustand so existiert und was man gewinnbringendes ändern könnte. Hier appellieren wir mit größtem Respekt an alle jungen Physiotherapieschüler- und Studenten!

Vor allem die neue Generation hat das Potential zur sinnvollen Veränderung wie keine zuvor. Wir hatten noch nie einen so starken Aufschwung und Wunsch zur Änderung wie zu aktuellen Zeiten. Das kann die Chance sein, welche die Physiotherapie auf ein neues Level heben und im Sinne aller gemeinsamen Vorstellungen wieder attraktiver machen kann.

Abb. 1) Fenster der Evidenz

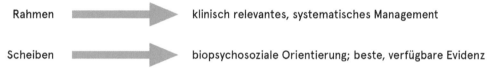

Rahmen → klinisch relevantes, systematisches Management

Scheiben → biopsychosoziale Orientierung; beste, verfügbare Evidenz

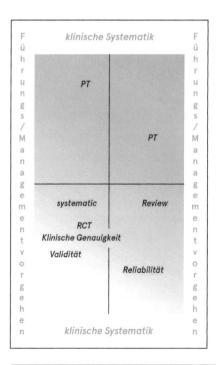

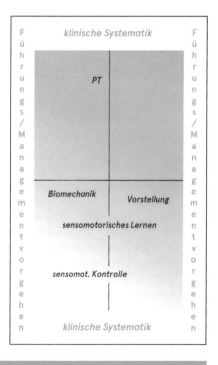

Das Fenster der Evidenz veranschaulicht die systematische, wissenschaftliche Vorgehensweise in der Physiotherapie (linkes Fenster) und ihre Anwendungszugehörigkeit (rechtes Fenster). Beginnend mit dem Therapiemanagement wird mit Hilfe von belastbaren Untersuchungen (systematic Reviews, etc.) weiter geplant und der entsprechende Inhalt mit den Tools aus dem rechten Fenster umgesetzt (sensomotorisches Lernen, etc.). Die biopsychosoziale Orientierung bildet die allgemeine Grundlage dafür, um mit ihrer Hilfe eine Verhaltensänderung des Patienten einzuleiten, die für alle weiteren therapeutischen Schritte notwendig ist und für eine zeitnahe Genesung sorgt.

7.2 Literaturnachweis Schlussfolgerung und Zukunftsaussicht

1 Sizer PSJR, Mauri MV, Learman K, Jones C, Gill N', Showalter CR, Brismee J-M (2016) Should evidence or sound clinical reasoning dictate patient care? The Journal of manual & manipulative therapy 24:117–119.

7.3 Manualtherapeutisch geprägter Ansatz

Die seit Jahrzehnten in der Physiotherapie bekannte „Manualtherapie" (Massage, Mobilisation, Traktion, etc.) ist in Deutschland immer noch hoch angesehen. Die zu einem Großteil aus der Massage stammende „hands on" geprägte Therapie darf nach mehr oder weniger modernen Erkenntnissen (siehe Kapitel: Schmerz, Graded-Programme; Physiotherapeutische Diagnostik, ICF, MDBB; Wissenschaft; Wirtschaft im Zusammenhang mit Wissenschaft) nicht mehr zu den drei hochwertigsten Therapiestrategien gezählt werden. Unserer Meinung nach sollten als diese gelten:

1.   Schulung der Patienten (Analyse, Information, Aufklärung, Beratung, Planung),

2.   Allgemeine und spezifische Handlungs- und Belastbarkeitsoptimierung durch Bewegung,

3.   Spezifische Trainingstherapie zur individuellen und zieldefinierten Belastbarkeitssteigerung und Selbstmanagement,

4.   Manualtherapeutische Interventionen (Massagen, Traktionen, Mobilisationen);

Sämtliche manualtherapeutische Annäherungen sind in den Curricula von Hochschulen und weiteren Ausbildungsstätten aufgrund der Evidenzlage hintenanzustellen. [1-3] Stattdessen sollte sich auf die Inhalte konzentriert werden, die das biopsychosoziale Modell als Grundlage nutzt. Im Zuge ihrer klinischen Relevanz, dem wissenschaftlichen Konsens im Hinblick auf die Effektivität der Methodik und auf die wirtschaftliche Effizienz zeigen sie die Notwendigkeit der Zukunft an. Die uns weiter beschäftigenden Fragen lauten also:

➢   *Warum können die internationalen Standards in der Ausbildung nicht umgesetzt werden?*

➢   *Welcher Zukunft muss sich die Physiotherapie stellen, wenn dieser Weg nicht verfolgt wird → Qualität (wissenschaftliche Erkenntnisse) Professionalität (klinische Relevanz) → Alleinstellung (fachlicher Status) → Ausführungsberechtigung (direct access) → Attraktivität (Vergütung)?*

7.3.1 Repositionierung durch Manualtherapie

Wie spezifisch sind Druckapplikationen von außen? Im Kapitel Physiotherapeutische Diagnostik, Palpation und im Kapitel Wissenschaft im Zusammenhang mit Wirtschaft werden dazu Einblicke gegeben. Die Genauigkeit ist nicht ausreichend, um diese Methoden einzusetzen. Es zeigt sich kein Unterschied zu den einzelnen Anwendungsgebieten. Repositionierende Effekte langfristig zu fixieren und zu stabilisieren ist ausschließlich durch gezielte aktive Therapie auf körperlicher Ebene möglich. Die Patientenschulung als Therapiegrundlage hilft in folgedessen Effekte hervorzurufen, die vorher z.B. durch Angst limitiert waren. Die Fähigkeit Missstände eigenständig zu managen wird durch Schulungen (Beratung, Information, Aufklärung, Zieldefinition-und Planung) an Patienten vermittelt und ist von weitaus höherer Effektivität geprägt.

Der Mensch steht unter externen Krafteinwirkungen, gegen die er sich widersetzen muss. Das gelingt ihm mittels muskulär verursachter Reaktion gegen die gravitativen Kräfte. Damit zusammenhängende physikalische Größen, wie z.B. Beschleunigung oder Geschwindigkeitsveränderung die auf den Körper einwirken, forcieren dieses Bild. Wir nehmen hypothetisch an, Gelenkpartner (Pfanne -/ Kopf) passiv in eine andere Position verschieben zu können. Die so vermeintliche Neupositionierung wird sofort mit Einwirken der ständig vorherrschenden wechselwirkenden Kräfte der Gravitation aufgehoben. Der „vermeintliche" Effekt verpufft also direkt im Anschluss.

Nur durch die bewusst eingesetzte Placeboreaktion, die sehr selten die erste Wahl darstellt, könnte man in diesem Zusammenhang doch einen Erfolg erreichen (siehe Kapitel: Schmerzphysiologie, Placebo). Dies würde über die Beeinflussung der sekundären Neurotags erfolgen, die wiederum die Motorik verändert. Eine solche Wirkweise der manuellen Therapie muss jedoch zuerst nachgewiesen werden. Bis dies der Fall ist, kann eine Veränderung der Motorik mittels der hier beschriebenen Therapie nicht angenommen werden. Weder die muskulären Qualitäten (Kraft, Ausdauer, Schnelligkeit u.a.) noch die koordinativen Fähigkeiten (Kopplung, Orientierung, Differenzierung, Reaktion, Rhythmus, Präzision, Gleichgewicht) verändern sich dabei wesentlich. Weiterhin entsteht durch das zielorientierte Coaching auch im Rahmen der Beweglichkeit keine kostenprovozierende Chronifizierung.

7.3.2 Schmerzlinderung durch manualtherapeutisches Bestreben

Zum Management von Schmerzen als Zielsetzung lässt sich zunächst auf die Erkenntnisse zur Schmerzphysiologie der letzten fünf Jahrzehnte zurückgreifen. Schmerzen und körperliche Reaktionen, die auch muskuloskelettal damit in Verbindung stehen, werden im ZNS wahrgenommen und interpretiert, nicht jedoch direkt am Ort des Schmerzes. Sie entstehen in der Peripherie, der Umwelt und den von dort stammenden Einflüssen auf das psychologische System (siehe Kapitel: Schmerzphysiologie, MDBB, Wissenschaft, Coping). Dafür eigenen sich sehr aktuelle Forschungsarbeiten auf Review- Ebene wie von Mata Diz et al.:

„Exercise, especially combined stretching and strengthening exercise, reduces myofascial pain: a systematic review" (2017) [1].

Oder von <u>D. Thomson</u> et al.:

„Deep soft-tissue massage applied to healthy calf muscle has no effect on passive mechanical properties" (2015). [2]

Die für manualtherapeutische Ansätze gern als Indikation betrachteten Triggerpunkte und Verspannungen wurden hier unter die Lupe genommen. Die lange bestehende Vermutung zur Berechtigung, Weichteiltechniken wären bei medizinisch relevanten Indikationen das Mittel der Wahl, ist im Vergleich nicht belastbar. Hierbei handelt es sich lediglich um Beispiele aus einer Vielzahl vergleichbarer, unabhängiger Erkenntnisse. Wir möchten in diesem Kapitel nicht nur auf die wissenschaftlichen Zusammenhänge eingehen. Ein stufenweises Vorgehen einer logischen Orientierung, wie sie hier beschrieben wird, gelingt bereits in vielen Ländern und stellt die Möglichkeit zu einer wirklichen Verbesserung der Gesamtsituation dar.

Physiotherapeuten werden im praktischen Alltag oft mit dem Ratschlag konfrontiert: „es ist sinnvoll zuerst passiv zu behandeln, um dann, wenn der angeblich „verspannte" Muskel gelöst oder das „blockierte" Gelenk frei ist, aktiv fortzufahren". Stattdessen empfehlen wir eine Kombination aus einführender Schulung des Patienten mit einer anschließenden Aktivierung bis hin zur Rückgewinnung der wirklich notwendigen Motorik und Belastbarkeit auf lange Zeit. Erkenntnisse aus vielen Untersuchungen verdeutlichen das. Ein sehr aktuelles Beispiel liefert die Untersuchung von D.P. Thompson und S.R. Woby von 2016:

„The processes underpinning reductions in disability among people with chronic neck pain" [3].

Ein intensives Training der Nackenmuskulatur mit Dehnung verbessert die Funktion und die Schmerzintensität schon deutlich, aber wird in ihrer Effektivität durch die Zuführung von kognitiver Verhaltensschulung noch verbessert. Auch hier sollte man neue Möglichkeiten erkennen und zu Gunsten der Rechtfertigung des Berufsbildes im Sinne der Relevanz und natürlich auch zum Vorteil der Patienten nutzen.

7.3.3 Kostenfaktor manualtherapeutischer Therapieinhalte

Die Auflistung zur Erläuterung der aktuell bestehenden Probleme der physiotherapeutischen Aus-, Weiter-und Fortbildungsorientierung bezieht sich natürlich auch auf die Wirtschaftlichkeit. Heutzutage ist keine Partei, Institution oder Gesundheitswesen mehr bereit nennenswerte Summen für nicht-haltbare Meinungen zu bezahlen. Wir wünschten diese Sichtweise ignorieren zu können, da wir die „Arete" (Sokrates) als etwas Erstrebenswertes erachten. Die Möglichkeit seine Leidenschaft von der Theorie ohne größere Hindernisse in die Praxis zu legen, führt zu größtmöglicher Qualität und Zufriedenheit. Sie ist für uns letztendlich die Grundlage gewesen, das vorliegende Buch zu schreiben und uns für diese Ziele einzusetzen. Sie rechtfertigt jeden Aufwand und ist ein äußerst wertvolles Gut. Wir leben in Zeiten der wirtschaftlich-politischen Dominanz, was die Wissenschaft und den Fortschritt antreibt. Allerdings müssen wir diesbezüglich bereit sein, die Chancen hieraus nutzen und in die alltägliche Praxis umsetzen zu „wollen"! Die Ineffizienz der angestrebten gesundheitlichen Effekte stellt die grundlegende Misere aber auch die Chancen der deutschen Physiotherapie dar. Dazu zählen:

➢ Kostenprovozierendes und chronifizierendes Verhalten,

➢ Die mangelnde Entwicklung und Sensibilität für relevante Indikationen und Einzelfälle (Selbstmanagement) und

➢ Die kostensparenden Aufgaben hin zum Selbstmanagement;

7.4 Literaturnachweise Manualtherapeutisch geprägter Ansatz

1 Mata Diz JB, Souza JRLM de, Leopoldino AAO, Oliveira VC (2017) Exercise, especially combined stretching and strengthening exercise, reduces myofascial pain: a systematic review. Journal of physiotherapy 63:17–22.

2 Thomson D, Gupta A, Arundell J, Crosbie J (2015) Deep soft-tissue massage applied to healthy calf muscle has no effect on passive mechanical properties: a randomized, single-blind, cross-over study. BMC sports science, medicine and rehabilitation 7:21.

3 Thompson DP, Woby SR (2017) The processes underpinning reductions in disability among people with chronic neck pain. A preliminary comparison between two distinct types of physiotherapy intervention. Disability and rehabilitation:1–5.

7.5 Ziele der Physiotherapie

Vorweg lauten die allgemeinen Ziele der Physiotherapie ganz klar: „weg von der strukturellen Denkweise und hin zur Aktivität"! Medizinische Indikationen die nachweisbar vorteilhaft durch Physiotherapie behandelt werden können sind biopsychosozialer Natur. Aktivität stellt das Mittel der Wahl dar und wird über psychologische Strategien eingeleitet. Ein Zitat von Paul Offit verdeutlicht die neuen, physiotherapeutischen Auslegungen:

„Es ist sehr einfach Menschen Angst zu machen, es ist viel schwerer sie ihnen wieder zu nehmen."

Im Hinblick auf die Problematik zum Thema chronischer Schmerz, mit all seinen Details zur Entstehung, Analyse und vor allem Therapie bedeutet dies:

„Dramatisieren in Bezug auf vermeintliche, strukturelle Schäden und Gefahren ist einfach, umso schwerer und aufwendiger ist es sich von der eintretenden Dramatisierung wieder zu lösen".

In Anlehnung dazu und zum Aufruf der Physiotherapie in Richtung klinischer Relevanz zu denken, eignet sich eine 2016 erschienene, retrospektive Analyse: 30 Minuten zügiges Gehen pro Tag reduziert die mit Herz- Kreislauferkrankungen verbundenen Kosten um 2.500 $ pro Jahr und Patient (USA). [1] Im Gegenzug dazu ermittelte eine Metaanalyse von Alexandra M. Clarke–Cornwell et al. 2016: „72% der Menschen aus den europäischen Ländern: England, Norwegen, Portugal und Schweden sind körperlich inaktiv (weniger als 150 Minuten moderate Aktivität, z.B. schnelles Gehen bzw. weniger als 75 Minuten intensivere Aktivität (z.B. Laufen) pro Woche". [2]

Vielleicht gelingt es der deutschen Physiotherapie in Zukunft ein Vorbild diesbezüglich zu werden. Das zu erreichen gelingt aber nicht indem wir der „physiotherapeutischen Fortbildungsindustrie" und ihrem berufspolitischen Einfluss Toleranz gewähren, solange dort keine maßgeblichen Änderungen erfolgen, die im Folgenden erläutert werden. Wenn es die flächendeckende Einführung von Studiengängen gäbe und somit eine sinnvolle Verbesserung der Ausbildungsinhalte eintreten würde, wäre der erste Schritt getan:

> ➢ Wissenschaftliche geprägte Ziele,

> ➢ Dementsprechende Integration der Methoden in die Praxis,

> ➢ Ausbildungsstätten (Hochschulen) die das ermöglichen,

> ➢ Qualitativ hochwertige Abschlüsse (M.Sc.),

> ➢ Hochschultaugliche Aufnahme - und Ausschlussregeln (Fachabitur, Bachelor vor Master, internationale Akkreditierung, internationales Recht auf Promotion usw.)

Für interessierte Physiotherapeuten ohne die Möglichkeit auf ein Studium eignen sich hilfreiche Alternativen. Die Notwendigkeit einer dementsprechenden Orientierung, kommt auch anhand zeitgemäßer Forschungsergebnisse zum Thema: Qualitätsverlust physiotherapeutischer Interventionen, zum Tragen. Choudhry N.K. et al. veröffentlichte bereits im Jahre 2005 ein großangelegtes Systematic Review: *"The Relationship between Clinical Experience and Quality of Health Care"*. [3]

Demnach gilt eine längere Berufserfahrung nicht wie annehmbar als Qualitätsmerkmal. Erfahrung ist bislang das prioritäre Gütekriterium. Das Review von Choudhry N.K. et al. hat gezeigt, dass dieser Annahme nicht uneingeschränkt zugestimmt werden kann. Auch langjährige und erfahrene Therapeuten, die sich mit wissenschaftlichen Ergebnissen ggf. noch nicht tiefer beschäftigt haben, können ihr eigenes Handeln hierdurch deutlich aufwerten. Neben den Grundlagen dieses Buches eignen sich die darauf aufgebauten Veröffentlichungen:

„Evidenzbasierte Leitlinien in der Physiotherapie".

Sie dienen als realistische Alternativen zu Schulungsprogrammen, wie sie z.B. in der Schweiz als Fortbildungen angebotenen werden. Die so vermittelten Kenntnisse zum wissenschaftlichen Verständnis stehen dabei im Fokus. An der „Züricher Hochschule für angewandte Wissenschaft" (ZHAW) wird der Kurs unter der Bezeichnung: „Verstehen Sie Wissenschaft" angeboten. Unserer Meinung nach stellt dieser beispielsweise eine sinnvolle Grundlage, auf der man aufbauen kann.

Ein Studium das mit dem akademischen Grad des Bachelor of Science (B.Sc.) oder Master of Science (M.Sc.) einer entsprechenden Fachrichtung abgeschlossen wurde, ist eine langfristige Angelegenheit (3-5 Jahre). Solche Studiengänge sind insgesamt mit bis zu 240 (B.Sc.) plus bis zu 120 (M.Sc.) Credit Points (CP) versehen. In den Studiengängen geht es um die detaillierte Erarbeitung von Themen, wie sie im Vorangegangenen beschrieben wurden. Als Vergleich eignen sich die sog. „ credit points" nach European Credit Transfer and Accumulation System, die verwendet werden, um Leistungen von Studenten in Bachelor-und Masterstudiengängen zu vergleichen. Einige schulische Aus-und Fortbildungen dürfen ebenfalls zur Begutachtung von Leistungen CP's nach ECTS vergeben, sofern sie die Qualitätsbedingungen einhalten und nachweisen. Es ist z.B. für die Absolvierung aller Levels eines bestimmten, hier nicht näher erwähnten Manuellen-Therapie-Konzeptes mit internationaler Anerkennung (Akkreditierung) null. Wenn man von einer internationalen Anerkennung unabhängig von persönlicher Meinung der Schulen absieht, sind es insgesamt max. 40.

Zukünftige Fortbildungen sollten das Ziel einer Angleichung an entsprechende Studiengänge verfolgen. Beispielhaft sind hier solche wie die der ZHAW. Dennoch sollten unserer Meinung nach noch weitere Updates dieses Fortbildungsmarktes folgen, die sich an wissenschaftlichen Kriterien orientieren. Ein wichtiges Kriterium zur erfolgreichen Umsetzung sollte hierbei die Integration der Wissenschaft über Interventionen in die Praxis sein. Das praktische Üben solcher oft neuer Methoden, darf nicht zu kurz kommen. Es fördert die Freude an Wissenschaft und deren Integration in die Praxis. Diese revolutionäre Orientierung bewirkt zudem einen starken Einfluss auf die Berufspolitik. Zum ersten Mal strebt eine vereinte Kraft mit großer faktischer Basis und klaren realistischen Zielen sowie medizinischem und volkswirtschaftlichem Nutzen in dieselbe Richtung!

7.5.1 Direct Access (DA)

Im Zuge der im Vorfeld erläuterten notwendigen Kriterien zur Veränderung ergibt sich eine weitere große und bis weilen vieldiskutierte Möglichkeit. Der therapeutische „Erstkontakt" (direct access). Die Vorstellung frei entscheiden zu können ob und in welchem Ausmaß ein Patient physiotherapeutische Therapie erhält, klingt sehr verlockend. Auch sollten neben den oft diskutierten und hier nicht näher erwähnten, positiven Effekten, die Limitationen und Gefahren eines solchen Vorgehens vermittelt werden. Die Wahrscheinlichkeit von Risiken durch den DA vergrößert sich, wenn eine wissenschaftliche, standardisierte Basis fehlt. Die Limitationen entstehen in Deutschland in den gängigen Aus-und Weiterbildung. Ein jeder Therapeut benötigt fundierte Kenntnisse über Theorie und Anwendung folgender Sachverhalte:

> ➢ Screening,

> ➢ Risikoklassifizierung (z.B. STarT-Back-Screening-Tool),

> ➢ clinical Reasoning (CR, ICF, MDBB),

> ➢ validierte Untersuchung (Assessments),

> ➢ Kategorisierungsverfahren (Flaggensystem),

> ➢ multidisziplinäre Kompetenz,

> ➢ evidenzbasierte Auswahl und Therapieplanung,

> ➢ evidenzbasierte Prozessverfolgung (Selbstmanagement);

Die genannten Kriterien werden übergeordnet durch die Wissenschaft kontrolliert. Sie alle müssen nach einheitlichen Vorgehensweisen erlangt und geprüft werden. Nach aktuellen Kenntnissen ist das grundlegend nur im Rahmen einer flächendeckenden Akademisierung oder Angleichung (siehe oben) möglich, die momentan nicht ausreichend im Fortbildungsmarkt umgesetzt wird.

7.5.2 Risiken und Gefahren des DA

➢ Kosteninneffizienz,

➢ Verantwortung,

➢ keine nachgewiesene Kompetenz zu den Anwendungskenntnissen,

➢ keine geeignete Basis (mangelndes, theoretisches Grundlagenwissen);

Es gibt in Europa und weltweit einige Länder die seit langem erfolgreich mit dem DA konfrontiert sind (52% der EU-Staaten). [3-6] All jene Nationen bilden ihre Physiotherapeuten in Hochschulsystemen aus. Die Qualität des Abschlusses wird standardisiert, in B.Sc., M.Sc. und PHD. [3-6] Das Level zum DA ist in der EU, gemessen an den durchschnittlichen Qualitätsniveaus der Ausbildungsstätten und von dort stammenden Therapeuten, zu 70% gegeben. Zukünftige Grundvoraussetzung des Gesundheitswesens und der Berufspolitik für den DA ist die Akademisierung, da sie die wissenschaftlichen Grundlagen zu professionellen Screening-und Analyseverfahren vermittelt. Akademisierung geht mit der Forschung bzw. Wissenschaft einher, welche die beste Qualität im Hinblick auf den deutschen DA liefern würde. Dies würde ebenfalls in Diskussionen mit der Politik und der damit verbundenen Wirtschaft als Argumentationsgrundlage besser akzeptiert werden. (siehe Kapitel: Wirtschaft im Zusammenhang mit Wissenschaft).
Als begleitende Alternativrouten lassen sich die Supervision unter Begleitung eines akademisch ausgebildeten Physiotherapeuten oder eine themenbezogene evidenzbasierte Weiterbildung aufzählen. Gerade wenn zu starke Unterschiede bezüglich der praktizierten physiotherapeutischen Qualität (Analyse, Klassifizierung, Therapieplanung, Therapieumsetzung, Outcome) bestehen, wird eine Zusatzqualifikation empfohlen. [6] DA war zum Zeitpunkt der Erhebung in 12 von 23 Ländern verboten. Im Bereich der privaten Krankenversicherung beliefen sich diese Zahlen auf 19 von 23 und im Rahmen der gesetzlichen Krankenkassen auf 4 von 23. Selbst bei DA-Verfügung bleibt dieses System meist nur Privatversicherten vorbehalten. Lediglich 22% der Nutzung erfolgte bis 2013 über die gesetzliche Versicherung.

7.5.3 Vorteile des DA

➢ Große Unabhängigkeit und Selbstständigkeit,

➢ Bessere Kontrolle der Arbeit und der Sozioökonomie,

➢ Finanzielle Vorteile,

➢ Reduktion der Wartezeiten; [6-11]

Die Vorteile, die sich im europäischen Ausland bereits gezeigt haben, überwiegen die Risiken eines DA bezogen auf die Versorgungsqualität. Trotzdem sollten die Gesundheitssysteme der Staaten differenziert betrachtet werden, um einen DA auch in Deutschland möglich zu machen. Aus der aktuellen Studienlage geht hervor, dass das Risiko für Patienten bei Direct Access gegenüber der klassischen Herangehensweise keine Nachteile für den Patienten bringt. Im Gegenteil, die Anzahl der Behandlungen und damit die Kosten waren im DA-System geringer. [12,13] Die Kosteneffizienz des physiotherapeutischen DA konnte bereits in Schottland und den Niederlanden nachgewiesen werden. [4,14,15]

Eine dazu passende, schottische Studie aus dem Jahre 2007 zeigt ebenfalls eine Kostenreduktion. [15] Nur 22–26 % der Patienten nehmen die Möglichkeit des DA trotz geringerer Kosten und dem Erreichen der gleichen Ziele wie nach einem Arztbesuch überhaupt wahr. [4,14,15] Aus einer niederländischen Untersuchung kann entnommen werden, das der DA meist von Patienten mit einem höheren Bildungsniveau angenommen wird. [4] Von Nacken- und Rückenschmerzen geplagte Betroffene haben ebenfalls häufiger den DA genutzt und erlangten in kürzerer Zeit eine Verbesserung ihres Zustandes. [7] Unter Beachtung dieser Informationen stellt der DA weiterhin ein anzustrebendes Ziel der professionellen Physiotherapie in Deutschland dar.

7.4 Interessante Anregungen zu relevanten Forschungsthemen für Studenten

> „Neue Interventionen in Form des sensomotorischen Trainings in Kombination mit Aufklärung vs. sensomotorisches Training allein"

> „Effektivität eines aktiven Hausaufgabenprogramms mit vorangehender Aufklärung, Beratung und Information bei Patienten mit Arthrose"

> „Schulungsentwurf und Prüfung deren Effektivität zur Steigerung der Aktivität, Belastbarkeit und Schmerzreduktion bei schwierigen Fällen des LBP"

> „Kosteneffiziente Algorithmen zur Verbesserung der medizinischen Ziele bei Patienten mit Osteoporose zur flächendeckenden Anwendung"

> „Evaluation von Motivationsstrategien zur Verbesserung der Mitwirkungsbereitschaft von Patienten mit koronaren Herzkrankheiten"

> „Wie effektiv ist das vermittelte Verständnis über Krankheit und Therapie mit Krafttraining im Vergleich zu Krafttraining ohne vermitteltes Verständnis bei Patienten nach Apoplex"

> „Evaluation warum wissenschaftliche Erkenntnisse in der physiotherapeutischen Praxis sehr langsam umgesetzt werden"?

> ➢ „Vergleich der Effektivität bezüglich Funktion, voller beruflicher Re-
> integrationszeit, Schmerz und Therapiekosten zwischen E-Health
> Anwendungen und klassischer Physiotherapie in der Praxis bei Patienten
> mit LBP"

Wissenschaftliche Arbeiten, die sich mit strukturellen Schwerpunkten befassen, benötigen für eine Rechtfertigung eine vorangeschaltete strukturelle Analyse. Diese soll sich mit den kleinsten zusammenhängenden Vorgängen befassen die im Rahmen der Medizin ergründbar sind. Die biochemische Ebene dient hierfür als Möglichkeit. Die Schmerz-bzw. Hirnforschung und ihre physiotherapeutische Umsetzung sind dafür ein Vorbild. Dieses Prinzip hilft unnötige und endlos erscheinende Wiederholungen von Untersuchungen zu vermeiden.

Das höchste Level der Evidenz (1a) sollte in der physiotherapeutischen Forschung angestrebt werden und unter Beachtung aller wissenschaftlicher Gütekriterien (siehe Kapitel: Wissenschaft, Gütekriterien wissenschaftlicher Untersuchungen). Weiterhin möchten wir besonders auf die dringliche Notwendigkeit und die wohl damit häufig bei strukturbezogenen Untersuchungen ausbleibende „Intention to treat–Verfahren" (Placebogruppe) hinweisen (siehe Kapitel: Wissenschaft). So liefert eine sehr solide aufgebaute Untersuchung von Chaibi A. et al. ein passendes Beispiel: „Chiropractic spinal manipulative therapy for migraine: a three-armed, single-blinded, placebo, randomized controlled trial" (2017). [16]

Des Weiteren würden der Wert und die Anerkennung der Physiotherapie steigen, wenn sich sämtliche Fort- und Weiterbildungen zunächst einer wissenschaftlichen Überprüfung unterziehen müssten, bevor sie unterrichtet und angewendet werden dürfen. Beispielsweise das Faszien-Distorsionsmodell (FDM), Flossing, Kinesiotaping, manuelle Lymphdrainage, Triggerpunkttherapie uvm. Man käme auch schwer auf die Idee, einen Motor zu kaufen der vorher nicht auf verschiedene Werte hin getestet wurde oder ein Medikament, das nie überprüft wurde. Schlussendlich ist eine neutrale, sinnvolle, plausible, an relevanten Themen gelehnte und logische wissenschaftliche Herangehensweise zu wünschen.

7.6 Literaturnachweise Ziele für die Physiotherapie

1 Valero-Elizondo J, Salami JA, Osondu CU, Ogunmoroti O, Arrieta A, Spatz ES, Younus A, Rana JS, Virani SS, Blankstein R, Blaha MJ, Veledar E, Nasir K (2016) Economic Impact of Moderate-Vigorous Physical Activity Among Those with and Without Established Cardiovascular Disease: 2012 Medical Expenditure Panel Survey. Journal of the American Heart Association 5.

2 Loyen A, Clarke-Cornwell AM, Anderssen SA, Hagstromer M, Sardinha LB, Sundquist K, Ekelund U, Steene-Johannessen J, Baptista F, Hansen BH, Wijndaele K, Brage S, Lakerveld J, Brug J, van der Ploeg HP (2016) Sedentary Time and Physical Activity Surveillance Through Accelerometer Pooling in Four European Countries. Sports medicine Auckland, N.Z.

3 Choudhry NK, Fletcher RH, Soumerai SB (2005) Systematic review: the relationship between clinical experience and quality of health care. Annals of internal medicine 142:260–273.

4 Leemrijse CJ, Swinkels ICS, Veenhof C (2008) Direct access to physical therapy in the Netherlands: results from the first year in community-based physical therapy. Physical therapy 88:936–946.

5 World Confederation for Physical Therapy. Policy statement. Direct access and service users' self-referral to physical therapy (2011).

6 Bury TJ, Stokes EK (2013) Direct access and patient/client self-referral to physiotherapy: a review of contemporary practice within the European Union. Physiotherapy 99:285–291.

7 Sandstrom RW (2007) The meanings of autonomy for physical therapy. Physical therapy 87:98–106

8 Galley P (1977) Physiotherapists as first-contact practitioners--New challenges and responsibilities in Australia. Physiotherapy 63:246–248.

9 Galley P (1976) Patient referral and the physiotherapist. The Australian journal of physiotherapy 22:117–120.

10 Echternach JI (2003) The political and social issues that have shaped physicaltherapy education over the decades. Journal Physical Therapy Education 17: 26–33.

11 Kruger J (2010) Patient self-referral and the physiotherapist: three decades later. Australian Journal of Physiotherapy 56:217–8

12 Moore J (2001) Direct access. PT Magazine 76–9.

13 Jette DU, Ardleigh K, Chandler K, McShea L (2006) Decision-making ability of physical therapists: physical therapy intervention or medical referral. Physical therapy 86:1619–1629.

14 Holdsworth LK, Webster VS (2004) Direct access to physiotherapy in primary care. Physiotherapy 90:64–72.

15 Holdsworth LK, Webster VS, McFadyen AK (2007) What are the costs to NHS Scotland of self-referral to physiotherapy? Physiotherapy 93:3–11.

16 Chaibi A, Benth JS, Tuchin PJ, Russell MB (2017) Chiropractic spinal manipulative therapy for migraine: a three-armed, single-blinded, placebo, randomized controlled trial. European journal of neurology 24:143–153.

Schlusswort

Wir hoffen Ihnen fundierte Einblicke und Zusammenhänge der wesentlichen physiotherapeutischen Themen für eine positive Zukunft nähergebracht zu haben. Für uns war es ein intensives, aber von Idealismus geprägtes Arbeiten, welches wir mit einigen zukunftsorientierten Vorschlägen abrunden möchten.

Um ein Fortbestehen der Physiotherapie zu gewährleisten, bedarf es grundlegender und flächendeckender Änderungen. Einen ersten notwendigen Schritt im Zusammenhang zur klinischen Relevanz und der Wirtschaftlichkeit, sowie der Zusammenführung aller Generationen von Physiotherapeuten, bieten die physiotherapeutischen Leitlinien. Sie stellen einen nachgewiesenen, effizienten, zur Standardisierung notwendigen und tauglichen Leitfaden dar. Professionalität und Kompetenz auf evidenzbasierter Basis stellt die Grundlage für die bestmögliche physiotherapeutische Diagnostik und Behandlung.

Die Physiotherapieausbildungen sollten in ihrer Form stark überarbeitet und mit wissenschaftlichen Inhalten versehen werden. Eine solche Inhaltliche Änderung zum aktuellen Wissen steht für den Fortschritt im gesamten Berufszweig. Ebenfalls müssen die Studiengänge weiter forciert werden, um genügend wissenschaftlich arbeitende Kollegen auszubilden, die wiederum Erkenntnisse liefern, welche es in der Praxis umzusetzen gilt. Dafür benötigt es klare Aufnahme-und Ausschlusskriterien sowie eine Abschaffung der Kostenstruktur solcher Studiengänge. Berufsverbände müssen neu aufgebaut und mit wissenschaftlich begründeten, SMART-entwickelten Zielen versehen sein. Es bedarf Strategien, deren Umsetzungen realisierbar sind.

Physiotherapeuten die bereits einige Zeit im Berufsleben aktiv sind, sollten Fortbildungen besuchen, die Brücken zur wissenschaftlichen Betrachtung, Durchführung und Denkweise schlagen. Fortbildungen die keinen geprüften evidenzbasierten und klinisch relevanten Nutzen haben müssen überarbeitet oder aussortiert werden. Die berufspolitischen Aufgaben werden in der Zukunft einen beträchtlichen Anteil im Rahmen der digitalen Revolution zugeteilt bekommen. Aufgrund der rapide anwachsenden Automatisierung und Digitalisierung, werden gerade Unternehmen in den kaufmännisch-, finanzwirtschaftlich-, versicherungs- und industriell orientierten Sektoren abgebaut. Eine durchschnittliche Beschäftigungsdauer von ca. 40 Std pro Woche, wird in Anbetracht großangelegter Untersuchungen durchschnittlich um mindestens die Hälfte sinken. Dazu zählt eine 2016 erschienene Studie der englischen Oxford Universität zum Thema „digitale Revolution und ihr Einfluss auf die Sozioökonomie".

Geleitet wurde sie von dem Wirtschaftswissenschaftler C. B. Frey, sowie dem Mathematiker und Wirtschaftsingenieur M. A. Osborne. Sie analysierten dabei das Automatisierungspotential von 702 Berufen und ermittelten ein Risiko von 47 Prozent, welches die Automatisierung für sie darstellt. Die Automatisierung zieht damit zunächst und beim Ausbleiben daran angepasste politischer Lösungen, einen Verlust von rund 50% aller bekannten aus diesen Sparten nach sich. Die Analysen bezogen sich auf die USA und entsprechen in der volkswirtschaftlichen Situation einem Großteil der westlichen Welt. Jobs die zuletzt wegfallen sind gekennzeichnet durch Kriterien wie: Menschenkenntnis, Überzeugungskraft und Verhandlungsgeschick, sowie elitäre Positionen im Bereich Technik und Forschung; Physiotherapie ist in diesem Sinne ein Beruf mit viel Zukunftspotential. Anforderungen werden sich weiter verändern, wie es aus den im Folgenden erläuterten Entwicklungen ersichtlich wird.

Die Wiederentdeckung sozialer Werte und individueller Interessensausarbeitung wird ansteigen. Solche Prozesse lassen die Hauptursachen der chronischen Schmerzen, die ein zentrales Gebiet der aktuellen Physiotherapie darstellen, sinken und stellen damit eine weitere Neuorientierung der Physiotherapie dar. Von größter Relevanz erscheint hier wiederum die möglichst hochqualitative Ausbildungsstandardisierung. Bei weiterer Überlegung im Zusammenhang mit der bereits stattfindenden Digitalisierung, lässt sich die Notwendigkeit von wenigen Experten erkennen.

Sie tragen eine hohe Verantwortung und sind abhängig von gesundheitlich, einwandfreien Zuständen um den neuen Anforderungen gerecht werden zu können. Bei dementsprechenden Einschränkungen könnten sie auf die physiotherapeutische Behandlung auf qualitativ hohem Niveau angewiesen sein. Möglicherweise stellen sie einen wesentlichen Teil der zukünftigen Physiotherapie durch den steigenden Bedarf von Telemedizin im Rahmen der „E-Health-Bewegung" dar. Dabei wird mittels fachbezogener Computerprogramme der jeweilige Krankheits-oder Gesundheitszustand ermittelt und umgehend mit einer effizienten Strategie zur Optimierung versehen (siehe Kapitel: Wirtschaft im Zusammenhang mit Wissenschaft).

Weiterhin ließe sich eine Bedarfssteigerung im Hinblick auf Sportverletzungen erkennen. Neben der wieder ansteigenden Sozialisierung könnte auch die Selbstverwirklichung in verschiedenen Interessensgebieten, wie der eigenen sportlichen Betätigung, steigen. Es besteht Grund zur Annahme, dass sich im Verlauf der Digitalisierung auch das Berufsbild der ärztlichen Medizin deutlich verändern wird. Das geht aus den Entwicklungen von Supercomputern und Maschinen wie IBM`s „Watson" hervor. Intensive Fortschritte gepaart mit bahnbrechenden Erfolgen im Vergleich zur menschlichen medizinischen Herangehensweise nehmen stetig zu. Computersysteme wie Watson beruhen auf kognitiven Prozessen. Das heißt, sie entwickeln sich selbständig anhand eigener Erfahrungen und werden gleichzeitig mit einer nahezu unerschöpflichen Menge an aktuellen Daten versorgt. So ausgestattet sind sie in der Lage hochkomplexe Zusammenhänge, Muster und Kausalitäten mit einem geringen Fehlerrisiko zu erfassen. Infolge solcher präzisen Analyse von Daten aus der Diagnose werden optimale Behandlungen und Therapien vorgeschlagen.

Es handelt sich unter Berücksichtigung der verfügbaren Fakten nur noch um eine relativ kurze Zeitspanne von voraussichtlich ca. 10-15 Jahren, bis das herkömmliche ärztliche Vorgehen durch solche Prozesse ersetzt wird. Der Arzt der Zukunft entspricht dann in weiten Teilen eher einem „Health-Coach", anstatt dem bisherigen Spezialisten zur direkten diagnostischen und daraufhin behandelnden Arbeitsweise.

Seine Kompetenzen verlaufen dann in nahezu derselben Richtung wie sie heute schon von der modernen Physiotherapie angestrebt wird.

Hier entsteht ein klarer Appell an die Dringlichkeit der psychosozialen evidenzbasierten physiotherapeutischen Auslegung. Dazu kann jetzt eine wertvolle, qualitative Basis erarbeitet werden die eine feste Größe in der zukünftigen Medizin darstellt. [1-5] Die Vergangenheit ist dabei nicht zu bereuen, sie kann wohl aber helfen Zustände und Ziele zu vergleichen, die auf eine bessere Zukunft schließen lassen. Berufliche Bedingungen sollen attraktiv werden und dafür lohnt es sich zusammenzuarbeiten. Ziel dabei ist wohl im allgemeinen Einverständnis, die Physiotherapie für die Zukunft wieder wertvoll zu machen.

Literaturnachweise Schlusswort:

1 EUROPEAN COMMISSION - PRESS RELEASE (2011) Health: driving forward the uptake of e-Health with a new network for European Co-operation.

2 Shelly M, Schlyer P (2010) The Enterprise Master Person Indey - Delivering better eHealtj in Europe, the Middle East and Africa (EMEA).

3 Dey S, Wang Y, Byrd RJ, Ng K, Steinhubl SR, deFilippi C, Stewart WF (2016) Characterizing Physicians Practice Phenotype from Unstructured Electronic Health Records. Annual Symposium proceedings. AMIA Symposium 514–523.

4 Cahan A, Cimino JJ (2017) A Learning Health Care System Using Computer-Aided Diagnosis. Journal of medical Internet research 19:54.

5 Parodi S, Riccardi G, Castagnino N, Tortolina L, Maffei M, Zoppoli G, Nencioni A, Ballestrero A, Patrone F (2016) Systems Medicine in Oncology: Signaling Network Modeling and New-Generation Decision-Support Systems. Methods in molecular biology (Clifton, N.J.) 1386:181–219.

Printed in Poland
by Amazon Fulfillment
Poland Sp. z o.o., Wrocław